LIBERTE-SE

Uma vida sem vício para sempre

ADI JAFFE

LIBERTE-SE

Uma vida sem vício para sempre

Tradução de Bruno Casotti

Rocco

Título original
UNHOOKED
Free Yourself from Addiction Forever

Direitos para a língua portuguesa reservados
com exclusividade para o Brasil à
EDITORA ROCCO LTDA.
Rua Evaristo da Veiga, 65 – 11º andar
Passeio Corporate – Torre 1
20031-040 – Rio de Janeiro – RJ
Tel.: (21) 3525-2000 – Fax: (21) 3525-2001
rocco@rocco.com.br
www.rocco.com.br

Printed in Brazil/Impresso no Brasil

Preparação de originais
ANNA CLARA GONÇALVES

CIP-BRASIL. CATALOGAÇÃO NA PUBLICAÇÃO
SINDICATO NACIONAL DOS EDITORES DE LIVROS, RJ

J22L

Jaffe, Adi
Liberte-se : uma vida sem vício para sempre / Adi Jaffe ; tradução Bruno Casotti. - 1. ed. - Rio de Janeiro : Rocco, 2025.

Tradução de: Unhooked : free yourself from addiction forever
ISBN 978-65-5532-587-4
ISBN 978-65-5595-386-2 (recurso eletrônico)

1. Vícios - Aspectos psicológicos. 2. Comportamento compulsivo. 3. Técnicas de autoajuda. I. Casotti, Bruno. II. Título.

CDD: 179.8
25-99006.0 CDU: 159.947:179.8

Meri Gleice Rodrigues de Souza - Bibliotecária - CRB-7/6439

O texto deste livro obedece às normas do
Acordo Ortográfico da Língua Portuguesa.

Este livro é dedicado a todas as pessoas incríveis com as quais tive a honra de trabalhar e a todas aquelas que ainda não conheci. São vocês que fazem o trabalho valer a pena. Suas histórias inspiram, motivam e me impulsionam a seguir adiante. Espero que encontrem o que precisam nestas páginas.

SUMÁRIO

APRESENTAÇÃO PARA A EDIÇÃO BRASILEIRA

Liberte-se oferece um novo caminho.

Neste livro, procuro entrelaçar experiências pessoais, insights científicos e profunda compaixão sobre vício e comportamento compulsivo. Desafio a mentalidade tradicional de que você precisa "chegar ao fundo do poço" ou mudar seu comportamento por completo e de imediato para se curar. Em vez disso, convido os leitores a um processo de transformação, que se concentra em compreender as razões por trás do comportamento — não apenas tentar se livrar dele.

O método ensinado aqui é urgentemente necessário no Brasil num momento em que uma epidemia silenciosa está crescendo: o vício em jogos de azar, especialmente on-line. O país tem presenciado uma explosão de plataformas de apostas on-line nos últimos anos. Aplicativos de apostas esportivas, cassinos digitais e jogos de retorno rápido estão sendo agressivamente anunciados, principalmente para jovens. A emoção é instantânea, o risco parece baixo e as perdas se acumulam silenciosamente. O que começa como entretenimento pode se transformar em obsessão, dívidas e colapso emocional num piscar de olhos.

Para muitos brasileiros, o jogo não começa como diversão. É uma tentativa desesperada de sair da pobreza ou do sofrimento da vida cotidiana. Com o aumento dos custos de vida, salários estagnados e incerteza econômica, as apostas oferecem o sonho: uma saída. As pessoas esperam por aquela grande vitória para pagar o aluguel, quitar uma conta de cartão de crédito ou sustentar suas famílias. No entanto, em vez de encontrar alívio, são arrastadas para um ciclo ainda mais profundo. As perdas e a vergonha só aumentam, e a crença de que "apenas mais uma aposta" resolverá tudo se torna uma armadilha quase impossível de escapar.

Um ciclo conhecido por todos que já lidaram com o vício.

Famílias estão vendo seus familiares desaparecerem, tragados pelas telas. Pessoas tentando compensar perdas com novas apostas, atuando escondidas e afundando cada vez mais no desespero. Muitas vezes, elas não conseguem enxergar uma saída, porque os modelos tradicionais que tratam a adição não abordam as realidades modernas da compulsão pelo jogo e porque o estigma que gira em torno da busca por ajuda permanece muito alto.

É por isso que *Liberte-se* é tão importante.

Este livro conversa diretamente com os que estão presos ao ciclo do vício — seja por jogo ou qualquer outro comportamento —, e oferece algo raro: esperança sem julgamento. Ele fala com as pessoas onde estão, não onde os outros acham que elas deveriam estar. Além de fornecer uma estrutura de cura que é flexível, personalizada e fundamentada tanto na ciência quanto na empatia.

Para todos no Brasil que se sentiram amarrados por seus hábitos, incompreendidos pelos que estão ao redor, ou com medo do que a recuperação pode exigir — este livro é para você. Não há nada de errado com você. Você não está sozinho. E a mudança é possível.

Bem-vindo ao *Liberte-se*.

Sinceramente,

Adi

NOTA DO AUTOR

Trabalhei com milhares de pessoas nos últimos 15 anos; seus desafios e suas vitórias continuam a motivar e instruir meu trabalho. Compartilho muitas histórias ao longo deste livro: algumas delas são composições; na maioria, nomes e detalhes que identifiquem estão alterados por questões de privacidade.

As decisões finais a respeito de uma assistência médica devem sempre ser tomadas com um profissional da saúde. Quero enfatizar que isso é de particular importância. Uma nota adicional indispensável: se você vem lutando contra o uso pesado de álcool, ou tomando doses altas de ansiolíticos, como benzodiazepinas, há anos, parar de repente pode ser prejudicial e até resultar em morte. Se você usa essas substâncias todos os dias, ou quase, deve consultar-se com um médico antes de parar.

INTRODUÇÃO

Havia um barulho.

Geralmente, não havia muita coisa que pudesse superar o efeito amortecedor das drogas sobre meu sono. Mas, naquela manhã específica, um zumbido constante o invadia. Eu não estava totalmente acordado, mas o barulho me trouxera de volta à consciência. Eu não queria estar acordado.

E havia a dor.

Desde o acidente, às vezes parecia que a dor física era o principal estímulo em minha vida. Afinal de contas, me trazia drogas. Esse ciclo mais recente começara com a hidrocodona receitada por meu médico. Um grama a cada quatro horas. Aquilo fazia eu me sentir profundamente zonzo e entorpecido. A vida ganhava uma espécie de qualidade nebulosa, indistinta. Eu queria algo que combatesse essa sensação. Não gostava de ficar tão ausente. Além disso, o opioide não mascarava de fato a pulsação lenta e intensa de minha perna quebrada, inútil.

Agora, havia luz também.

Estava atravessando as venezianas e batendo diretamente em meus olhos ainda fechados. A grande janela de meu quarto, que ocupava mais da metade da parede ao lado da cama, era voltada para o leste. Nada bom para alguém que quer dormir e evitar a realidade. O barulho ainda estava ali, cada vez mais alto, talvez mais próximo? Sem nem sequer abrir os olhos, eu sabia que algo estava errado. Mesmo naquele estado nebuloso sonolento, eu sabia que deveria reconhecer o barulho. Não conseguia localizá-lo, mas com certeza já o ouvira antes. Tentei abrir os olhos, mas a luz inundou minha visão e, por um instante, não pude distinguir nada. A única coisa que conseguia ver eram sombras, formas enevoadas flutuando à minha volta. Eu precisava focar, mas mesmo uma tarefa tão simples como essa se mostrou bem mais difícil do que eu esperava. O som começava a se tornar nítido e a entrar em foco. De repente, percebi que o "barulho" era, na verdade, uma série de vozes altas. Havia pessoas. Elas pareciam estar repetindo sempre a mesma frase.

Estavam gritando *comigo*.

Agora eu sabia que algo estava definitivamente errado. Senti meu coração batendo forte no peito e lutei para me sentar direito. Eu tinha que acordar. As palavras estavam se conectando agora, e senti uma onda de pânico me tomando. Finalmente entendi o que diziam.

Estavam gritando meu nome.

De repente, ouvi um som de vidro espatifando e pude perceber pessoas correndo no quarto, aglomerando-se à minha volta. Aquilo não era um sonho. Não era nem sequer um pesadelo. Eu estava acordado.

Quando me sentei na cama, eu só conseguia focar na escopeta carregada e apontada diretamente para meu rosto.

CHECAGEM DA REALIDADE: TODOS NÓS ESTAMOS VICIADOS EM ALGO

É verdade.

Mesmo quando não queremos admitir.

Apesar de sua prevalência e de suas amplas consequências, tendemos a pensar no vício como algo que acontece com outras pessoas. Na realidade, *todos* nós somos ou viciados em algo, ou próximos de alguém que é. Nicotina, cafeína, álcool, comida, videogames, trabalho, heroína, mídias sociais, pornografia, televisão, cocaína, jogo, *cannabis*, analgésicos, compras ou metanfetamina — provavelmente você pode encontrar a si mesmo, e a muitas pessoas que conhece, em algum lugar na lista.

Enquanto escrevo este livro, após décadas de esforços e advertências, o vício segue destruindo o tecido social. Mais de 100 milhões de pessoas nos Estados Unidos enfrentam problemas com substâncias — 28 milhões com álcool, 57 milhões com nicotina e 24 milhões com drogas, o que inclui comprimidos sob prescrição.[1] Junte a elas o crescente número estimado (são 21 milhões e continuam aumentando) dos que consomem compulsivamente tecnologia, pornografia e jogos on-line[2] e os cerca de 40 milhões que mostram sinais de compulsões alimentares,[3] e fica evidente — estamos mais viciados do que nunca. Com nada menos que 165 milhões de norte-americanos lutando contra o vício em alguma coisa e aproximadamente 200 mil morrendo a cada ano de causas relacionadas às drogas e ao álcool,[4] os danos são devastadores. Mais de 40% da população tem conexão com alguém que teve uma overdose por opiáceos,[5] e 50% daqueles considerados obesos no país enfrentam distúrbios alimentares, o que leva a ataques cardíacos, derrames e vidas abreviadas em décadas.[6] Por fim, nada menos que 85% daqueles que estão encarcerados lutam contra o vício, ou estão cumprindo pena por delitos relacionados às drogas.[7] Casamentos rompidos, negócios destruídos, lares desfeitos e um impacto enorme sobre nossos sistemas de saúde e justiça criminal formam a realidade à qual nos acostumamos. Lidar com tudo isso custa à economia dos Estados Unidos entre 800 bilhões[8] e 2 trilhões de dólares a cada ano.[9]

Portanto, embora muita gente pense que o problema do vício é assim:

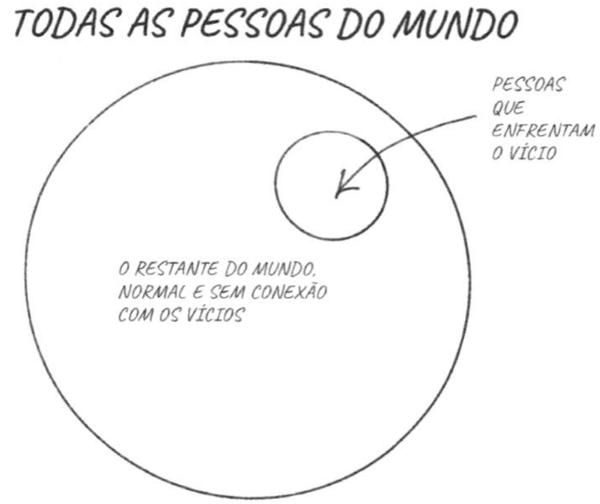

Na verdade, é muito mais assim:

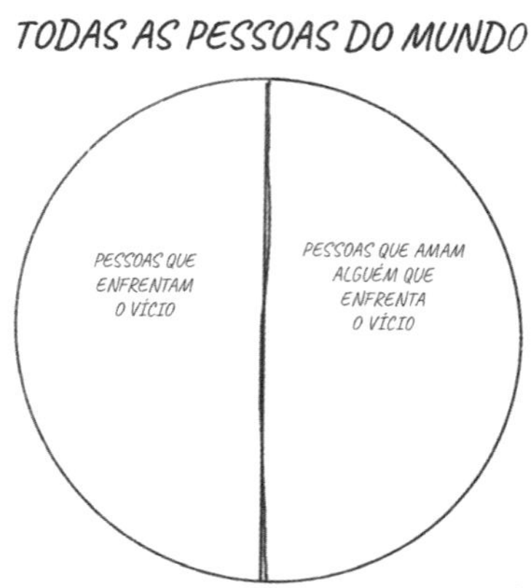

A ideia de que o mundo está dividido entre viciados e "pessoas normais" não é apenas falsa, como também causa vergonha, isolamento e desespero. Rotular indivíduos dessa forma, dizer que sofrem de uma doença incurável e declará-los impotentes diante de sua condição não tem funcionado. De fato, a única maneira de se safar com essa é ignorando a real prevalência das lutas contra o vício. Como pessoas podem ser "anormais" se pertencem a um grupo que representa 50% da nossa sociedade? Acontece que os métodos tudo-ou-nada que empregamos para o vício são a *razão* por trás dos índices de fracasso obscenamente altos que passamos a esperar.[10]

Muitas organizações e milhares de especialistas tentam resolver o problema do vício há décadas. De pesquisas complexas sobre o cérebro a penalidades criminais severas e esforços de proibição, não poupamos despesas. E, ainda assim, mal tocamos o problema. Mais e mais pessoas estão morrendo a cada ano, os custos sociais estão mais altos do que nunca e os índices relacionados ao vício não cederam.

O que será que estamos deixando passar?

O problema está na abordagem fundamentalmente incorreta que usamos para definir e entender o vício. Nossas suposições equivocadas sobre o que o vício *é* continuam nos impedindo de lidar com ele e alterar seus impactos. Estamos focando as peças erradas do quebra-cabeça; por isso, ninguém consegue obter uma imagem clara.

Eu mesmo costumava ter esse pensamento.

Nos últimos trinta anos, aprendi bastante por meio de minhas experiências pessoais e de minha educação em sala de aula. Também pesquisando e lecionando. Esse conhecimento tem orientado o trabalho que tenho feito, ajudando milhares de clientes em sofrimento. No processo, desenvolvi uma compreensão incrivelmente íntima desse problema. Aquele momento em meu quarto, quando acordei diante de uma equipe da SWAT em uma manhã de sábado, não foi o fim da linha para o meu vício. Foi o resultado de anos de comportamento destrutivo, adicto-compulsivo. Mas foi também uma peça decisiva em minha jornada para compreender o processo da recuperação de um vício. Houve muitos outros momentos cruciais ao longo do caminho, e você vai ler sobre alguns deles neste livro. Detalharei o que aprendi, passo a passo, para que qualquer um que queira se livrar do vício possa fazer isso. Sou apaixonado por esse trabalho por muitos motivos, mas o primeiro deles é certamente minha própria história: nada excepcional, mas ainda assim surpreendente. E ela começou muito antes de apontarem aquela escopeta para minha cabeça.

FASE 1: A ESPIRAL DECRESCENTE

Eu tinha 14 anos quando minha família se mudou para os Estados Unidos. De muitas maneiras, a mudança foi uma aventura. Quer dizer, quem não gostaria de "ir para a América" passar alguns anos? Eu ansiava por ver aquelas ruas pavimentadas de ouro, repletas de estrelas do cinema e livres dos conflitos e das guerras que assolavam meu país regularmente. Parecia ótimo!

Infelizmente, meus pais optaram por irmos para Skokie, Illinois. A cidade ficou "famosa" por causa de uma marcha neonazista no fim dos anos 1970 e por uma única fala no filme *Os suspeitos*. Não tínhamos ruas de ouro e não havia estrelas de cinema para nos deixar boquiabertos. No inverno, era mais frio do que qualquer coisa que eu já experimentara, e morávamos perto da Elm Street, o que, para mim, significava, quase com certeza, que Freddy Krueger ia me matar enquanto eu dormia. (Eu ainda não havia me dado conta de que *todo* bairro no país tinha a sua própria Elm Street.)

E eu também não havia me dado conta do impacto que deixar a intimidade de meu bairro — e o conforto da única casa que conhecera — teria sobre mim. Todos os meus amigos, tudo o que me era familiar, desapareceu em um instante. Meu idioma, o ar que eu respirava... tudo sumiu. Eu não estava preparado para aquilo. E estava ingressando, inseguro e cheio de angústias, no primeiro ano do ensino médio.

Para um garoto como eu, tentar se encaixar tornou-se extremamente importante. Ainda assim, por mais que tentasse, eu me sentia como se estivesse do lado de fora olhando para dentro. Entrei para equipes esportivas, e isso ajudou um pouco. Passei a conhecer alguns estudantes por meio do futebol americano, depois o futebol, depois o tênis e a natação. Eu era bom o bastante para me encaixar ali, mas isso não parecia se estender aos nossos momentos fora do treino. Tentei fazer amizade com outros garotos israelenses, mas sempre sentia que eles dividiam uma piada que eu não entendia. Embora esse sentimento de angústia tivesse certamente começado com meus amigos anteriores, fui engolido pela ansiedade e pelo medo em Chicago.

Até aquela viagem fatídica para um acampamento de férias israelense.

Jamais vou me esquecer. Um grupo jovem israelense do qual eu fazia parte organizou a viagem. Ao embarcarmos no avião para Nova Jersey, eu estava cheio de empolgação e expectativas. Praticamente me contorci na poltrona de couro falso durante as seis horas de voo. Quando finalmente chegamos, nosso grupo se encontrou com pelo menos outros cem garotos

— de São Francisco, Nova York, Nova Jersey, Los Angeles e Miami. Era como uma conferência de imigrantes israelenses sediado em um acampamento de cabanas de madeira gelado e cheio de neve de Nova Jersey. Eu estava congelando, mas havia meses que não me sentia tão em casa. Deixar para trás o constrangimento passado em minha escola em Skokie era um grande alívio. Passamos o primeiro dia nos conhecendo, jogando, brincando e nos divertindo — como garotos deviam fazer. Quando a primeira noite caiu, minha vida mudou.

Cerca de trinta ou quarenta de nós acabaram em uma das cabanas maiores. Não era para estarmos todos juntos — meninos e meninas deveriam ser separados —, mas tente dizer isso a um bando de garotos do ensino médio. Em determinado momento da noite, enquanto eu estava totalmente envolvido em uma conversa com alguns novos amigos, um menino bateu no meu ombro e me estendeu uma garrafa plástica *enorme*. Era vodca.

Eu já tinha visto vodca antes, mas nunca experimentara. Minha mãe bebia um pouco daquilo de vez em quando em seus coquetéis, mas meu pai não bebia nunca. Eu havia bebericado um pouco de vinho em alguns eventos de feriados judaicos, mas nada além disso. Porém, naquele ambiente cheio de meninos e meninas com os quais eu estava gostando de passar o tempo, era claro o que esperavam que eu fizesse.

"Yalla, beba um pouco e passe adiante", o menino me disse.

Eu paralisei por uma fração de segundo, tentando decidir qual seria meu próximo movimento.

Um instante depois, peguei a garrafa de sua mão.

Naquela noite, finalmente me sentindo bem e confortável em meio aos outros garotos, havia exatamente 0% de chance de eu dizer "não" à bebida.

Eu não estava a fim de me sentir excluído novamente. Portanto, dei uma grande golada. Em seguida, dei outra.

Ainda consigo me lembrar da vodca queimando ao descer. Tinha um gosto horrível e quase me fez vomitar. Mas eu sabia que tinha de segurá-la ali dentro. Então, eu me endireitei, abri um sorriso, levantei a garrafa e a entreguei para outra pessoa. Eu tinha passado no teste.

Aproximadamente 15 minutos depois, uma sensação que eu jamais soubera existir tomou conta do meu corpo. Era como um cobertor quente em uma noite fria. Toda a minha ansiedade, o medo de não me encaixar e a preocupação constante com o que os outros pensavam de mim simplesmente desapareceram.

Eu me sentia *bem*!

Pelo resto da noite, falei, dancei e cantei com meus novos amigos. Ao final, tinha até ficado com uma das garotas, o que, para um menino de 14 anos, parecia histórico. De qualquer ângulo que eu olhasse, aquela noite havia sido uma das melhores da minha vida. E ainda teríamos outra ali.

Quando pegamos o ônibus de volta para o aeroporto de Newark para voltar para casa, eu estava exultante. Eu tinha amigos; estava dançando pelos corredores (sóbrio) e cantando a plenos pulmões. Eu tinha conseguido. Quem diria que alguns goles de um líquido transparente em uma garrafa plástica poderiam fazer isso? Para mim, estava claro que eu havia encontrado a resposta para todos os meus problemas...

Desnecessário dizer que o álcool (e depois as drogas) se tornou algo constante em minha vida. Comecei a ser convidado para festas nos fins de semana com todos aqueles garotos com os quais eu não me dava muito bem antes. Eu gostava de ser incluído, e beber era um passe secreto.

Ao longo dos onze anos seguintes, usei álcool, maconha, MDMA, cocaína, cetamina, metanfetamina e todas as drogas imagináveis, naquilo a que me refiro agora como a fase da "experiência de vida incorporada". Troquei minha cômoda educação de classe média alta por um passeio de sete anos pelas sarjetas de Los Angeles. Assumi o papel do clássico "viciado em drogas" (um termo que destruiremos e do qual nos livraremos neste livro), usando qualquer coisa a qualquer hora para me afundar. Eu parecia não me importar com nada nem com ninguém. Nem comigo mesmo. E sofri as consequências disso, que incluíram quatro prisões, coroadas por aquela feita, bem ao estilo *NCIS*, por uma equipe inteira da SWAT do Departamento de Polícia de Beverly Hills, sobre a qual você leu anteriormente. Quando quatro policiais me pegaram e me levaram para a prisão do condado de Los Angeles — a perna estropiada em um acidente de motocicleta, uma arma ao lado, o cachimbo de metanfetamina quebrado sobre a mesa e uma mala cheia de dinheiro e drogas no armário — eu já havia deixado um rastro de destruição longo e devastador demais para ser superado segundo os cálculos de praticamente qualquer um.

Eu estava pesando 56 quilos, tinha me afastado de todas as pessoas importantes em minha vida e caminhava diretamente para o abismo. Era hora de encerrar minha fase de "experiência de vida".

FASE 2: CAVANDO MEU RETORNO

Infelizmente, o vício não tinha acabado para mim. Comecei a usar substâncias novamente e fui pego com drogas na clínica de reabilitação depois de três meses. Imediatamente me puseram para fora. Enquanto me acompanhava até a saída, meu orientador me disse que eu poderia voltar se conseguisse me manter sóbrio por trinta dias. Ao me dizer aquilo, sua expressão era séria também. Se eu soubesse como fazer isso, não faria muito sentido voltar para aquela clínica, pensei. Eu usava e vendia drogas havia tanto tempo que esquecera como era ter uma vida "normal" ou jogar de acordo com as regras. Talvez eu nunca tivesse sabido fazer isso. Felizmente, quando entrei na segunda clínica de reabilitação, as peças começaram a se encaixar. Diante da ameaça de 15 anos de prisão, consegui permanecer sóbrio e concluir o programa.

O momento do anúncio de minha sentença, cerca de um ano depois, foi extremamente tenso para minha família. Mesmo com a minha recém-descoberta sobriedade e imagem impecável, não tínhamos a menor ideia do que aconteceria. Tive de me declarar culpado por nove crimes distintos. O juiz poderia ter me sentenciado a mais de vinte anos de prisão e ninguém (exceto meu pai na sala do tribunal) teria ficado surpreso. Minha vida estava na balança, e eu não teria achado injusto se tudo desse errado. Por fim, as coisas se resolveram bem para mim. Recebi um único ano de prisão, com sete anos de suspensão condicional da sentença. Isso significava que, depois da prisão, se eu estragasse tudo de novo, passaria um longo tempo atrás das grades.

Como a espada de Dâmocles, aquela sentença suspensa pairou sobre minha cabeça, um lembrete constante de que, de uma hora para outra, poderiam me tirar a liberdade.

Entendi a mensagem.

Ainda assim, eu não sabia *nada* sobre como ter uma vida normal. Não fazia isso desde os meus 14 anos. Sabia que pessoas normais tinham empregos, então comecei por aí. Passei um ano procurando trabalho, mas não tive sucesso. Não consegui emprego na mercearia local, no shopping, nem mesmo na pizzaria como entregador. Por pouco não consegui um no Genius Bar da primeira Apple Store em Santa Mônica, mas, quando chegaram à etapa da checagem de antecedentes, recebi a mesma resposta que vinha recebendo em todos os lugares — silêncio total. Acontece que ninguém quer contratar um criminoso com nove condenações. Sem saber o que fazer, decidi seguir o único caminho que me parecia disponível: a faculdade. Eu mal tinha concluído meu bacharelado na Universidade da Califórnia – Los Angeles (UCLA) e só me formara por acaso. Mas estava sem opções. Então, decidi que uma pós-graduação era a resposta. Meu pai, que desejava, mais do que tudo, que eu seguisse seus passos como médico, não tinha fé em minha capacidade. Nós nos perguntávamos se eu sequer teria permissão para praticar medicina se conseguisse passar. Afinal de contas, eu não conseguia nem um emprego de entregador de pizza, e era improvável que um conselho médico me deixasse exercer. Então, decidimos pela pós-graduação em psicologia.

Embora tenha sido uma decisão puramente racional, nascida da necessidade, provou-se uma escolha sábia. A terceira fase de minha transformação começou.

FASE 3: REDENÇÃO

Meu caminho na pós-graduação foi muito diferente dessa vez. Depois de tudo pelo que tinha passado, eu estava mais comprometido e determinado do que nunca. Virei aquele aluno que organizava os grupos de estudo em vez de ignorá-los. Ficava depois de cada aula para conversar com os professores e cumpria todos os horários em vez de nunca aparecer em sala.

Começava a trabalhar em artigos acadêmicos com semanas de antecedência, em vez de me esquecer completamente deles até depois do prazo de entrega. E havia muitos artigos. De algum modo, minha versão preguiçosa, rebelde e inteligente, mas incompetente, foi substituída por aquela do aluno irritante que leva maçã para ao professor, do qual eu tinha tirado sarro durante toda a vida. Essa foi para mim a primeira verdadeira indicação de que uma mudança *real* é possível quando as condições certas se alinham. Minha nova versão se tornou um estudante exemplar, que só tirava nota dez. Também me levou a dois mestrados e a um ph.D. na UCLA, que tinha o melhor programa de pós-graduação em psicologia do país. Foi incrível.

Eu estava mais motivado do que nunca e tive um desempenho melhor do que qualquer um poderia ter previsto. Ninguém — nem meus pais, minha irmã, meus professores antigos ou meus amigos — teria acreditado que eu encontraria essa versão escondida sob toda a dor e o desperdício que minha vida se tornara. Minha força de vontade estava focada em dois pontos:

1. Assegurar que eu permanecesse fora da prisão;
2. Entender como eu havia me tornado um usuário e traficante de metanfetamina depois de um início tão promissor e privilegiado.

Contudo, mesmo com essa determinação e direção, o crescimento foi lento. O poço que eu cavara para mim era fundo, e eu levaria um tempo para sair dali. Ao longo do caminho, fui tomado por um profundo desejo de ajudar outros que estavam entrando em becos sem saída semelhantes. Eu sabia, pela primeira vez, que tinha um propósito verdadeiro. Ao longo dos anos, investi cada gota de motivação que eu tinha nesse propósito. Comecei estudando até tarde e aprendendo a registrar e comunicar todas as pesquisas que lia em meu blog, *All About Addiction*. Passei a experimentar em mim mesmo todas as teorias e, depois, a testá-las com aqueles que, com o tempo, vieram procurar ajuda em meu centro de tratamento, meus programas on-line e minhas palestras.

Para muitos de nós que percebemos estar "viciados", há uma história de origem como a minha. Mas isso foi apenas o início de minha jornada. É o seguinte: a maioria das pessoas que lê ou conta histórias como esta acredita, equivocadamente, que ficamos "viciados" em álcool, comprimidos, pornografia, jogo, trabalho, videogames ou comida. É até assim que identificamos o problema — "alcoolismo", "vício em pornografia", "aposta on-line" e por aí vai. É uma clara indicação de que acreditamos que a substância, ou o comportamento, é o problema. Mas não foram essas coisas que me viciaram ou que viciaram qualquer uma das pessoas com as quais trabalhei. Todos que tentaram me ajudar vinte anos atrás quiseram me convencer de que havia algo inerentemente errado comigo. Diziam que eu tinha alguma doença misteriosa que causava esses resultados desastrosos. Mas todos eles estavam errados também. Na realidade, aquele gole de álcool foi o primeiro remédio que tomei para aliviar a dor causada por questões emocionais que eu já tinha. Elas eram o verdadeiro problema, e não a automedicação com uso de álcool e drogas. Infelizmente, quando você foca na parte errada do problema, as soluções que encontra dificilmente vão ajudar de verdade. As ferramentas que você usa e os métodos que emprega estão direcionados para o alvo errado, o que resulta em danos maiores ou simplesmente nenhuma mudança. E é por isso que o tratamento convencional para hábitos viciantes e compulsões tem sido tão malsucedido. Porque não mira no problema central... não desarma os gatilhos.

Como já disse Seymour Chwast: "Se você está cavando um buraco no lugar errado, torná-lo mais fundo não ajuda em nada."

Tive a sorte de estudar o vício nos últimos 32 anos, começando como ativo participante. Este livro é o resultado desses trinta anos de pesquisa que partiu do vício para o meio acadêmico e, agora, ajuda outras pessoas a encontrar a própria saída. Aqui, viajaremos do minúsculo (neuroquímica) ao monumental (fatores sociais e existenciais) para mapear as reais razões pelas quais nos viciamos. Em seguida, usaremos essa base para abordar o vício de uma forma nova e que finalmente funcione.

Este livro apresentará a você o método Liberte-se, um sistema simples para identificar o que está mantendo você no vício e te ajudar a abandonar os hábitos negativos que adquiriu ao longo do caminho para se proteger. O método se baseia em um novo modelo comportamental que desenvolvi durante dez anos de trabalho com clientes. Consiste em dois componentes principais:

1. Os estágios de comportamento SPARO (Estímulo—Percepção—Ativação—Resposta—Resultado);*
2. O ciclo de transformação EAT (Explore—Aceite—Transforme).

Juntos, esses dois elementos permitirão a você romper *qualquer* comportamento contra o qual esteja lutando, entender sua origem e propósito e alterá-lo para sempre.

---

* Em inglês, Stimulus—Perception—Activation—Response—Outcome. (N. do T.)

Neste livro, compartilho várias histórias e experiências extraídas de meu trabalho profissional com clientes, focando em particular as interações e transformações que testemunhei entre os indivíduos que tive o privilégio de ajudar. Para honrar a confiança que eles depositaram em mim e ser leal aos padrões éticos de confidencialidade, fiz ajustes cuidadosos em detalhes identificativos dentro dessas narrativas.

Note, por favor, que, embora nomes, locais e outros identificadores específicos tenham sido alterados para proteger a privacidade dos envolvidos, a essência e integridade de suas histórias permanecem inalteradas. Esses relatos são reflexões verdadeiras de clientes reais: sobre seus desafios, seus triunfos e os profundos insights que ofereceram.

O cerne de cada história é inteiramente fundamentado em episódios e experiências reais. Essas alterações não prejudicam a veracidade da narrativa abrangente; em vez disso, servem para proteger o anonimato e a dignidade das pessoas cujas vidas preenchem estas páginas.

Minha intenção ao compartilhar essas histórias é oferecer aos leitores um olhar genuíno sobre o poder transformador do trabalho que fazemos. Espero que as descobertas e os aprendizados extraídos dessas reflexões verdadeiras ressoem em você, oferecendo orientação, inspiração ou uma compreensão mais profunda da experiência humana.

Obrigado por se juntar a mim nesta jornada.

PARTE I

DESCOBRINDO SUAS RAZÕES

CAPÍTULO 1

Nós mudamos quando dói

Aliyah se sentou sobre o chão frio do banheiro. O azulejo lhe pareceu reconfortante, sólido. Ela se sentia perdida havia muito tempo, desconectada de sua vida, como se olhasse outra pessoa encenando um roteiro. A metanfetamina tinha esse efeito sobre ela, concedendo-lhe uma boa distância de si mesma, para que assim não precisasse sentir muita coisa. Mas, de vez em quando, em momentos de silêncio como aquele, ela se lembrava. Completamente sozinha à luz tênue da manhã, com o azulejo duro contra a pele, ela pensou em Bailey. Sua bebezinha, agora a filha adolescente. Mas Aliyah já não sabia o que Bailey queria, não desde aquela noite com a polícia. A noite em que perdeu sua menina para sempre.

Foi uma noite de louças quebradas, buracos de murros nas paredes, gritos e vizinhos batendo à porta. Ela sabia por que Bailey chamara a polícia. Já tinha passado pela mesma loucura com a mãe muitas vezes. Agora, finalmente estava crescida o bastante para fazer algo a respeito. Então, fez. Pegou o telefone e realizou a chamada.

Quando os carros da polícia apareceram do lado de fora, com as sirenes soando alto, Aliyah se entrincheirou com as meninas dentro do apartamento. Os policiais a chamaram pelos megafones e lhe disseram que estavam cercando o prédio. Ela olhou para o rosto das meninas. Estavam apavoradas. Aliyah sempre quisera proteger aquelas garotinhas e mantê-las seguras. Por isso, tinha ido para a reabilitação todas aquelas vezes, tentando vencer o vício em metanfetamina. Por isso, continuou frequentando as reuniões, mesmo quando não a ajudavam. Estava procurando uma saída, qualquer coisa que pudesse funcionar.

No entanto, nunca encontrou o que buscava, e agora Bailey se fora para sempre. Estava morando com outra família, e suas irmãs provavelmente estavam perto de fazer o mesmo. Logo, Aliyah estaria completamente sozinha no mundo, enfrentando os fracassos de sua vida. Depois do horror de sua infância, saber que estava causando a mesma dor em suas próprias menininhas era insuportável. *Pessoas feridas ferem pessoas.* Certa vez, ouvira isso em alguma reunião, e era verdade. Mas as coisas não precisavam continuar assim.

Era para isso que a arma servia.

Sentada ali, sobre o azulejo frio do chão do banheiro, Aliyah sabia o que fazer. Colocaria a arma na boca, fecharia os olhos, apertaria o gatilho e tudo sumiria. Toda a dor desapareceria. As meninas e a irmã estariam livres dela. Poderiam continuar suas vidas. Sim, ficariam chocadas e, sim, poderiam ficar tristes por algum tempo, mas então tudo isso acabaria. *Ela* acabaria e elas poderiam seguir em frente.

Então, à luz da manhã, com o sol se erguendo sobre as árvores, Aliyah pôs a arma na boca. Lágrimas brotaram em seus olhos quando ela pensou nas meninas. Sentiu o gosto do metal, e era estranhamente reconfortante saber que logo tudo terminaria. Era a única coisa boa que podia fazer pelos outros.

Ela fechou os olhos, com as lágrimas agora correndo pelo rosto, salgadas em sua boca. Sentiu uma pressão intensa no peito. Mal podia respirar. Soltou um leve suspiro e apertou o gatilho.

Nada aconteceu.

A arma travou.

Porra.

Isso não pode estar acontecendo, pensou. Aliyah se vestiu apressada, desceu correndo a escada e apanhou as chaves da camionete da irmã. Deu a partida e virou bruscamente à esquerda ao sair, indo em direção à via expressa. Manteve-se sem o cinto de segurança, pegou a rampa de acesso e acelerou o quanto podia. Tudo o que precisava era de uma ponte da qual pudesse se jogar com o carro, ou de um muro contra o qual pudesse bater de frente. Naquele momento, com a mente tomada pelo pânico, ela ouviu a voz de um homem no rádio. Ele parecia estar falando diretamente com ela.

Como se estivesse em um sonho, Aliyah reduziu a velocidade e parou no acostamento. Não conseguia focar em nada além daquela voz. Quando o homem parou de falar, ela pegou o telefone e ligou para a irmã. "Lynne", disse Aliyah, "acho que encontrei algo que pode funcionar".

AS "REALIDADES" DOLOROSAS DO VÍCIO

O vício é um flagelo que parece nunca ir embora. Não importa quanto dinheiro gastemos, qual canto do planeta visitemos, ou qual estação ou século, o vício está sempre ali. Quando expandimos nossa definição para incluir tecnologia, sexo, comida, exercícios, trabalho, jogo e outros comportamentos compulsivos, ninguém está seguro. Toda família, toda organização e toda comunidade está lidando com o vício de uma forma ou de outra.[1]

O vício está em toda parte.

Por mais que a gente venha tentando impedir, a devastação causada pelo vício só faz crescer em magnitude,[2] independentemente de como medimos seu impacto. Por qualquer que seja o critério, fracassamos por completo ao tratar desse problema.

Algo precisa mudar. Precisamos de um novo modelo para entender o vício e seu papel em nossa vida se queremos acabar com a dor que ele causa.

Para entender o que não está funcionando e o que precisa mudar, devemos conhecer o caminho que percorremos até aqui. A história de Aliyah é mais do que comum no mundo do vício. Não apenas os pensamentos suicidas e os traumas de infância são frequentes, sobretudo, a desesperança e a vergonha o são.

Desesperança e vergonha são sentimentos comuns a muitos que sofrem com essa condição. Há uma sensação constante de que, não importa o que se faça, essas pessoas sempre estarão em dificuldade, doentes e causando dor a si mesmas e aos outros. Quer você seja viciado em álcool, heroína, pornografia, jogo, dinheiro, trabalho ou açúcar, esse sentimento de vergonha está sempre ali. E geralmente escondido.

Sei por minha vida, e vi isso nas milhares de pessoas com as quais trabalhei ao longo dos anos. Os motivos são diferentes, e as histórias variam, mas esses sentimentos estão sempre ocultos nos históricos. De fato, a vergonha faz parte da condição do vício em si. Quando eu estava fazendo meu ph.D. em uma das melhores instituições de ensino do mundo, me ensinaram que o vício consiste em atividade cerebral e genética. No início, encontrei consolo nas pesquisas e em suas conclusões. Era bom saber que minhas dificuldades eram os resultados naturais da química de meu cérebro e projeto genético — e não erros meus. Mas, com o passar dos anos, percebi que a imagem do vício que meu aprendizado pintou estava longe de ser completa. Desde então, aprendi que grande parte da vergonha e do estigma comuns ao vício é uma consequência de nossa percepção dessa condição. Criamos a dor daqueles que são atingidos pelo vício por meio da forma como falamos e pensamos. E pela forma como os julgamos. Eles, por sua vez, acreditam no sentimento de desesperança e vergonha que projetamos neles. E as crenças que tomam emprestadas fazem com que se sintam incapazes de mudar, e com menos probabilidade de ter êxito.

É uma perspectiva codependente.

Ironicamente, mesmo quando eu estava aprendendo sobre o vício enquanto doença cerebral, meus orientadores me davam mensagens contraditórias. Recomendavam que eu não contasse a ninguém sobre meu passado. Eles acreditavam que isso mudaria a maneira como as pessoas me enxergavam e a confiança que tinham em mim. Conscientemente ou não, estavam ensinando um modelo biológico do vício e, ao mesmo tempo, sustentando uma visão moral do tema.

Como acontece muito na vida, o modo como encaramos as coisas afeta cada aspecto do mundo à nossa volta. A perspectiva afeta aquilo a que prestamos atenção e aquilo que descartamos. Tem influência nos detalhes que captamos e naqueles que ignoramos. Diz de quem são as opiniões que devemos respeitar e de quem são aquelas que devemos rejeitar sem pensar. Você pode ver isso acontecendo ao observar rapidamente nossa realidade política. Pessoas em polos opostos do espectro político confiam nas informações de seu lado para interpretar os acontecimentos do dia. Como resultado, isso as deixa em realidades — e com respostas — diversas. Todos acreditam que estão "certos" não porque a realidade é preta e branca, mas porque suas informações tendenciosas fazem parecer que é. Lamentavelmente, pesquisas têm nos mostrado que, quanto mais sofisticados e dogmáticos nós somos, mais esse efeito se torna entrincheirado. E quando se trata de vício, nossas perspectivas podem prejudicar as próprias pessoas que estamos tentando ajudar.

Entretanto, nossa percepção nem sempre foi a mesma. Ela evoluiu com o tempo. Cada estágio se construiu com base no passado e nos levou a repensar a maneira como vemos o problema.

Posso resumir os quatro estágios da noção de saúde mental da seguinte maneira:

No primeiro estágio, que chamarei de Idade das Trevas, acreditávamos que todos os problemas de saúde mental eram sinais de possessão por espíritos malignos ou energia lunar (*luna*, que é "lua" em latim, é a base do termo *lunático*). Aquelas pessoas que enfrentavam dificuldades eram excluídas ou sofriam intervenções religiosas, com frequência cruéis.[3] Durante o segundo estágio, percebemos que o cérebro tinha algo a ver com a saúde mental. Então, nós o cortávamos, nós o fulminávamos com eletricidade e tentávamos fazê-lo voltar ao normal dando uns tapas nele, como fazíamos com antigos aparelhos de TV que tinham antenas de orelhas de coelho.[4] Se conseguíssemos bater da maneira certa, pensávamos, poderíamos consertar um cérebro para sempre, fazendo a pessoa voltar ao "normal". No terceiro estágio, começamos a incorporar a psicoterapia.[5] Ainda assim, muitos dos recursos disponíveis eram fortemente influenciados pela religião e a moralidade. Surgiu de repente a ideia do vício como uma doença que causava uma reação do tipo alérgica ao álcool e a outras drogas que alteram a mente. Mesmo que novas descobertas da psicologia tenham promovido avanços em saúde mental, a evolução da assistência para casos relacionados ao vício se provou difícil.

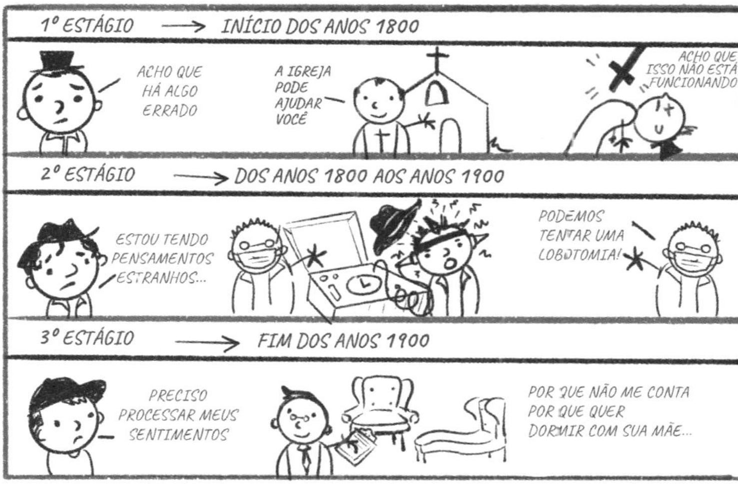
1º ESTÁGIO → INÍCIO DOS ANOS 1800
ACHO QUE HÁ ALGO ERRADO
A IGREJA PODE AJUDAR VOCÊ
ACHO QUE ISSO NÃO ESTÁ FUNCIONANDO
2º ESTÁGIO → DOS ANOS 1800 AOS ANOS 1900
ESTOU TENDO PENSAMENTOS ESTRANHOS...
PODEMOS TENTAR UMA LOBOTOMIA!
3º ESTÁGIO → FIM DOS ANOS 1900
PRECISO PROCESSAR MEUS SENTIMENTOS
POR QUE NÃO ME CONTA POR QUE QUER DORMIR COM SUA MÃE...

O TRISTE ESTADO ATUAL DAS COISAS

Conforme expliquei, a história que contamos sobre o vício está errada. Nós nos satisfizemos com respostas muito simples para explicar uma condição muito complexa.

Uma dessas respostas se resume à liberação de um neurotransmissor, a dopamina, no cérebro. A dopamina é um "sinal de recompensa" químico que faz com que a gente se sinta motivado. Quando uma onda de dopamina é liberada, o cérebro interpreta o que quer que esteja acontecendo naquele momento como algo recompensador. E então, buscamos a sensação da dopamina no cérebro, quer em um pedaço de chocolate, uma mensagem ansiosamente esperada, um aumento, um objetivo alcançado ou uma carreira de cocaína. A liberação de dopamina tem um impacto sobre áreas do cérebro relacionadas a motivação, movimento, aprendizado e outros. Buscamos essas altas de dopamina — com frequência, sem termos consciência disso — recriando os comportamentos que estimularam sua liberação.

Ao longo da evolução, nosso cérebro usou a liberação de dopamina em certas áreas para nos dizer o que é bom e novo (mais dopamina) e o que não é bom, ou já não é novo (menos ou nenhuma dopamina). Assim, essas irrupções de dopamina ensinam ao nosso cérebro como devemos nos comportar para obter o resultado desejado. Mas isso só adianta para ações que são novas. Quanto mais esse aprendizado ocorre, menos esforço consciente é necessário para gerar o comportamento. Quando repetimos um comportamento o bastante, fazendo dele algo habitual, a liberação de dopamina fica mais lenta ou para completamente.

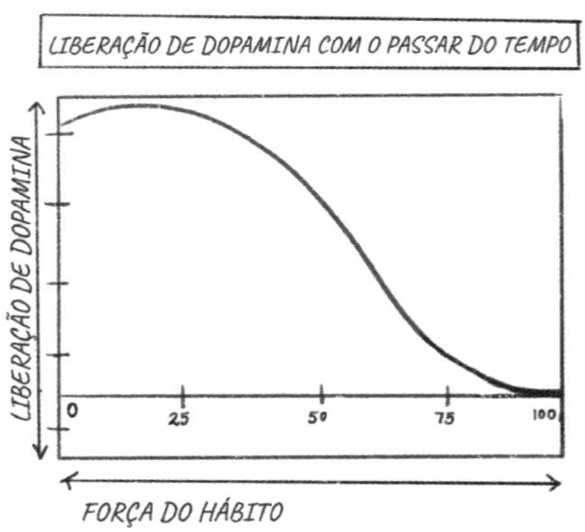

Como não exigem mais dopamina para serem repetidos, os hábitos funcionam quase no piloto automático. Hábitos estão totalmente relacionados à eficiência do cérebro. Nosso cérebro *quer* adotar hábitos e rituais — práticas automáticas que exigem pouco esforço. O cérebro foi feito para agir assim. Isso é econômico, poupa energia e recursos. Dito isso, o vício não é uma simples questão de causa e efeito ou de recompensa a um estímulo. É a persistência de um comportamento habitual que já não nos serve, apesar das crescentes consequências. A pergunta sobre por que repetimos esses hábitos exige uma resposta com várias camadas, mas nos satisfizemos em encontrar a explicação na história básica do aprendizado da dopamina.

Essa explicação causal e inicial da dopamina se alinha à nossa definição de vício como uma "doença cerebral" biológica. Mas há dois grandes problemas nesse modelo simplista de vício como doença:

1. Ele nos leva a buscar uma solução no mundo da biologia, em que doenças físicas são tratadas ou curadas. Se a liberação de dopamina vicia, tudo o que precisamos fazer é parar de tomar drogas ou bloquear a dopamina e romperemos o ciclo para sempre, certo? *Errado* — porque, na verdade, o vício não é puramente biológico. Ele está em tudo o que nos torna quem somos: o corpo que habitamos;[6] as experiências psicológicas pelas quais passamos;[7] pessoas, culturas e lugares que nos cercam;[8] e a conexão (ou a falta de conexão) com algo maior do que nós mesmos.[9] Todos esses fatores e circunstâncias exercem um papel no complexo sistema que gera a liberação de dopamina, juntamente a outros importantes sistemas biológicos.[10]
2. Ele reforça a falsa noção de que "viciados" são um grupo especial e separado de pessoas. Ignora o fato de que *a maioria de nós* experimenta se viciar em algo e de que a dopamina comanda os mesmos mecanismos

> de recompensa em todos nós. Essa falsa separação nos deixa ignorar as reais causas do problema, o que permite que se dissemine em silêncio.[11]

De fato, o mundo está se aproveitando mais de novas fontes de engajamento e prazer a cada dia. Nesse processo, todos nós estamos nos tornando mais controlados pelas ondas de dopamina liberadas em nosso cérebro. Se não houver uma intervenção, o futuro está claro: uma relação cada vez mais disfuncional com recompensas que permitem que um número cada vez maior de pessoas seja controlado e manipulado.[14]

Isso está acontecendo à nossa volta com a tecnologia, a publicidade, mídias de marketing e produtos farmacêuticos. Nossos sistemas de recompensa estão sendo invadidos por obsessões que nos trazem benefícios questionáveis — se é que há algum. E essa situação está só piorando. Da heroína à pornografia, passando pelo TikTok, o Candy Crush e as mensagens de texto e voz, nossas mentes estão sendo sequestradas. O resultado é o vazio, o desespero e uma crescente insatisfação com a vida e conosco.

Atualmente, estamos entrando no quarto estágio. Profissionais de diferentes áreas, incluindo biologia, psicologia, espiritualidade e outras disciplinas, estão tentando ligar nosso conhecimento a uma *teoria unificada* da saúde mental e do vício. No processo, percebemos que, em essência, todos os problemas de saúde mental, incluindo hábitos compulsivos, se estendem ao longo de uma cadeia de gravidade e não são uma experiência tudo ou nada, preto no branco.

Ainda assim, a perspectiva que prevalece hoje é a de que o vício é um transtorno crônico, progressivo, biológico, com o qual as pessoas nascem ou que desenvolvem ao longo do tempo. O National Institute on Drug Abuse (NIDA),[13] principal órgão do governo dos Estados Unidos para o estudo de vícios, afirma que "o vício é definido como um transtorno crônico, reincidente, caracterizado pela busca e pelo uso compulsivos de drogas apesar das consequências adversas. É considerado um transtorno cerebral, porque compreende mudanças funcionais em circuitos cerebrais envolvidos em recompensa, estresse e autocontrole. Essas mudanças podem permanecer por muito tempo depois de uma pessoa ter parado de tomar drogas".

O entendimento comum é de que, quando você tem um vício, nunca consegue se livrar dele. De que o vício muda o seu funcionamento básico para sempre e de maneira tão profunda que impede você de ser "normal" — se é que já foi algum dia. "Não se pode fazer com que o picles volte a ser pepino": esse é um dito popular dos Alcoólicos Anônimos (AA) que tenta transmitir essa visão. Dizem-nos que "alcoólatras" e "viciados" se importam mais com álcool e drogas do que com qualquer outra coisa. Que não se pode confiar que digam a verdade, já que farão e dirão qualquer coisa para satisfazer sua ânsia. Considerando esse estado, a única maneira de levar essa doença crônica à *remissão* (note que não se fala em *cura*) é parar imediatamente qualquer consumo de álcool/droga/tecnologia/comida/sexo. Qualquer coisa que não seja a abstinência completa significa que a doença continuará a progredir e acabará conduzindo à morte.

Soa familiar?

Bem, não é verdade.

Para ser claro, não é que esse conceito de vício como doença não se aplique a *ninguém* que enfrenta uma adição. Mas não se aplica à grande maioria dos cenários. E, acima de tudo, ninguém nunca foi capaz de descobrir quando esse conceito se aplica e quando não se aplica, o que o torna praticamente inútil.

Algumas pessoas diagnosticadas com um vício se recuperam sem nenhuma ajuda. De fato, as pesquisas têm nos mostrado que as chances de uma remissão espontânea — ou seja, de deixar o vício em álcool para trás por conta própria — são muito maiores do que as chances de vencer o vício fazendo um tratamento. Sim, você leu direito; nada menos do que 75% daqueles que lutam em algum momento contra o alcoolismo vão parar de ter problema com isso mais tarde na vida — sem ajuda profissional.[14] Com frequência, isso acontece por causa de um episódio transformador ou de uma grande mudança motivacional. Mas apenas 10% a 15% das pessoas que vão para uma clínica de reabilitação permanecem sóbrias depois de um ano, e menos de 10% conseguem chegar à marca de cinco anos.[15] O mesmo ocorre com a heroína, considerada uma das drogas mais viciantes de todos os tempos; temos nos surpreendido. Um famoso estudo realizado depois da Guerra do Vietnã revelou que nossas suposições com frequência estão erradas.

Um grande número de soldados norte-americanos começou a usar heroína quando estava em serviço no Pacífico Sul. Nada menos que 15% dos soldados se viciaram em heroína! As drogas eram baratas, abundantes, amplamente usadas e, além disso, tornavam o terror da guerra mais suportável. Apavorado com o que aconteceria quando os militares retornassem para casa, o governo dos Estados Unidos queria evitar trazer de volta dezenas de milhares de "viciados em heroína". Esse temor se tornou parte da motivação por trás da "ofensiva total" do presidente Nixon contra as drogas, conhecida como a "Guerra às drogas".

Surpreendentemente, menos de 5% dos soldados que retornaram usaram heroína no ano seguinte à sua volta. E em três anos, apenas 12% reincidiram. Considerando os índices de reincidência usuais, que giram em torno de 60% depois de um mês e 90% em um ano, os números eram chocantes.[16]

Obviamente, há algo de muito errado na maneira como entendemos, vemos e lidamos com o vício. Como afinal 75% das pessoas viciadas em álcool poderiam se recuperar por conta própria de uma condição que vemos como crônica? E como 90% das pessoas viciadas em heroína poderiam se recuperar sem nenhuma ajuda, enquanto nossas clínicas de reabilitação possibilitam que apenas 5% a 10% melhorem? Podemos continuar culpando as pessoas que estão sofrendo, ou podemos dar uma boa olhada no espelho e perceber que fizemos um estrago.

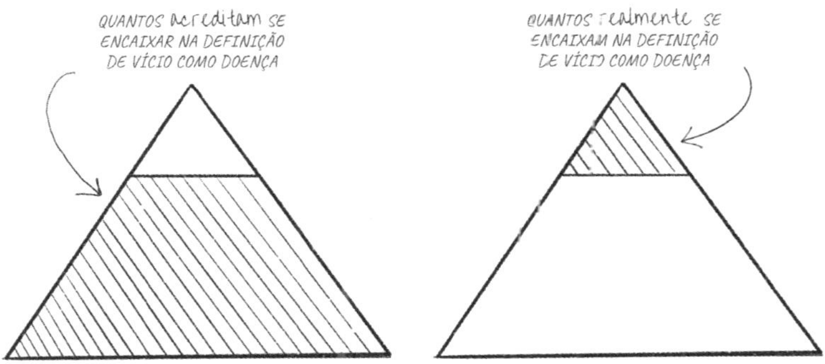

Para lidar com a imprecisão e a inadequação do conceito de vício como doença, precisamos dar o próximo passo na evolução de nossa compreensão. Explicando de forma simples: *o vício não é uma coisa só.*

O vício certamente não é uma doença (embora algumas pessoas que lutem contra ele possam ter também comorbidades que são). Em vez disso, o vício é uma síndrome — uma coleção de sintomas que tendem a se manifestar juntos, mesmo quando causados por coisas muito diferentes. A síndrome se apresenta como uma série de hábitos compulsivos que produzem resultados negativos em muitas áreas da vida, tipicamente por um longo período.

Síndrome *versus* doença

Uma **síndrome** é uma coleção de sinais e sintomas que aparecem juntos, mas não têm uma causa, curso ou caminho de tratamento claros. Isso pode significar que duas pessoas diferentes com a mesma "síndrome" podem ter chegado ali por causas completamente diferentes. Uma síndrome pode incluir sintomas em várias áreas de seu corpo, como problemas de movimento, déficits cognitivos e mudanças de comportamento.

Exemplos de síndromes:[17]

- Síndrome do intestino irritável
- Síndrome do túnel do carpo
- Síndrome do choque tóxico
- Síndrome da fadiga crônica
- Transtorno por uso de substâncias

Uma **doença** é um transtorno que afeta o modo como seu corpo funciona e é mais provável que tenha uma causa conhecida, um curso específico e tratamentos estabelecidos. Uma doença tem maior probabilidade de afetar uma área ou um sistema orgânico específico. Isso significa que muitas pessoas diagnosticadas com a mesma doença supostamente têm o mesmo problema com o mesmo sistema orgânico ou físico, independentemente de outros fatores diferentes entre elas.

Exemplos de doenças:

- Diabetes
- Doença de Parkinson
- Faringite estreptocócica
- Influenza (gripe)
- Linfoma não Hodgkin
- Hepatite B

A síndrome de Aliyah se manifestou com o uso compulsivo de metanfetamina (e todas as outras drogas que ela pudesse alcançar). Isso resultou em sérios problemas na justiça criminal, questões de saúde, isolamento social e pobreza. O consumo compulsivo de drogas a deixou sozinha e seriamente traumatizada. Era óbvio para qualquer pessoa à sua volta que a vida dela não estava indo bem. Também era óbvio que, se fosse deixada nesse caminho, ela muito provavelmente morreria. Como grande parte de seus problemas tinha aparecido depois de o uso de drogas se tornar habitual, faz sentido que quiséssemos pôr um fim ao uso. Mas é focar o problema que tem causado grande parte de nosso fracasso no combate ao vício e na sua cura.

Portanto, eu proponho um novo caminho a seguir, um que não esteja focado no problema de comportamento que se apresenta. Porque o consumo de álcool, as drogas a pornografia, o ato de comer em excesso, as obsessões com trabalho e as compulsões pelas mídias sociais e jogos não são os verdadeiros problemas. *São simplesmente os comportamentos compulsivos e habituais gerados em resposta aos reais problemas — as cicatrizes emocionais escondidas, incrustadas e formadas ao longo de muitos anos.* Usamos "maus" comportamentos habituais para evitar as sacudidas dolorosas que elas nos dão, porque essas causas continuam a provocar dor, irritação, ansiedade e desconforto sempre que são reativados e puxados. O problema é que ninguém desfila por aí com uma lista de questões pessoais na testa para você ver. Na verdade, as pessoas fazem tudo o que podem para escondê-las de si mesmas e de todos. Você ficaria impressionado com quantos clientes tive ao longo dos anos que ou não tinham consciência de suas principais questões ou escondiam a dor a ponto de evitar falar sobre eles. E isso depois de pagarem um bom dinheiro para encontrar alívio. Mas o verdadeiro caminho para a felicidade sempre passa por nossas questões. Nossos maus hábitos são apenas aquilo para o que muitos de nós nos voltamos em nossa inclinação natural para encontrar o que *verdadeiramente* desejamos: conexão, alegria, valor e sentido em nossas vidas.

O novo e alternativo entendimento sobre o vício subverte o antigo modelo de causa e efeito ao abordar, primeiramente, as causas em si. Traumas, problemas de relacionamento, desregulação biológica, exposição precoce ao uso de drogas, estresse no trabalho, disfunção familiar, questionamentos relacionados à orientação sexual, disforia de gênero, perfeccionismo, insônia, ansiedade, depressão, dificuldades financeiras, baixa autoestima, tédio e falta de propósito são todas questões comuns que podem resultar no vício em comportamentos negativos.

Quantas dessas questões não parecem ter verdadeiramente potencial para estar por trás das suas dificuldades?

O método Liberte-se permite a qualquer um, primeiro, descobrir e, então, examinar a fundo os problemas centrais que prendem as pessoas, tornando possível àqueles que sofrem entender por que desenvolveram comportamentos destrutivos em resposta. Isso leva a uma compreensão e uma aceitação das consequências das atitudes problemáticas. Tal conhecimento desconecta a dor presente da dor passada, do desconforto e da mágoa passados. Por fim, uma vez liberto, o problema que se apresenta — as compulsões em si — pode ser substituído por comportamentos mais vantajosos, que promovem bem-estar e um estado de funcionamento positivo. Usando o método Liberte-se, você não será rotulado ou ouvirá que é incapaz (você não é). Em vez disso, você será empoderado.

Trata-se de um passo a passo para desconstruir e mudar maus hábitos que tenham tomado conta de sua vida e substituí-los por aqueles que sejam bons. Você aprenderá a garantir que as forças que levam aos maus hábitos sejam minimizadas, enquanto aquelas que sustentam seu crescimento sejam reforçadas. E será guiado na criação de um caminho personalizado para sair do vício.

Foi esse método que me permitiu passar de um traficante perdido, viciado naquilo que eu mesmo fornecia e a caminho da prisão pelo resto da vida, a um marido feliz e pai de três filhos, reconhecido como especialista mundial em sua área. Não foi mágica, e não há nada de especial em mim. Exigiu tempo, esforço deliberado e um método que funciona.

Nos últimos 32 anos de minha vida, percebi os erros do antigo modelo de vício e estudei metodicamente as verdadeiras origens dos problemas que eu e milhões de outras pessoas enfrentamos. E, ao fazer isso, pude libertar a mim e a milhares de outros. É improvável que você seja realmente incapaz de deixar esses hábitos viciantes para trás. Isso é raro. Você só precisa redirecionar seus esforços, cair na real sobre as causas escondidas que vêm lhe mantendo preso e agir para desmantelá-las de modo sistemático.

Para entender isso melhor, temos que voltar ao... fim.

TODO MUNDO COMEÇA PELO FIM

Sempre que alguém me procura é porque sua vida está desmoronando. Não é como se não tivesse consciência dos problemas antes. De fato, em média, as pessoas sofrem com as dolorosas realidades do vício por 18 anos até buscarem ajuda.[18] Pense nisso: 18 anos de sofrimento antes de ser levado a fazer algo em relação à dor. Foi assim com Aliyah depois daquele momento fatídico. A segundos de pôr fim à sua vida, ela encontrou meu programa e se inscreveu, anos atrás.

As pessoas tomam atitude quando a dor de continuar na mesma situação é maior do que a dor de mudar.

Aliyah me procurou porque odiava sua vida. Essa afirmação pode ser óbvia depois da história que compartilhei antes, mas é importante registrá-la. Independentemente de sua história específica, Aliyah não me procurou porque queria parar de usar drogas. Procurou-me porque estava disposta a pôr fim à sua vida, e algo que eu disse a fez pensar que, se nos conectássemos, ela não iria mais querer fazer isso.

Fazemos muitas suposições sobre o que leva alguém como Aliyah a acabar viciada, envolvida no crime e incapaz de cuidar das filhas. Todas as nossas suposições se apoiam nesse ponto final, nas circunstâncias do presente, como fonte de informação. Só que quando as coisas dão errado, o resultado, ou a circunstância atual de vida, pode parecer não ter absolutamente nenhum sentido. Pode parecer anormal, louco, absurdo, ridículo. Mas, com frequência, isso acontece simplesmente porque não entendemos o caminho. Não temos o contexto.

Depois de trabalhar com milhares de pessoas, posso lhe dizer o seguinte: para entender onde alguém chegou, você precisa entender a trajetória dela. Você *precisa* olhar com atenção para a estrada que ela percorreu. *Precisa* saber o que aconteceu.

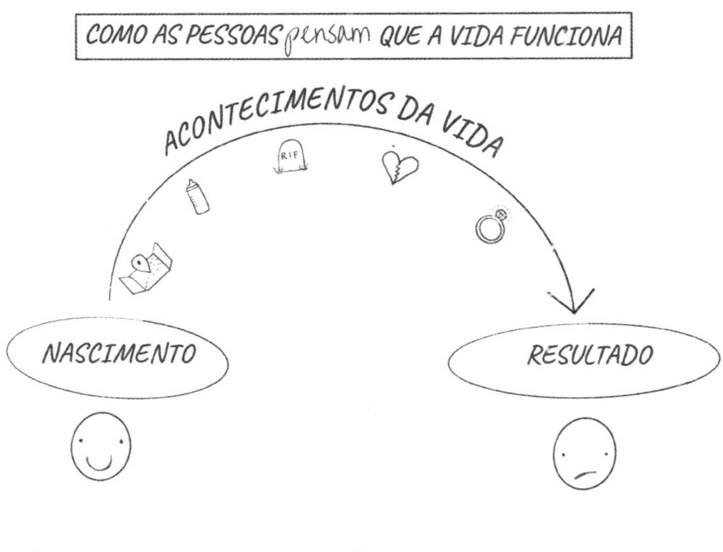

Se você, assim como eu, enfrentou um vício sabe que podemos cometer o mesmo erro ao nos julgarmos. Você olha para onde está e supõe que há algo de muito errado com você. Mas quando olha mais fundo, tudo faz sentido.

Já me reuni em salas e jatinhos particulares com multibilionários que começam a beber e a usar comprimidos logo que acordam. Viajei com músicos famosos que não conseguem subir ao palco sem usar uma quantidade de drogas que deixaria a maioria das pessoas no chão por horas. Passei muito tempo falando com homens e mulheres que foram presos mais vezes do que a maioria dos leitores deste capítulo tirou férias. Garanto: se você julga uma pessoa pelo modo de vida que vê nesse momento, sem considerar a trajetória que ela percorreu, está deixando de enxergar o quadro completo. Mas, se parar e prestar atenção, terá acesso a um mundo inteiramente diferente.

Para entender a jornada de uma pessoa, você deve começar pelas condições e pelo contexto existentes enquanto a vida dela se desenrolava. Assim, você sempre terá uma visão clara do exato motivo pelo qual o caminho a levou ao resultado que você tem diante de si. Comigo, isso nunca falhou. É um trabalho fundamental se você espera algum dia ser capaz de ajudar alguém a mudar. Isso lhe dá uma percepção real de quem essa pessoa é, pelo que ela passou e do que a manteve nessa luta durante os anos. É dessa percepção que você precisará para dar a ajuda certa.

Para muitos dos que enfrentam um vício, essa será a primeira vez que alguém realmente se dedica a entender sua jornada. Afastar a noção de que o vício é uma doença inevitável e reconhecê-lo como o ponto-final e atual de uma pessoa lhe dá uma vantagem. Permite a você reconhecer outro fato muito simples, mas empoderador: esse ponto-final também pode ser o início de um futuro inteiramente novo.

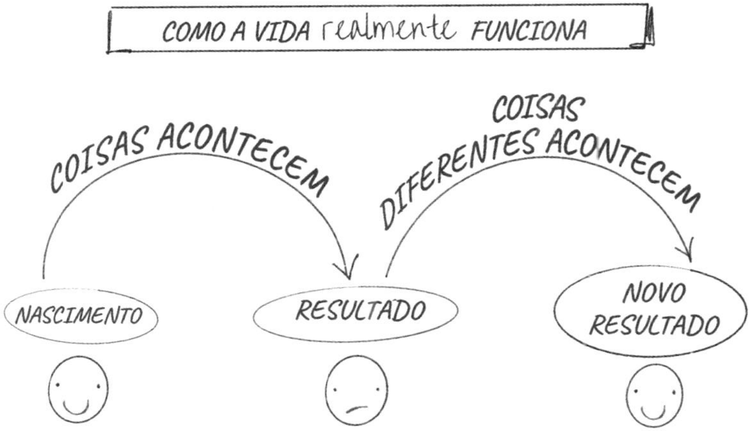

ALIYAH DEIXA O DESESPERO PARA TRÁS

Aliyah cresceu em um ambiente emocionalmente, psicológica e sexualmente abusivo, que era ainda mais difícil porque seus pais lutavam contra os próprios vícios. Quando ingressou no ensino primário, ela já havia lidado com a dor da agressão sexual, do abandono e das drogas. Como tantos "viciados", aprendeu cedo que não merecia cuidado e atenção, que seus sentimentos não eram válidos, que não acreditariam nela ou a escutariam e que tinha pouco valor como ser humano.

Os trinta anos em que Aliyah enfrentou problemas com drogas, álcool e abusos sexuais a levaram a relacionamentos terríveis, fracassos no mercado de trabalho e uma série interminável de decepções consigo mesma e com todos à sua volta. A maioria das pessoas em sua vida enxergava apenas essa versão de Aliyah. E tudo fazia perfeito sentido — ela era uma "viciada", uma "alcoólatra" e uma mãe inútil, que não conseguia acertar na vida porque tinha a doença do vício. Tinha os genes, a personalidade e o histórico. Se aquela arma não tivesse travado, certamente algumas pessoas teriam ficado tristes, mas poucas teriam se surpreendido. E esse triste fato aponta para o real problema: nossa abordagem para tratar o vício deixa os que sofrem e aqueles que os amam sem esperança de cura.

De acordo com a perspectiva para o vício do terceiro estágio, Aliyah estava vivendo conforme o esperado. Ela pertencia ao grupo dos "viciados", e tudo o que fazia supostamente provava isso. Ela parecia se importar mais consigo mesma e com as drogas do que com as filhas. Se fosse uma doença progressiva, Aliyah a tinha, e parecia inevitável que seu sofrimento continuasse até a morte.

Portanto, naquela manhã fatídica em que ela telefonou para Lynne falando sobre ter encontrado outro caminho, ninguém ficou muito animado. Mas cerca de seis meses depois, Aliyah desafiou todas as expectativas e alcançou a sobriedade pela primeira vez em 25 anos. Em um ano, ela começou a restabelecer a relação com as filhas. Alguns anos depois, teve a honra de acompanhar Bailey, a filha que pensou ter perdido para sempre, ao altar. Hoje, quando as pessoas ouvem falar de sua longa jornada e de seu incrível triunfo, ficam de queixo caído, incrédulas. Mas Aliyah gosta disso. Ela quer continuar provando — ao mundo, à família e a si mesma — que o que parece impossível é tudo menos isso.

Aliyah se tornou o que chamamos de heroína. E fez isso percebendo que o fim era apenas o começo. Quando a conheci, ficou claro que, se quiséssemos pôr fim ao seu vício para sempre, teríamos que fazer quase todo o caminho de volta até o início de sua vida. Nem sempre temos que ir tão longe, mas começar pelo fim nos dá uma abertura para explorar como as dificuldades começaram. Então sigamos para lá.

CAPÍTULO 2

Voltando às causas

Ali estava ela novamente, ao lado do ônibus. Era um dia lindo e ensolarado, e o cabelo de Linda estava preso em um rabo de cavalo no alto da cabeça. Bem, mais ou menos. Na verdade, ela estava segurando o cabelo lá em cima, em um rabo-de-cavalo, tentando evitar que o próprio vômito respingasse sobre ela. Pobre gramado. Antes de todo grande encontro, Linda ficava exatamente ali e vomitava. A essa altura, o gramado já devia estar de saco cheio dela. Todos deviam estar...

Linda não conseguia entender por que aquilo continuava acontecendo, mas também não tinha como impedir. Toda semana, ela se via vomitando. Fosse por causa de uma grande reunião do grêmio estudantil ou de um maldito jogo de vôlei. Fazia isso no banheiro das meninas, no segundo andar, ou ali no gramado, ao lado do ônibus. A parte mais constrangedora era que até o motorista do ônibus sabia que isso ia acontecer. E então o veículo esperava, parado com todas as outras meninas olhando para ela e rindo às suas custas.

LINDA JÁ VOMITOU?

JÁ PODEMOS IR? era tudo o que ela podia ouvir entre vomitar e tentar recuperar o fôlego. Ela odiava que fosse esse o tipo de atenção que recebia na época... a garota estranha com um parafuso a menos.

Linda estava acostumada a uma vida difícil. Sempre havia um problema em casa. A mãe e o pai estavam brigando o tempo todo, embebedando-se e gritando insuportavelmente alto a toda hora. Ela não cresceu exatamente em um universo cor-de-rosa. Não. Linda estava certa de que, pela eternidade, ficaria no fundo de um poço olhando para todos lá em cima. Assim como fazia quando vomitava.

Um dia, porém, quando estava vomitando no gramado, sua amiga Emily se aproximou. Geralmente ninguém se aproximava quando estava fazendo aquilo. Linda ficou feliz por Emily estar ali. Conheciam-se desde antes da escola primária. Já haviam sido melhores amigas, anos atrás, mas agora meio que apenas se conheciam. Emily não ia à sua casa havia anos...

— Ei — disse Emily. — Tome um pouco disso, pode ajudar.

Linda se virou e olhou para Emily, que estava segurando um pequeno baseado, escondendo-o da vista de todos no ônibus. Linda nunca havia fumado maconha. Mas sabia tudo sobre aquilo.

— Pode ajudar em que? — perguntou a Emily.

— Todo esse vômito, idiota! Pode ajudar!

Alguns segundos se passaram enquanto Linda absorvia o que Emily dissera.

— Você quer ou não? — perguntou Emily, de forma brusca.

Linda olhou para ela novamente. Não sabia ao certo se queria fumar maconha, com todas aquelas advertências e histórias horríveis. Mas sabia com certeza que odiava aqueles vômitos, e se houvesse uma pequena chance, por menor que fosse, disso ajudar, pensou, *então dane-se!* Ela pegou a ponta e deu uma única tragada... e depois mais uma. Tossiu um pouco, fumou mais um pouco e devolveu o cigarro a Emily. Virou-se de costas, pronta para começar a vomitar de novo, mas, estranhamente, segundos depois, parecia que... a náusea tinha passado. Linda ficou confusa por um momento. Não podia acreditar que aquilo havia funcionado tão rápido!

Se Linda tinha *alguma* dúvida sobre a maconha, deixou de ter naquele instante. Encontrara a cura milagrosa! Por que ninguém lhe dissera aquilo antes?!

Ela endireitou a postura, esticou a saia do vôlei e olhou para a garota com um sorriso, dizendo baixinho:

— Obrigada.

Teve a sensação de que voltariam a ser boas amigas. Pela primeira vez em anos, Linda sentiu esperança. A sensação era boa. Tinha encontrado a resposta para suas preces.

Linda nunca mais vomitou no gramado, ou no banheiro.

Também não parou de fumar maconha todos os dias, durante mais de vinte anos.

O COMEÇO COM FREQUÊNCIA ESTÁ PERDIDO NO RESULTADO

Linda precisou de quase três meses de trabalho comigo para se lembrar dessa história de origem. Como todos os outros, ela me procurou porque não conseguia parar com o vício. Conseguira deixar todas as outras coisas — o álcool, os comprimidos, o pó, que ocasionalmente usava nas festas. Mas da maconha não conseguia se livrar. E isso a estava enlouquecendo. Tinha tentado tudo que se pudesse imaginar, e então me encontrou on-line. Pensou: *Por que não? Vamos tentar isso também.*

A história de Linda era a de que, toda vez que tentava parar de fumar maconha, dormia terrivelmente mal e tinha dolorosos problemas gastrointestinais. Então ela sempre voltava a fumar, porque isso lhe permitia dormir e comer em paz, sem correr para o banheiro constantemente. Mas fumar tornava impossível conseguir um emprego na área em que ela queria. Linda tinha paixão por trabalhar com crianças. Ser professora e moldar aquelas jovens vidas brincando, educando e estruturando seus dias era o que ela amava fazer. Como o sistema educacional exigia que fosse testada para drogas, a *cannabis* tornava isso inviável. A maconha também confundia levemente seu discernimento e a tornava um pouco mais preguiçosa. Ainda assim, era melhor do que qualquer alternativa que encontrara até então. Portanto, a maconha permanecia.

Por mais que tentasse, Linda não conseguia descobrir por que aquilo tinha tanto poder sobre ela. Ela atribuía o fato a um problema no seu sistema gastrointestinal e deixava isso para lá. Porém, sendo o vício uma síndrome, o ponto-final raramente nos diz algo de útil sobre a verdadeira origem do problema.

E foi assim com Linda. Tivemos que voltar à origem — e não ao ponto-final — de sua situação para descobrir as respostas que freariam o seu hábito compulsivo de fumar maconha. Eu exploro como o uso de alguém começou porque isso me dá uma boa percepção sobre o que estava acontecendo em sua vida na época. Tenho como descobrir por que começar a usar fazia sentido lá atrás. De novo, embora o comportamento possa não nos parecer lógico agora, sempre fica claro quando voltamos ao momento em que teve início.

Foi preciso cavar um pouco para desenterrar o estímulo original de Linda. Tinha acontecido há muito tempo, e não parecia relevante para suas atuais dificuldades. A náusea do ensino médio não tinha nem mesmo passado por seu radar. Mas seu estímulo original como ponto de partida para o problema fazia todo o sentido do mundo:

1. Uma menina vomita regularmente durante anos, de maneira constrangedora, vergonhosa.
2. Uma amiga lhe oferece uma cura simples — uma substância que elimina o problema em segundos.
3. A menina continua a tomar o "remédio".

Linda sentiu um alívio imediato quando se lembrou do evento de origem. Com isso, ela pôde finalmente entender por que começara a fumar mais de 25 anos antes. Os problemas gastrointestinais tinham estado ali o tempo todo, e a maconha os corrigiu. Mas restava ainda uma grande pergunta: *por que* Linda vomitava tanto na época da escola? Havia alguma coisa errada com o seu sistema digestivo ou era algo maior do que isso? Tivemos que cavar um pouco mais fundo.

Conforme se revelou, Linda tinha uma *imensa* ansiedade social e de desempenho. Ela adorava a empolgação de jogar e estava comprometida com os treinos e com todo o trabalho necessário para se tornar realmente boa no vôlei. Era elogiada e celebrada por suas vitórias e sua performance. Não tinha nenhum problema em fazer todo o esforço necessário para obter êxito, mas a realidade era que *odiava* jogar diante das pessoas. E com frequência havia centenas de espectadores ou mais nos jogos. Ela podia senti-los julgando cada um de seus movimentos e acreditava que sabiam muito bem quando fazia besteira. Ela se recriminava toda vez que errava um passe, ou corria devagar demais e não conseguia chegar até a bola.

Estar sob holofotes *não* era seu passatempo favorito. Nem na quadra nem no auditório, naquelas assembleias do grêmio estudantil. De novo, Linda adorava fazer parte do grêmio da escola. Adorava as reuniões e gostava de se sentir envolvida. Mas odiava profundamente estar ali diante das pessoas. Ficava *tão* ansiosa e assustada com a possibilidade de parecer tola que tinha enjoos antes de cada jogo e de cada assembleia estudantil. Antes desses eventos, só conseguia focar as infinitas maneiras como poderia terminar aquele dia sendo motivo de riso de todos os seus amigos.

Portanto, veja você, não era o trato gastrointestinal de Linda que estava comprometido. Era a sua autoconfiança, seu perfeccionismo e a falta de segurança em sua capacidade. Ela esperava parecer sempre perfeita para todos, e isso a estava deixando tão ansiosa que a fazia vomitar.

Foi esse medo abjeto de ser julgada que fez Linda vomitar por todos aqueles anos. E quando ela fumou maconha pela primeira vez, os efeitos de redução da ansiedade e da náusea resolveram *tudo* para ela, em um instante.[1]

A *cannabis* se mostrou exatamente o remédio de que Linda precisava para o que a afligia. Mas não era um "vício". Era um problema de profunda ansiedade que trazia à tona algo próximo a um ataque de pânico toda vez que ela precisava se apresentar em público. *Essa* era a causa — o medo de fracassar em público. O medo foi o estímulo que a levou a fumar maconha. *Não* o vômito.

Quando você ouve a história de Linda, tudo faz sentido. Depois de ter sido apresentada à *cannabis*, ela nunca mais precisou tentar resolver a questão da sua fobia social. Ela simplesmente isolou essa fobia com os efeitos da maconha que fumava diariamente, aumentando um pouco a quantidade sempre que uma grande apresentação aparecia. Desse modo, embora a causa em si ainda estivesse nela, Linda conseguia ignorar a dor e o sofrimento que gerava.

Você ficaria surpreso ao saber da frequência com que a ansiedade social e o medo de ser ridicularizado em público contribuem para o início e a manutenção de um comportamento viciante. Na verdade, a fobia social é aquela mais comumente observada entre os que enfrentam o vício em drogas. Em pesquisas, a ansiedade generalizada e os transtornos de pânico são as condições mais comuns encontradas junto a transtornos por uso de substâncias.[2] Essas condições certamente tiveram um grande papel para mim (você se lembra da história do acampamento?), assim como têm para centenas daqueles com os quais trabalhei.

Muita gente aprendeu na prática a esconder sua dor diária.

A ansiedade social que vejo em muitos de meus clientes está longe de ser a causa *única*, mas é bem comum. Eis algumas outras:

- Desgaste da confiança após um trauma profundo
- Dor física
- Autojulgamento devido a uma criação profundamente religiosa ou ligada a algum culto
- Problemas de apego relacionados ao abandono precoce ou à ausência de amor
- Dificuldade de relacionamento profunda e contínua
- Rejeição ou medo de rejeição
- Exposição a ambiente violento
- Problemas de autoestima e de falta de autoconfiança
- Perfeccionismo

- Falta de propósito ou perda da crença em algum significado
- Isolamento profundo

Infelizmente, muitas dessas circunstâncias são relegadas a transtornos "concorrentes", em vez de serem reconhecidas pelo que são — as verdadeiras dificuldades de origem que desencadearam o comportamento viciante.

Dizer que uma pessoa sofre de transtorno por uso de álcool com a coocorrência de transtorno de estresse pós-traumático (TEPT), depressão e ansiedade generalizada é mais ou menos como dizer que você dirige um tanque de gasolina com um motor e uma carcaça de metal ligada a quatro rodas, em vez de chamar isso de carro.

O vício é um pacote completo — uma síndrome.

Se somos viciados em alguma coisa, é no alívio rápido da dor física e emocional que as profundas e penosas cicatrizes que temos geram.[3] Porque quando algo interno ou externo toca nessas cicatrizes, sentimos uma necessidade urgente de aliviar a dor e partir para a ação. Na tentativa de achar uma escapatória, nós nos vemos recorrendo a "elixires", substâncias químicas e comportamentos compulsivos que *sabemos* que vão bloquear a dor. Com frequência, a necessidade desses elixires se torna habitual porque as dores são persistentes e *os remédios funcionam*!

Por algum tempo.

Mais cedo ou mais tarde, conforme discutimos, nós desenvolvemos uma tolerância a esses remédios, o que faz com que acabem não funcionando tão bem. Com o tempo, tomamos mais remédios, tentando obter mais alívio, mas os resultados são menores. E assim vamos seguindo, experimentando uma dor profunda, privada, da qual quase não temos consciência e respondendo com "curas" habituais, mas superficiais, para mascará-la. A dor nunca passa verdadeiramente, porque esses hábitos nunca nos livram das causas.

Os traumas, conforme observado, são uma causa comum dessa dor. O *Oxford Dictionary* define trauma como uma "experiência profundamente angustiante ou perturbadora", *ou* como o "choque emocional que se segue a um evento estressante, ou a um dano físico". Durante séculos, só pensávamos no trauma como uma experiência, ignorando completamente seu impacto a longo prazo sobre o nosso comportamento e funcionamento. Mas agora sabemos que não abandonamos nossos traumas tão facilmente. A experiência de eventos traumáticos gera mudanças duradouras na maneira como nosso cérebro e nosso corpo funcionam. Altera também, de formas fundamentais e profundamente significativas, o modo como nos relacionamos com os outros.

Como diz Bessel van der Kolk, trauma "não é a história de algo que aconteceu no passado, mas a marca atual da dor, do horror e do medo que vive em nós".[4] O trauma muda quem você é e como você vê e interage com o mundo. Para indivíduos que sofreram abuso sexual por parte de um membro da família, por exemplo, todo o tecido social de parentesco próximo, de confiança e segurança é abalado. E quem poderia culpá-los? Quando não se pode confiar nem nos membros da própria família, como racionalizar e esquecer uma traição dessas senão adotando uma visão de mundo em que se suspeite de qualquer pessoa que ofereça uma relação próxima e íntima?

E o que dizer de crianças que crescem em ambientes de vícios graves e violentos, em que experiências diárias inconsistentes, agressão, brutalidade e abandono são triviais? Como vão crescer sem esperar nada além de decepção, incoerência e revolta em suas vidas?

Claro, todos queremos superar nossos traumas. E queremos que aqueles que nos são próximos superem os seus. Mas as mudanças resultantes em áreas do cérebro relacionadas à sobrevivência e ao funcionamento básico nos mostram que mesmo uma ativação aparentemente irrelevante de experiências traumáticas pode desencadear cascatas inteiras de efeitos hormonais e neuroquímicos que provocam medo, agressão, ansiedade e outras intensas reações emocionais e físicas. Como essas reações ocorrem aparentemente sem motivo (não há nenhum sinal evidente que diga: "Seu trauma de infância está sendo ativado"), isso deixa as pessoas que sofrem confusas, machucadas e assustadas.[5]

Para deixar as coisas mais confusas, conforme o dr. Van der Kolk identificou, enquanto algumas pessoas reagem ao desencadeamento de um TEPT experimentando níveis altos de ansiedade e uma ativação do estresse (uma resposta do tipo lute ou fuja), outras se veem fechadas e quase incapazes de qualquer reação (uma reação de paralisação).[6] A diferença está em sua experiência, sua constituição genética e sua exposição inicial aos vínculos com aqueles que cuidam de você. Essa complexidade pode tornar mais difícil prever a reação tanto da pessoa que experimenta o gatilho quanto daquelas que observam a situação de fora.

E então, mesmo quando vivemos nessa constante cadeia de estímulo-resultado, nessa realidade aparentemente automática e inescapável de dor e alívio, muitos de nós esquecemos o gatilho porque não *queremos* nos lembrar dele. Grande parte da indústria do vício se desenvolveu ignorando essas necessidades iniciais, focando, em vez disso, o seu efeito. É muito mais fácil focar no torpor da bebida, nas discussões aos gritos tarde da noite, nos saquinhos de pó branco, nos comprimidos comprados na rua ou nas horas contínuas de pornografia do que no trauma da infância, no casamento rompido, na autodepreciação incapacitante ou no devorador sentimento de pavor existencial que muitos daqueles que enfrentam um vício experimentam.

Quando focamos o aparentemente sem sentido comportamento final, podemos apontar para aqueles que enfrentam um vício e dizer: *é com eles que há algo de errado, não comigo*. E assim nasce a caracterização de "normal" *versus* "viciado", com um negligenciamento quase completo de qualquer dos motivos pelos quais o comportamento viciante se desenvolveu, ou da pessoa que passou por isso tudo. É mais fácil se esconder atrás da máscara da normalidade do que assumir que muitos de nós estamos mais perto do sofrimento do que queremos admitir.

Quando entrei em meu primeiro centro de tratamento, assustado e chateado depois de ser detido pela SWAT e passar uma semana na cadeia, fui conduzido a uma reunião de grupo enquanto revistavam minha bagagem. Ao me sentar ali, relativamente em choque e um pouco confuso sobre até onde a vida havia me levado, o líder do grupo virou-se para mim e perguntou:

— Por que você está aqui?

Depois de pensar por um instante, dei a primeira resposta que me veio à mente:

— Fui preso com drogas e precisava de ajuda.

— Não — a resposta veio rápida. — Por que você está aqui? — repetiu ele.

Vasculhei minha mente e fiz minha segunda tentativa, esperando que fosse mais honesta e sincera:

— Porque meu advogado me disse que sou viciado em metanfetamina e preciso de ajuda para ficar fora da prisão.

— Não — falou novamente.

Eu estava confuso. O que aquele cara queria de mim? O que ele estava tentando me fazer dizer?

— Porque sou viciado em metanfetamina e não conseguiria largar isso sozinho — tentei de novo.

Isso com certeza estava mais perto de uma verdade pessoal. Eu tinha tentado parar de usar metanfetamina por conta própria sete vezes e só conseguira ficar longe por 14 dias uma vez.

— *Não* — disse ele novamente, de maneira mais abrupta e brusca. — Você está aqui porque é um viciado.

Ele fez a afirmação de forma bem simples, sem hesitação e sem nunca ter falado comigo por nem sequer um minuto. Ainda assim, entendi a mensagem.

— Estou aqui porque sou um viciado — voltei a responder.

Ele me deu a senha secreta para eu sair daquele holofote, e eu a peguei e segui.

Em reuniões de 12 passos, consultórios de especialistas em vício e centros de tratamento luxuosos espalhados por todos os lugares, aqueles que lutam contra o vício são orientados, com frequência, a desviar a atenção de suas experiências iniciais e reconhecer um simples fato — que são viciados e provavelmente nasceram assim. Esse raciocínio invertido, construído às avessas, completamente retrógrado, supõe que as circunstâncias de vida daqueles que enfrentam o vício são simplesmente subprodutos do vício com o qual nasceram, e *não* as verdadeiras causas de sua cadeia destrutiva de comportamentos.

É enlouquecedor.

Mas eu entendo.

Considerando os danos colaterais e a natureza compulsiva, semelhante à de um hábito, da síndrome do vício, é compreensível que as pessoas ataquem os sintomas finais (os problemas que se apresentam), como se faria com qualquer hábito: pare de beber e você não entrará em brigas de botequim. Pare de comer demais e você não será tão gordo. Mas focar o comportamento final não ajuda a aliviar as dificuldades subjacentes, que são muito mais importantes. Como ignorar que a bebida é usada, com frequência, para mitigar a ansiedade e a dor causadas por um trauma antigo? Ou que comer sem parar, e o resultante ganho de peso, é algo que está ligado a uma antiga agressão sexual ou estupro?[7]

Claro, grande parte das pessoas que bebem não consegue melhorar essa situação! E, claro, comer um pote inteiro de sorvete ou assistir à pornografia durante horas não resolve nada. Mas esses comportamentos também ajudam com problemas momentâneos que as pessoas estão tentando resolver — a dor das causas que estão sendo reviradas. E dizer a uma pessoa cheia de vergonha, traumas, medos e desprezo por si mesma que ela é, de fato, um ser humano arruinado, danificado desde o início e sem probabilidade de mudar acaba com qualquer traço de iniciativa e esperança que possa ter tido. Isso deixa muitas pessoas que enfrentam o vício ainda mais vulneráveis à dor. Como estão mesmo "danificadas para sempre", elas desistem de consertar o poço sem fundo de ódio a si mesmas no qual cresceram.

É um pouco como se aproximar de alguém que está usando uma muleta e arrancá-la, dizendo: "Você andará melhor sem essa coisa!" Não faríamos isso porque somos capazes de entender a dor física. Mas não sabemos lidar com a dor emocional. E isso apesar do fato de que tanto a dor física quanto a emocional serem processadas na mesma parte do cérebro — o cingulado anterior.[8] É por isso que dizemos que um rompimento afetivo "dói" e que nosso coração está "partido". Isso também explica por que os opioides, úteis para amenizar a dor física, são usados com frequência para o alívio emocional por aqueles que são viciados neles.[9]

O tipo de ajuda necessário é exatamente o oposto desse. Em vez de meras mudanças de hábito e intervenções, cuidar do problema do vício exige o trabalho paralelo de reconhecer, e então tratar, as causas do problema. Somente quando reconhecemos e lidamos com as causas mais significativas e dolorosas é que podemos fazer mudanças duradouras nos comportamentos desenvolvidos para mitigar a dor que causam. Do contrário, interromper os comportamentos viciantes vai apenas expor sensíveis terminações nervosas e criar uma realidade quase impossível de uma pessoa suportar. E, como consequência, começa o ciclo aparentemente interminável de tentativas de largar o vício e de recaídas no qual a maioria daqueles que se veem viciados entra.

Com frequência, lembro às pessoas que as experiências ficam fixadas em nossa consciência e memória quando são fortes ou repetitivas.[10] Uma única experiência intensa pode mudar nossa consciência para sempre — imagine ver uma pessoa amada morrer diante de você, envolver-se em um acidente de carro sério ou sofrer uma agressão sexual em casa. Mas os traumas, em caso de repetição sistemática, nem precisam ser tão dramáticos para causar um impacto de longo prazo. Muitos de meus clientes cresceram em ambientes nos quais eram repetidamente expostos a problemas de saúde mental de outros e, por anos, ouviram que eram inúteis, sentiram que não eram amados nem queridos ou tiveram que presenciar abusos e negligências. Esse tipo de repetição também pode alterar a realidade de alguém para sempre. Comparações e competições acerca da gravidade de um trauma não ajudam ninguém a se libertar. Não há nenhum "patamar" específico do trauma que você precise alcançar para ser elegível. Tudo o que realmente importa é o impacto que a experiência causou.

Quando trabalho com alguém, busco por comportamentos, estados e situações muito intensos ou repetidos com frequência. Essa combinação de intensidade e repetição obviamente deixa uma ferida ainda mais profunda e difícil de curar. Pense em Linda vomitando em público durante anos enquanto as pessoas assistiam a tudo e riam dela. O desconforto físico substancial, combinado à angústia emocional de ser ridicularizada, deixou uma marca e tanto.

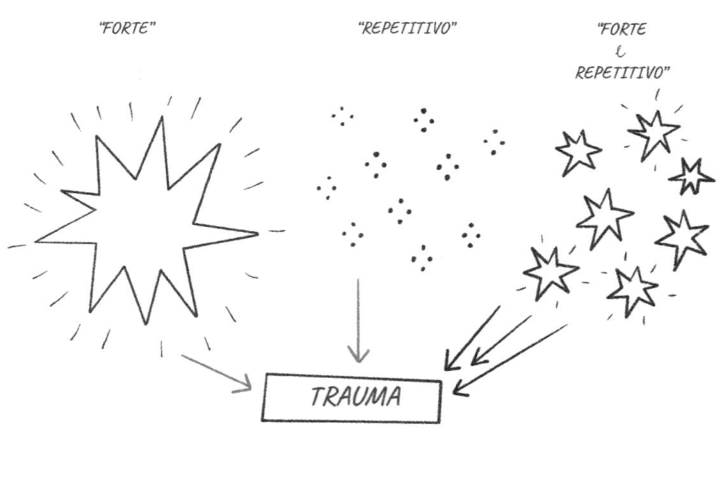

As causas têm origem em fatores biológicos (condições médicas, ferimentos, questões genéticas), psicológicos (crenças, traumas, apegos), relativos ao meio (fatores físicos e sociais relacionados ao país, à cultura, à vizinhança e ao ambiente doméstico) e espirituais (propósito, pertencimento, importância, religião).[11] Variam em relação ao nível de intensidade, à profundidade de inserção e à quantidade de dor que causam. Algumas têm estado presentes desde o nascimento ou apareceram imediatamente depois (como a asfixia perinatal, que ocorre quando o cérebro e os órgãos do recém-nascido não recebem oxigênio suficiente — uma condição associada a disfunções de saúde mental posteriores).[12] Outras foram inseridas durante o desenvolvimento inicial, do nascimento à idade aproximada de 7 anos. É aí que uma pessoa forma grande parte da sua experiência com o amor, do entendimento de valor e da perspectiva sobre si mesma e o mundo.[13] Mas outros traumas só são inseridos mais tarde na vida, na adolescência, na meia-idade e depois — como os relacionados a acidentes, rompimentos ruins, mortes trágicas, abandono, divórcios e outros.

Eu com frequência fico triste e sou pessoalmente afetado pelo grau de sofrimento vivido por muitos de meus clientes. Quando nos sentamos juntos, explorando seu passado e compartilhando histórias, isso muitas vezes resulta em lágrimas, de ambos os lados. Quando penso nos milhares de indivíduos com os quais trabalhei ao longo dos anos, uma coisa fica clara: nenhum deles chega sem ter ao menos alguns traumas no fundo de sua psique, repuxando, fazendo pressão e causando desconforto e dor. O comportamento viciante pelo qual eles me procuram, mesmo que seja abominável para aqueles à sua volta, é, como previsto, um ótimo remédio quando se trata de aliviar o puxão e fazê-los se sentir "libertos", sem dor, ainda que apenas por algumas horas.

Mas sem uma verdadeira resolução para o impacto causado pelas verdadeiras causas, não há uma recuperação real de longo prazo. É por isso que você encontra indivíduos que seguem sóbrios há décadas, mas estão mais infelizes do que nunca. É por isso também que descobrirá que nada menos que 40% a 60% têm uma recaída depois de apenas um mês gastando uma quantidade considerável de tempo e dinheiro na ajuda prometida por um tratamento formal para vício.[14] É por isso que a maioria dos indivíduos que enfrentam um vício (cerca de 95%, segundo as avaliações mais recentes)[15] não está sequer tentando conseguir ajuda. Porque dizer a alguém que está sofrendo que o caminho da salvação é se livrar para sempre do remédio para a dor, juntamente com qualquer futuro remédio que se possa considerar tomar, sem oferecer qualquer alívio real e tangível para a situação é tão atraente quanto dar a alguém a opção de engatinhar sobre um campo de cacos de vidro com os joelhos descobertos.

Ninguém quer fazer isso.

Eu parei de me perguntar por que temos fracassado no combate aos vícios desde minha pesquisa inicial sobre essas "barreiras ao tratamento". Por isso deixei a academia para ajudar na linha de frente. Porque o sistema que criamos para auxiliar aqueles que lutam contra o vício está tão falido que podemos jogá-lo fora. Esse sistema ajuda pouquíssima gente, pode fazer mais mal do que bem a muitos, é detestado pela maior parte das pessoas e é caro demais e inacessível para vasta maioria dos que precisam dele. Mas aqui estamos nós, anos depois, presos a muitas das mesmas práticas que falham há décadas.

Barreiras comuns à busca por ajuda

Apenas 7,5% das pessoas com problemas relacionados ao vício recebem ajuda profissional. Com aproximadamente 40 milhões de americanos atendendo aos critérios do que é ter um vício, menos de 3 milhões recebem ajuda profissional a cada ano. Quando eu estava na UCLA, realizei um estudo que acompanhava os participantes por seis meses inteiros depois de começarem a buscar ajuda.[16]

Ao longo de 18 meses, conseguimos recrutar quarenta participantes que estavam ativamente procurando tratamento. Perguntamos a eles:

1. Você está interessado em um tratamento?
2. Você procurou tratamento ativamente?
3. Você encontrou tratamento adequado?
4. Você iniciou um tratamento?
5. Se iniciou, onde?
6. Se não, por quê?

Os resultados foram reveladores e alarmantes. Identificamos quatro principais barreiras ao acesso a tratamentos:

Custo — As pessoas não podiam custear um tratamento, já que grande parte dos tratamentos é cara e muitas delas não tinham mais a quem pedir emprego e apoio.

Logística — Elas também tinham dificuldade em encontrar tempo e espaço em sua vida. Para a maioria, deixar de lado a vida e as obrigações por trinta, sessenta ou noventa dias, ou mesmo por dez a quinze horas por semana, geralmente causa uma imensa perturbação na família, no trabalho e em outras coisas.

Vergonha — As pessoas não queriam dizer aos outros que estavam enfrentando um vício. Queriam lidar com o problema sozinhas e relatá-lo somente quando o tivessem resolvido. Elas também se sentiam julgadas sempre que mencionavam o assunto a alguém.

Abstinência — Embora todos em nosso estudo soubessem que precisavam de ajuda, mais de 60% disseram que gostavam demais de usar aquilo para pararem completamente.

Como seria difícil solucionar as questões de custo e logística, foquei a redução da vergonha, usando meu lema "F*da-se a vergonha". Eu queria assegurar que as pessoas que desejavam ajuda, mesmo que não estivessem prontas para deixar o vício, tivessem opções.

Seria mesmo de espantar que Linda tivesse escolhido a *cannabis* em vez da profunda sensação de terror e do constrangimento que a acompanhavam em seus repetidos vômitos? O que você faria se alguém lhe desse uma resposta para o problema mais urgente que pode imaginar? O quanto importaria se certos adultos em sua vida lhe dissessem que a solução poderia ser perigosa? Quando mais novo ou nova, você seria capaz de não se deixar influenciar pelo alívio que teria e pelo fato de que muitos de seus amigos usavam aquilo?

É fácil julgar uma mãe que se senta no chão do banheiro e considera meter uma bala na cabeça por causa das consequências de seu comportamento viciante. Mas causa algum espanto que Aliyah tenha recorrido ao uso de qualquer coisa que estivesse ao seu alcance para escapar de uma dor devastadora e de uma dúvida inacreditável sobre seu próprio valor, depois de viver contínuos abusos sexuais na infância, totalmente desconsiderados por sua família? Como você reagiria se tivesse que acordar toda manhã com as lembranças dessas experiências gravadas em sua consciência?

Eu me sentei em salas e escutei milhares de histórias de pessoas que lutavam contra os vícios havia décadas. Uma coisa que ficou evidente para mim é que o caminho que vai da primeira infância até o vício raras vezes — se é que alguma vez — é nítido e direto. Precisamos iniciar o processo de recuperação identificando as causas que desencadearam o comportamento destrutivo e lidando com elas. Esse é o primeiro de dois passos necessários ao tratamento de um vício. Discutiremos o segundo passo — que consiste em substituir o comportamento destrutivo por hábitos produtivos — em capítulos adiante. Sem esse golpe duplo, aqueles que enfrentam o vício provavelmente se verão no familiar carrossel de desespero.

É importante, porém, não focarmos apenas no começo e no fim. Se vamos mudar comportamentos, é crucial que voltemos nossa atenção para as escolhas feitas pelas pessoas. Porque sem a escolha não haveria o vício.

CAPÍTULO 3

O vício como resposta à dor

Jaylen é uma figura *grande* e ameaçadora. Tem 1,93 metro de altura e mais de 130 quilos. Com isso, de longe não se sabe dizer se ele é um *linebacker*, um guarda-costas ou simplesmente um cara que está prestes a passar por cima de você sem notar. Essa foi uma das coisas que, de início, fizeram Bella ficar atraída por ele — sua masculinidade intensa, forte e protetora. Ironicamente, porém, Jaylen também é a pessoa mais amável, gentil e modesta que alguém poderia conhecer. Você poderia até chamá-lo de tímido depois de conhecê-lo (embora talvez não diretamente, olhando em seus olhos). E sua natureza gentil e fácil também inclui uma característica inesperada — Jaylen não gosta de conflito.

Então, durante anos, toda vez que Jaylen e a esposa brigavam, ele ia para a pornografia. Na verdade, toda vez que se sentia de algum modo desconfortável, ele ia para a pornografia. Claro, havia a cerveja também, e, com o tempo, as coisas saíram do controle e fizeram a pornografia parecer inofensiva. Mas, por décadas, cada vez que Jaylen se sentia um pouco triste, ou desconfortável, ou constrangido, ou quando achava que não era amado, a pornografia estava lá para melhorar as coisas. Jaylen sabia que, se optasse pela pornografia, haveria pelo menos alguns momentos de alívio. E, às vezes, isso era suficiente.

Esse padrão de buscar uma fonte de conforto fácil havia começado muito antes de Jaylen conhecer Bella. Criado em um lar formado pela mãe (o pai faleceu quando tinha seis anos) e um irmão mais velho, Jaylen foi exposto à pornografia quando era relativamente novo. Tinha apenas dez anos quando o irmão compartilhou os vídeos com ele pela primeira vez. Ele não sabia bem o que pensar daqueles corpos se contorcendo e daqueles barulhos altos no início, mas o irmão achava divertido e relevante, então Jaylen entrou na onda. Quando ficou um pouco mais velho, os vídeos ganharam um sentido diferente. Jaylen realmente gostava de como faziam ele se sentir, e, embora fosse socialmente ansioso com os outros, ficava muito confortável no mundo de fantasia pornográfico.

O único problema era que recorrer constantemente à pornografia criou algumas grandes fissuras em seus relacionamentos. A pornografia não exigia muito dele, então era mais fácil, mais confiável e gerava menos confronto do que ter que lidar com seus relacionamentos e investir neles. E Jaylen *odiava* confrontos.

Então, escolhia a pornografia. Mas, à medida que Jaylen continuou a recorrer àqueles vídeos obscenos para ajudá-lo a evitar, amenizar e ignorar aspectos de sua vida, o desconforto aumentou. Antes satisfatórios, os vídeos mais leves já não resolviam. Como um beberrão que precisa dobrar as doses para obter os mesmos efeitos, Jaylen assistia a vídeos cada vez mais explícitos. Com o tempo, os próprios vídeos já não estavam dando conta. Ele precisava de mais. E foi aí que um limite foi cruzado na relação com sua bela esposa. Ali estava ele, aquele gigante gentil que odiava conflitos, rompendo sistematicamente seu compromisso com a única pessoa que amava mais do que qualquer outra no mundo. Não fazia sentido para ele. E não fez absolutamente nenhum sentido para Bella quando ela descobriu tudo em uma tarde de sábado.

Os anos de alívio encontrados no uso de sexo e pornografia como escape acionaram um motor que liberou sua energia destrutiva sobre a vida de Jaylen em um instante. Quando sua esposa descobriu seus hábitos, essa energia esteve muito perto de destruir tudo o que os dois construíram juntos. No que dizia respeito a Bella, dificilmente havia chance de permanecerem juntos. Por isso, ele começou a procurar ajuda profissional. Jaylen estava cético quando me conheceu, mas ou era o meu programa ou trinta dias de internação por 50 mil dólares. Então ele decidiu que daria uma chance ao meu trabalho.

A CLARA CONEXÃO

Nos capítulos anteriores, abordamos os resultados destrutivos que levam as pessoas a entender que precisam mudar. É difícil negar que, pouco antes de chegar ao resultado em si, as pessoas fazem as escolhas que as levam até eles. Portanto, não deveríamos esperar que parar o que estão fazendo as ajudaria a deixar de vivenciar os resultados que elas declaram odiar tanto? Se Aliyah escolhesse não usar metanfetamina (ou qualquer outra droga), sua vida não melhoraria? Se Linda conseguisse parar de fumar maconha, seria capaz de manter seus empregos como professora e seguir adiante na vida. Se Jaylen decidisse não consumir pornografia, ou não pular a cerca em seu casamento, a cadeia de eventos destrutivos não se romperia totalmente, permitindo a todos viverem felizes para sempre? Certo?

Infelizmente, a escolha comportamental não é simples assim.

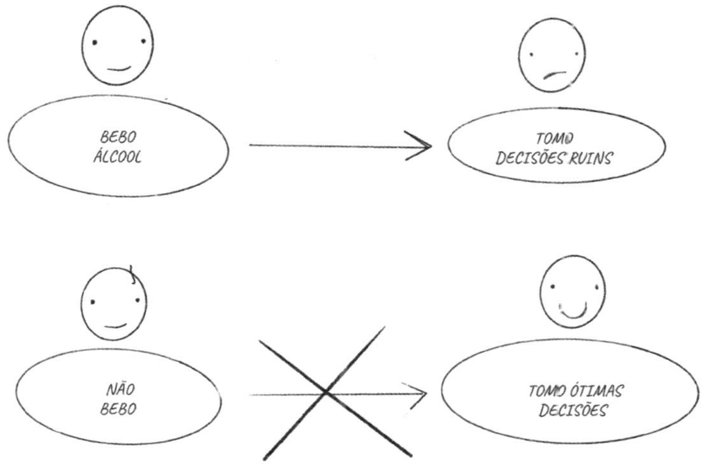

O VÍCIO COMO UMA CADEIA DE COMPORTAMENTOS

A cadeia estímulo → resposta → recompensa é a base de uma escola de pensamento chamada behaviorismo. Tornou-se cada vez mais popular nos anos 1940 e 1950 graças a B.F. Skinner, um renomado professor e pesquisador de Harvard, conhecido principalmente por seus experimentos com pombos e ratos. Neles, Skinner ensinou ratos a pressionar alavancas e pombos a jogar tênis de mesa e guiar mísseis. Ele manipulou comportamentos usando dispositivos divertidos e intricados, como a sua caixa de Skinner (veja a imagem).

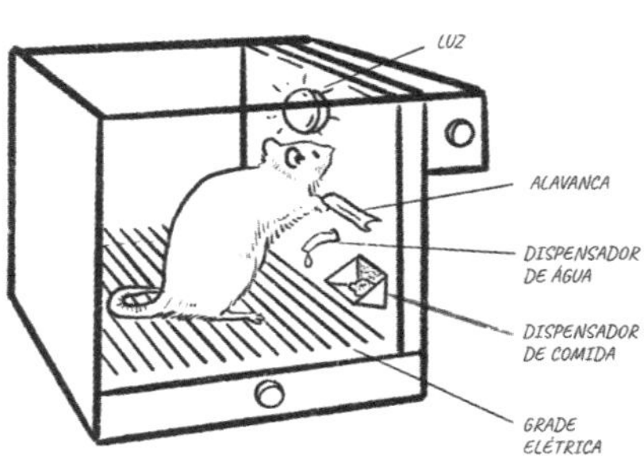

A afirmação de Skinner era direta: os únicos aspectos do comportamento com os quais deveríamos nos preocupar são aqueles que são visíveis; o modo como nos sentimos em relação a alguma coisa não importa. Skinner não se importava com o que não podia medir, apenas com ações observáveis.

O behaviorismo — assim como a ideia de que todo comportamento é observável e guiado apenas por forças observáveis — tornou-se *muito* popular por causa de suas medições diretas e dos resultados impressionantes que alcançou ao ensinar animais a realizar feitos incríveis. Mas nunca foi muito bem-sucedido no mundo terapêutico em geral. Isso porque o behaviorismo ignora, em sua concepção, tudo o que entendemos sobre o que significa ser humano. Ignora nossos pensamentos, sentimentos, crenças, cultura e meio. Ignora a origem de nosso aprendizado, a variabilidade individual que existe entre nós e o significado de experiências passadas.[1]

Entretanto, é fácil notar que o modelo behaviorista criou grande parte do método que constitui nosso tratamento padrão para o vício:

1. Se você conseguir parar com o comportamento, todas as consequências negativas que ele gera vão parar de acontecer.
2. O que está acontecendo dentro do cérebro não importa. O que importa é como você se comporta.
3. O passado só importa na medida em que recompensou ou puniu seu comportamento. Se um comportamento é recompensado, será repetido.
4. Se paramos de recompensar o comportamento, ou mesmo punirmos alguém por tê-lo, ele deve parar.

Um dos exemplos extremos dessa abordagem para o tratamento de vício é algo conhecido como terapia da aversão.

Essa abordagem terapêutica combina a ingestão de álcool com o uso de dissulfiram, uma substância química que induz ao vômito. Essa combinação gera uma punição por beber e, portanto, reduz o desejo. Faz sentido a ideia de que vomitar toda vez que se bebe, durante um tratamento, leve a uma grande redução do futuro desejo de beber. *Se* os aspectos recompensadores do ato de beber forem os únicos fatores que motivem você a fazer isso futuramente. Infelizmente, essa abordagem não se provou muito eficaz. Na verdade, algumas vezes até provocaria o oposto dos resultados desejados — uma necessidade maior da bebida. Isso provavelmente porque o vício se transfere para outro "elixir", ou porque a necessidade de alívio acaba se sobrepondo à punição.[2]

Certamente, a terapia da aversão é um exemplo extremo. Mas outras formas mais sutis de behaviorismo estão no cerne dos métodos que temos usado com a grande maioria da população que luta contra o vício. Sei de terapeutas que dizem ao paciente que só vão recebê-lo se ele se comprometer com a abstinência e não usar nada durante o tratamento. Alguns só aceitam pacientes se estes tiverem alcançado trinta dias de abstinência contínua. Isso é muito comum e pode nem parecer estranho para você. É claro que é melhor que um paciente não esteja usando uma substância ou bebendo enquanto se trata. Mas, apenas por um segundo, imagine se mudássemos as configurações do enredo.

Imagine um terapeuta experiente sentado em seu consultório, realizando uma entrevista de admissão com uma nova possível paciente que está buscando ajuda para uma depressão de longa data. A paciente vem sofrendo há dez anos e chegou a considerar o suicídio alguns meses antes. Ela está realmente levando a sério a ideia de obter ajuda e espera que, desta vez, possa finalmente abandonar os anos de sofrimento e se ver livre da dor e da tristeza.

Depois da avaliação, o terapeuta diz a essa paciente tão motivada que está disposto a trabalhar com ela. A única regra é que se comprometa a não se sentir deprimida, não pensar em suicídio e não ter um episódio depressivo enquanto estiverem trabalhando juntos.

Parece absurdo, não? A incapacidade de controlar a depressão é precisamente o motivo do tratamento. Mas essa é a realidade de muitos daqueles que buscam ajuda para tratar o vício — o proverbial carro sendo posto na frente dos bois.

E é por isso que o uso da abordagem ação → reação para solucionar um vício fracassa e não produz nenhum resultado. Porque, conforme discutido anteriormente, o *verdadeiro* problema do paciente não é de fato o comportamento. Mas é exatamente essa cadeia, a cadeia comportamental de estímulo → resposta → recompensa, que está no cerne de quase todos os tratamentos para o vício. Os pacientes são encorajados a reconhecer seus gatilhos e evitá-los, freando o comportamento a todo custo. "Não beba de jeito nenhum" é quase um bordão. Eles são assegurados de que, se fizerem isso, o resultado será positivo.

Só que não é. Porque o modelo é falho. No mínimo, ignora por completo as nuances de como realmente tomamos decisões.

COMO O CÉREBRO ESCOLHE AS AÇÕES QUE REALIZA

Para realizarmos qualquer ação, o córtex motor, parte do cérebro responsável pelo movimento, precisa ser ativado. Para tomar um drinque, você precisa ativar os músculos que levam sua mão e seu braço a abrir uma garrafa, despejar um pouco de líquido em um copo e conduzi-lo até a boca, para então abri-la e começar a beber.

Como o cérebro faz isso? Como o cérebro escolhe essas ações específicas entre todas as outras? Bem, é aí que entra o aprendizado. E sem entender como se desenvolve o aprendizado de um comportamento específico, é difícil entender como mudar esse comportamento. Felizmente, durante meus estudos na UCLA, o foco na neurociência comportamental me ensinou bastante sobre essa cadeia de eventos. Vamos decompô-la inteiramente.

Conforme foi mencionado na história sobre a primeira vez que Linda fumou maconha, ou naquela sobre a exposição inicial de Jaylen à pornografia, a apresentação de alguém a qualquer comportamento geralmente acontece de forma inesperada e peculiar. Comportamentos novos em folha envolvem experiências inteiramente diferentes, das quais não há precedentes ou das quais não se tem prática. Quando Linda deu o primeiro trago naquele baseado, ou quando Jaylen viu o vídeo que o irmão lhe mostrou, essas ações não pareceram fáceis, naturais ou rotineiras. Então, por que eles continuaram?

Certamente, algumas ações fazem você se sentir bem, e outras, não. Mas o que realmente significa "sentir-se bem"? A resposta para isso é multifacetada e depende de mais fatores do que você possa imaginar. Primeiro, há o resultado biológico do comportamento — no caso de Linda, o alívio da náusea foi certamente uma recompensa. Na neurociência, esse tipo de recompensa é chamado de "reforço negativo", porque a recompensa envolve a *remoção* de uma experiência *negativa* indesejada (a náusea). É diferente do reforço positivo, em que a pessoa experimenta uma sensação de prazer, euforia ou outros efeitos positivos. Há um bocado de pesquisas mostrando que grande parte da iniciação em comportamentos viciantes tem relação com o reforço negativo, e não com o reforço positivo.[3]

Isso faz bastante sentido, considerando o debate que tivemos até agora neste livro. Muitas pessoas que se tornam viciadas estão reduzindo a dor de experiências negativas passadas com seus remédios de escolha. *Mas isso vai contra a ideia de que as pessoas se tornam viciadas porque "gostam do modo como se sentem". Em vez disso, sugere que as pessoas usam drogas porque as drogas removem outras sensações que elas odeiam.*

O que é importante reconhecer aqui é que a escolha comportamental — o processo que o cérebro utiliza para selecionar o que fazer entre todas as possibilidades disponíveis para ele — depende de alguns fatores diferentes: aprendizado prévio, contexto, capacidade e motivação. Vamos destrinchar cada um deles a seguir.

Aprendizado prévio. Se você experimentou algo que o levou a vivências benéficas, é mais provável que vá repetir a situação. Isso inclui remover sentimentos indesejados. Se, porém, um comportamento levou a experiências negativas, é menos provável que você o repita. É o seguinte: é possível ter uma experiência individual positiva ou negativa enquanto outras pessoas podem experimentar exatamente o mesmo comportamento de maneira diferente. No caso do álcool, um exemplo muito claro disso tem relação com a genética. Há uma variante genética em um gene chamada álcool-desidrogenase (ALDH2 ou ALDH2,2). A ALDH fornece um modelo genético para uma enzima que quebra o álcool em substâncias químicas não tóxicas. Pessoas com duas cópias da variante ALDH2,2 têm uma forma da enzima aldeído-desidrogenase, que tem apenas 8% da eficácia da versão totalmente ativa. Isso significa que elas demoram *muito mais* para converter o álcool em formas não tóxicas. Quando alguém com essa forma menos eficaz de ALDH2 bebe, pode sentir muito enjoo. Obviamente, se uma pessoa com essa mutação genética ingere álcool, sua experiência (de ficar muito enjoada, nauseada e possivelmente vomitar) será muito diferente daquela que eu tive aos 14 anos no acampamento. Não importa o quanto ela seja socialmente ansiosa, as chances de desenvolver o hábito de beber álcool para aliviar a ansiedade serão bem baixas. Na realidade, indivíduos com esse tipo de variação genética têm uma probabilidade extremamente baixa de beber álcool.[4]

Assim, a experiência subjetiva proporcionada pelo *seu* aprendizado prévio pode ser completamente diferente daquela de outra pessoa. O mesmo se pode dizer das muitas variações prévias da experiência inicial. Se você passou por um trauma substancial que levou a problemas de confiança contínuos, uma exposição inicial à *cannabis* pode tornar menos difícil conectar-se com os outros. Mas pode também desencadear ataques de pânico severos. Os efeitos sedativos do álcool podem ser recompensadores para uma pessoa, mas cansativos para outra. É a sua experiência que faz a diferença.

Essa variação importa.

E se sua experiência de um comportamento é recompensadora ou não, isso não depende apenas de você. Seu aprendizado também tem relação com outros fatores que estão presentes *durante* a experiência desses comportamentos iniciais.

É aí que entra o contexto.

Contexto. Seu aprendizado *não* está ligado apenas ao comportamento em si. De fato, *tudo* o que faz parte de seu ambiente quando o comportamento surge pela primeira vez se torna parte do contexto do comportamento em si. Você estava sozinho ou com outras pessoas? Em casa ou longe de casa? Dentro de algum lugar ou do lado de fora? Era dia ou noite? Como seu corpo estava se sentindo? Em que você estava pensando? Havia algum cheiro, algum som específico ou outros aspectos sensoriais que marcassem aquele momento como único? Cada um desses aspectos da experiência se torna parte do aprendizado em que você se envolveu. Pesquisas têm nos mostrado que o aprendizado depende *muito* do contexto.

Por exemplo, você sabia que os judeus hassídicos, que fumam como chaminés, não têm nenhum problema em parar de fumar por 24 horas *toda semana*?! "Como assim?", você pode perguntar. É porque entre as noites de sexta-feira e sábado, um período conhecido como Sabá no judaísmo, eles são proibidos, pelo credo de suas leis religiosas, de acender um fósforo ou um isqueiro e, por extensão, um cigarro, um charuto ou um cachimbo. Aparentemente, isso é tudo de que se precisa para afastar o péssimo vício em nicotina — um decreto de Deus.

É por isso que algumas pessoas não têm problema em se abster da bebida fora de casa, mas podem dar cabo de uma garrafa entre o jantar e a hora de dormir. É por isso que você pode não pensar em beber quando está no trabalho, mas, no *momento* em que vai embora, parece que a ideia toma conta de sua mente. É por isso que você se vê, aparentemente do nada, querendo mergulhar de cabeça em seu vício quando volta para casa para a ceia de Natal de sua mãe. O contexto importa *bem* mais do que imaginamos!

De fato, quando seu corpo aprende a conectar o uso a ambientes específicos, você começa a se preparar (biologicamente e psicologicamente) para usar à medida que se aproxima do contexto conhecido. E mesmo pequenas variações nos ambientes importam. Um de meus clientes, James, era diretor de uma pequena faculdade de artes liberais e sofria com o hábito de beber em excesso depois de um período de trabalho estressante. Isso estava afetando a sua saúde e causando grandes problemas em seu casamento. Mas, como me disse, ele podia sentir o desejo de beber começar a aumentar assim que deixava a estrada principal e passava à rua que levava até sua área residencial. O desejo, porém, não chegava ao auge até que ele entrasse em sua rua e tivesse uma visão total da própria casa. Só então a decisão final sobre a possibilidade de ficar bêbado se tornava clara. Se a casa estivesse vazia, sem nenhum carro estacionado na entrada, ele sabia que beberia assim que chegasse. Mas se o carro da esposa estivesse lá, teria de se conter...

Esse é o poder do contexto.

Capacidade. Obviamente, é impossível fazer aquilo que não temos como fazer. Mas essa variante específica confunde muitos de nós, por causa da maneira equivocada como pensamos sobre o vício. Se você não tiver acesso físico à droga ou não puder proceder conforme o comportamento de sua escolha, irá parar com ambos. De certa maneira, esse é o raciocínio que embasa o tratamento para o vício nas estadias em clínicas de reabilitação ou hospitais. Faz parte também da lógica que sustenta levar à prisão aqueles que usam drogas ilegais. A ideia é a de que, se a capacidade de interagir fisicamente com a droga ou de adotar o comportamento for limitada, o uso diminuirá e acabará parando. Mas o tratamento feito nas clínicas e a prisão não têm um impacto permanente sobre a sua *capacidade*. Em vez disso, apenas limita temporariamente o acesso, e a capacidade em si permanece totalmente intacta. Isso é parte do motivo pelo qual muitas pessoas saem da clínica de reabilitação, ou da prisão, e imediatamente voltam a usar, muitas vezes nas horas seguintes à saída. A capacidade de usar não mudou, e as outras forças que impulsionam o desejo de usar não foram, com frequência, tratadas. Então, assim que têm a oportunidade de usar de novo, elas automaticamente fazem o que podem para reduzir seu sofrimento interior.

Interferir na capacidade é um dos métodos que tem a menor probabilidade de ajudar alguém que lide com o vício a longo prazo. Na realidade, a única maneira de se beneficiar da capacidade em se tratando de ajudar aqueles que enfrentam um vício é *aumentar* a sua capacidade de adotar comportamentos alternativos.

Motivação. Esse é um pouco complicado. Existe todo um braço da literatura dedicado a entender o que é a motivação e o que faz com que aumente ou diminua. Porém, a motivação está ligada à experiência prévia (da recompensa ou da falta dela), ao meio, à sua capacidade *e* à interação entre comportamento e metas. Você é motivado a fazer coisas que sabe fazer e que acredita que poderão ajudá-lo a alcançar suas metas, dadas as circunstâncias. Mas as pessoas valorizam demais a motivação por si só, ignorando muitos dos fatores discutidos anteriormente. Supomos que a motivação sozinha leva à ação. Mas eis a verdade: mesmo que você esteja *incrivelmente* motivado a fazer algo (por exemplo, a parar de usar drogas), pode se ver em um ambiente que imponha dificuldades a isso (por exemplo, pode estar rodeado de pessoas que usam ativamente). E se você não tem a capacidade de fazer isso, porque não desenvolveu habilidades para enfrentar ativamente situações adversas, é provável que *nada mude*. Você precisa é de motivação *suficiente* para agir, de alguma experiência com o comportamento e de um contexto que dê respaldo a isso. E *voilà*!

Pense em alguém que está indo a um *happy hour* com amigos. Mesmo que essa pessoa não queira realmente beber, se ficar ali com outras que estão bebendo e tiver acesso fácil ao álcool, pode acabar cedendo.

Já aconteceu com você?

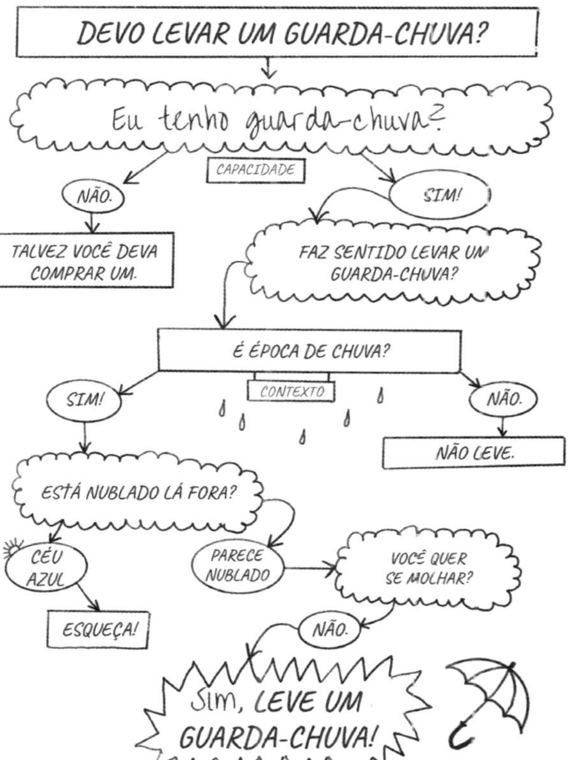
DEVO LEVAR UM GUARDA-CHUVA?
Eu tenho guarda-chuva?
CAPACIDADE
NÃO.
TALVEZ VOCÊ DEVA COMPRAR UM.
SIM!
FAZ SENTIDO LEVAR UM GUARDA-CHUVA?
É ÉPOCA DE CHUVA?
CONTEXTO
SIM!
NÃO.
NÃO LEVE.
ESTÁ NUBLADO LÁ FORA?
CÉU AZUL
ESQUEÇA!
PARECE NUBLADO
VOCÊ QUER SE MOLHAR?
NÃO.
Sim, LEVE UM GUARDA-CHUVA!

No fim das contas, eis a realidade: adotamos comportamentos com base em uma forte confluência desses quatro fatores — experiência, contexto, capacidade e motivação. Em cada um deles há um equilíbrio entre promotores (que tornam o comportamento mais provável) e inibidores (que tornam o comportamento menos provável). O real comportamento produzido depende de quem ganha: os promotores ou os inibidores. Mais adiante, neste livro, apresentarei a você uma maneira de fatorar todas essas coisas juntas, por meio de algo que chamo de Proporção P/I.

O PROBLEMA PARA AQUELES QUE TÊM UM VÍCIO

Como você conseguiria controlar um comportamento que se tornou central em sua experiência de vida se ninguém está disposto a reconhecer que a adoção desse comportamento está relacionada a questões não resolvidas?

Como conseguiria evitar as consequências provocadas por esse comportamento quando está cercado de inúmeros gatilhos que põem esse ciclo em movimento? Um pensamento, uma esquina, uma sensação no estômago, um nome, uma imagem e milhares de outros gatilhos podem dar início a toda uma cadeia de eventos que parecem justamente levar você de volta ao resultado que abomina.

E como você conseguiria ter qualquer resquício de esperança quando lhe dizem, repetidamente, que sempre enfrentará essa doença específica, causada por seus genes, sua história, sua própria existência?

A resposta? Você não conseguiria.

Você não consegue manter a esperança, impedir as consequências, controlar ou evitar os gatilhos. Pelo menos, a grande maioria das pessoas não consegue.

O estado do "viciado" — como, de modo terrível, passamos a falar das pessoas que sofrem assim — me faz lembrar do destino dos elefantes treinados nas selvas turísticas da Tailândia.

Quando minha esposa, Sophie, voltou de umas férias lá, contou-me histórias sobre longas jornadas de elefantes por selvas exuberantes e úmidas. Eu fiquei pensando um pouco sobre como alguém pode fazer um elefante, o maior mamífero terrestre, simplesmente se curvar diante de turistas e carregá-los durante dias. Eu sabia que essa prática tinha existido ao longo de rotas de comércio por milhares de anos, então decidi pesquisar um pouco mais.

Fiquei chocado ao descobrir que o processo era incrivelmente simples, estranhamente perturbador e familiar, considerando o foco que tenho no tema do vício. Quando um novo elefante nasce, ele é rapidamente separado da mãe e amarrado a correntes ou cordas. Depois de passar meses amarrado, de tentar se mover e de compreender que não consegue fazê-lo, o elefante desiste, reconhecendo a difícil situação em que se encontra e a sua incapacidade de escapar. Desse ponto em diante, ele é treinado de acordo com os costumes necessários para se tornar um dócil animal de serviço. No fim das contas, ou fica amarrado a uma corda ou preso dentro de uma área cercada, ou as duas coisas. Embora um elefante adulto pudesse facilmente romper as restrições e as cercas, o aprendizado lhe mostrou que não adianta tentar. O elefante aprendeu que é incapaz, o que o fez parar de tentar exercer seu poder.

Esse é o espírito de quase todas as milhares de pessoas que encontrei em meu trabalho. Espíritos fortes, que suportaram dores terríveis enquanto ouviam que não tinham nenhum poder. Com o tempo, acreditando nisso, eles desistem, submissos.[5]

Se estivermos determinados a resolver esse problema, precisamos empoderar aqueles que lutam contra o vício, e não destruir seu espírito. E embora uma pequena minoria se sinta mesmo inspirada pelos sistemas usados atualmente no tratamento de vícios, a maioria se sente enfraquecida, envergonhada e derrotada.

PRECISAMOS DE UM NOVO SISTEMA

Esse modelo simplista sugere que, sem um estímulo, não há uma resposta, e que, sem uma recompensa, a resposta desaparece. Mas obviamente não é isso o que acontece quando se trata de um vício. Os gatilhos que acionam comportamentos viciantes podem estar em qualquer lugar, incluindo pensamentos, sentimentos e lembranças. E mesmo quando o álcool, as drogas, a pornografia ou o jogo geram problemas na vida cotidiana, muitos têm dificuldade de parar.

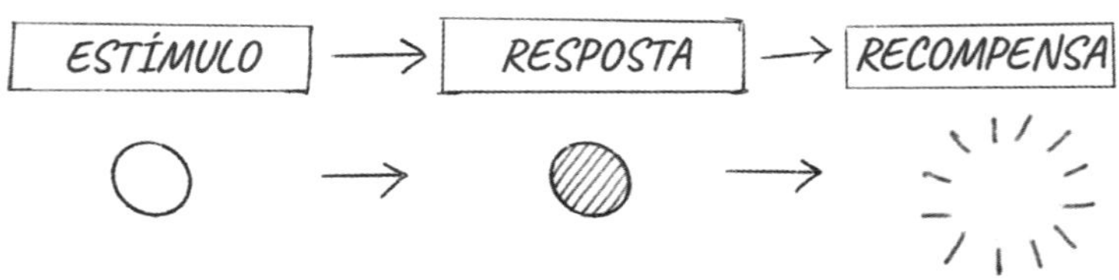

Isso acontece porque a abordagem behaviorista ignora muita coisa. Ignora a *causa original* do comportamento, a variedade de respostas individuais e as diferenças, nos históricos de experiências, que direcionam e modificam consequências e recompensas. E então, ainda que um modelo behaviorista cumpra de forma adequada a tarefa de *descrever* o comportamento em geral, ele faz pouca coisa para de fato ajudar as pessoas a promoverem mudanças. E é com isso que eu realmente me importo.

Obviamente, nós precisamos de um modelo com mais nuances.

Podemos pensar no modelo behaviorista como um ponto de partida. Ele funciona bem na hora de resumir *o que* está acontecendo. Mas faz um trabalho de péssima qualidade quando é necessário explicar *por que* algo acontece. Seria mais ou menos como olhar para o seu telefone e dizer que, quando você aperta um botão (o estímulo), ele faz um som (a resposta) e uma voz surge no alto-falante (o resultado). Claro, isso geralmente funciona para descrever o passo a passo de uma chamada, mas faltam *todas* as nuances do processo: o número e a voz em questão são tudo o que realmente importa. Telefonar para sua mãe porque você sente falta dela e gostaria de lhe pedir um conselho é diferente de telefonar para pedir uma pizza, mesmo que os passos sejam os mesmos e que ambos tragam recompensas.

Os behavioristas desprezam o significado e o contexto, pois consideram que são irrelevantes para o comportamento humano. Mas significado e contexto são, *na verdade, as partes mais importantes* de ser humano.

No exemplo da chamada telefônica, a parte que ficou gravemente de fora da abordagem behaviorista foi o objetivo (falar com a sua mãe), além das potenciais maneiras de alcançá-lo. Certos resultados, como ouvir a voz de sua mãe na secretária eletrônica, não satisfazem o objetivo. De novo, quando se trata de um vício, continuamos cometendo o erro de achar que o objetivo é usar a droga. *Mas, na verdade, é reduzir a dor causada pelas cicatrizes*. Nenhum dos modelos behavioristas mais antigos alcança essa distinção. Por isso, nenhum deles é particularmente útil para sanar comportamentos viciantes, embora possam servir para fazer você correr mais pela manhã ou parar de apertar o botão de soneca do despertador.

No próximo capítulo, apresentarei o modelo comportamental SPARO, que assimila de forma mais apropriada a complexidade de nosso comportamento ao expandir o tradicional modelo de estímulo-resposta-recompensa.

PARTE II

UM SISTEMA QUE PERMITE A QUALQUER UM SE LIBERTAR

CAPÍTULO 4

Apresentando o modelo Sparo e os princípios EAT

Friedrich Nietzsche disse certa vez que "viver é sofrer, sobreviver é encontrar algum sentido no sofrimento". Não há muita dúvida de que a maioria de nós atribui sentido ao sofrimento. Conectamos o sofrimento ao nosso valor pessoal, às nossas crenças sobre as possibilidades da vida e às comunidades com as quais nos sentimos conectados. Infelizmente, isso muitas vezes faz com que nosso valor fique ancorado em nossa dor, e então ela nos mantém presos. Pouquíssimos usam a dor como adubo para crescer. Mas resíduos orgânicos têm a capacidade de produzir um solo fértil, o qual podemos usar para crescer mais fortes.

Na vida, muitas pessoas mal notam quando as cicatrizes repuxam e administram o desconforto sem maiores dificuldades. Mas para Aliyah não era assim. E não era assim desde a infância.

Aliyah não conseguia lembrar se aquilo havia começado quando estava no ano inicial do primário, mas estava certa de que a vida havia deixado de ser normal depois disso. Foi quando aconteceu toda aquela coisa com seu primo. "A coisa" foi o nome que ela deu à experiência que produziu sua maior ferida — uma falta de confiança nos outros, devido às repetidas vezes em que sofreu abuso sexual por parte do primo. Quando tentou contar à família, pela primeira vez, sobre o comportamento dele, não acreditaram nela. Mas não foi só isso. Eles a culparam e a chamaram de mentirosa, dizendo que ela estava tentando causar um problema na família. Puniram Aliyah por falar a verdade, pois a verdade era desconfortável demais para aguentarem. Sempre que o abuso se repetia e, mais uma vez, era mencionado e negado, o trauma principal de Aliyah se apoderava dela, puxando-a para baixo.

Aliyah, por mais que tentasse, não conseguia afastar aquele sentimento de completa invalidação. A traição e a descrença da família se tornaram mais uma cicatriz, que constantemente incomodava, fazia pressão e causava dor. Aquilo fazia ela se lembrar de que, mesmo quando estivesse machucada e precisando de ajuda, era mais provável que as pessoas próximas lhe virassem as costas do que lhe estendessem a mão. Quando nossa rede de apoio se rompe, torna-se infinitamente mais difícil nos recuperarmos de um trauma. Como observou o dr. Bessel van der Kolk em seu fundamental *O corpo guarda as marcas*, quando nossas respostas adaptativas a eventos estressantes, como o estupro, são bloqueadas, nosso corpo continua a transmitir sinais de aflição muito tempo depois da experiência do trauma.[1] A resposta adaptativa ao abuso é a de receber cuidado. Aliyah não pôde ter isso, então o impacto do trauma se prolongou por anos.

Durante o tempo em que trabalhamos juntos, Aliyah sempre soube que ter sido abusada sexualmente pelo primo quando ainda era tão nova afetou seu bem-estar. Contudo, por mais que tentasse reconhecer esse fato, seu profundo entendimento não mudava a angústia que sentia toda vez que conhecia alguém. Era difícil confiar nas pessoas. A situação se tornava especialmente debilitante quando envolvia algum homem que demonstrasse interesse romântico por ela. Era como se cada célula do seu corpo gritasse "PERIGO, PERIGO!", mesmo quando eles estavam sendo sinceros e querendo simplesmente se conectar. E isso era tudo o que a própria Aliyah queria.

Além de ter sido agredida sexualmente pelo primo e de ter testemunhado a violência dos pais, Aliyah foi coagida pela mãe a participar de permutas de sexo por drogas. Mais tarde, ela também foi incluída em um programa de proteção à testemunha depois de prestar depoimento sobre o assassinato de um amigo próximo. Não seria exagero dizer que, se você pudesse visualizar o corpo de Aliyah com todas essas feridas, teria dificuldade de contabilizá-las. As cicatrizes eram tão profundas e estavam ali há tanto tempo que ela simplesmente se acostumou. Mas era difícil imaginar que Aliyah mal se lembrasse de todos os males causados a ela.

Nem todos os clientes com os quais trabalhei vivenciaram a magnitude e a gravidade de suas dores como Aliyah. Mas a semelhança está no fato disso acontecer a pessoas submetidas a traumas persistentes. Elas reprimem as lembranças como uma forma de se defender. Mas, quer se lembre deles ou não, esses eventos deixam uma marca indelével. Mesmo que você não tenha consciência disso.

Em meio a todos esses incômodos, pressões e dores profundas, Aliyah estava tentando criar cinco meninas. Ela não queria que o passado ditasse sua maneira de ser mãe, mas, mesmo assim, parecia incapaz de evitar que acontecesse. Então, causa mesmo algum espanto que tenha se voltado para as drogas e o álcool quando não conseguiu encontrar outras formas de alívio?

O mesmo vale para Linda. As experiências que teve ao crescer, o extremo perfeccionismo e a aguda ansiedade social fizeram com que fosse difícil para ela se sentir confortável diante dos outros. Sua ansiedade era óbvia para qualquer um que prestasse atenção e se importasse, mas não havia muita gente assim à sua volta. E o fato de ninguém ter reconhecido os seus sintomas como tal tornava a ansiedade intolerável. A única opção que ela encontrou para lidar com aquelas terríveis ondas de pânico foi a maconha. *Esse* se tornou seu sistema de apoio.

E temos também Jaylen. Ele não queria usar a pornografia como válvula de escape; queria se conectar e se sentir amado e cuidado. Sua incapacidade de se conectar com as mulheres começou com a negligência por parte da mãe, que cuidava dele sozinha, e com os conflitos que tinham. Carente de vínculos e de afeto, ele foi atrás de qualquer fonte disponível de alívio para o seu medo — o de que a intimidade e o amor fossem fantasias inalcançáveis. Sem saber como obter e como lidar com uma intimidade verdadeira, ele continuava voltando à coisa mais próxima daquilo que conhecia. E é por isso que milhões de americanos consomem pornografia diariamente: para escapar de sua incapacidade de se conectar de maneiras mais satisfatórias.

As experiências de Aliyah, Linda e Jaylen, assim como as de milhares de outras pessoas com as quais trabalhei, são muito diferentes. Reconhecer os resultados (os comportamentos compulsivos) dessas provações dolorosas é o começo. Mas, *então*, voltar ao comecinho de tudo — aos primeiros sintomas dos comportamentos habituais — faz a pessoa mergulhar fundo, cheia de curiosidade, e revelar experiências pessoais que estavam guardadas ou que tinham sido mal compreendidas.

Esse método traz à tona significados e crenças escondidos, permitindo-nos estudar o impacto do comportamento compulsivo sobre o corpo, a mente e o espírito. Esse processo nos possibilita encontrar caminhos para desemaranhar o impacto negativo dos comportamentos do presente a fim de gerar uma mudança real e duradoura.

AMARRANDO TUDO

Minha esposa, Sophie, e eu nos mudamos para a casa de nossos sonhos em agosto de 2019, meses antes do início do isolamento social imposto pela covid-19. Nossa família, com cinco pessoas, tinha se tornado grande demais para nossa casinha e precisávamos de um quintal. Ficamos exultantes quando encontramos uma propriedade pela qual podíamos pagar, o que é bem difícil em Los Angeles. A mudança em si foi muito rápida. Depois que o pessoal da transportadora encheu a casa com as nossas caixas, Sophie e seus amigos começaram a trabalhar. Ocuparam a sala de estar e foram colocando tudo no lugar, criteriosamente. Sabendo que organização nunca foi o meu forte, eles me mandaram ao andar de baixo para ajudar a desempacotar várias caixas na garagem.

Tudo estava indo bem até eu abrir uma caixa com decorações de Natal. Dei de cara, então, com um grande emaranhado de luzinhas. Eu não sabia ao certo quantas delas havia ali, mas a caixa estava cheia. Por mais que eu puxasse, a grande bolota de fios verdes não se desfazia. Na verdade, meu esforço simplesmente parecia piorar as coisas. Depois de dez minutos, eu estava disposto a desistir. Quanto custaria um rolo de luzes de Natal, afinal? Mas então algo chamou minha atenção. Era um pedaço de fio de cinco centímetros que terminava em um plugue bojudo — algo que eu podia de fato usar para resolver aquele quebra-cabeças. Não foi fácil, mas consegui fazer aquele plugue passar através do laço em que estava preso, e, em seguida, através de outro. Depois de mais algumas tentativas, aquele pedaço de fio de cinco centímetros tinha se tornado pelo menos cinco vezes maior. Sem querer perder o pique, continuei a soltar mais e mais o fio. Quinze minutos depois, eu estava com os primeiros fios de luz desembaraçados. Aproveitando minha nova habilidade, consegui desembolar mais rapidamente os outros sete. Para concluir a tarefa da qual eu estivera prestes a desistir precisei de um total de trinta minutos de esforço e concentração.

Embora Sophie não tenha ficado tão impressionada quanto eu esperava, percebi algo importante ao contar a história a ela. Meu trabalho com pessoas que enfrentam vícios não era muito diferente daquela tarefa com as luzes de Natal que eu acabara de concluir.

Quando as pessoas me procuram, parecem um emaranhado confuso. Um quebra-cabeças impossível. Elas foram puxadas, empurradas, bagunçadas por dentro, e isso só piorou tudo. Quando examino por inteiro suas vidas emaranhadas — do fim ao começo —, geralmente consigo identificar uma ponta solta, quase pequena demais para parecer significativa. Então, se paro e honro esse pequeno começo, libertando-o aos poucos, vejo diante de mim um ser humano luminoso, radiante e bonito — como aquelas luzes cheias de brilho.

Quando desenvolvi esse sistema, participei de sessões incrivelmente comoventes e empoderadoras. Devido a essa abordagem sem julgamentos, as pessoas foram capazes de se conectar mais rapidamente com seus conflitos ocultos. Ligar os pontos lhes permitiu ter um discernimento profundo, que é libertador e esclarecedor. As mudanças que se seguiram aconteceram, algumas vezes, de maneira rápida e, outras, de maneira mais prolongada. Mas quase sempre foram transformadoras. No processo, eu tive que aprender a desenvolver formas de mensurar o êxito de um jeito diferente e mais realista. Tive que deixar para trás a linguagem branco/preto, sucesso/fracasso, abstinência/vício, tão comum no mundo do tratamento dos vícios.

Este capítulo apresentará a você o método Liberte-se, um guia por meio do qual qualquer pessoa pode traçar seu caminho para abandonar vícios ou hábitos compulsivos e nada saudáveis. Começarei apresentando, em sequência, os principais componentes do sistema:

1. O modelo comportamental SPARO (Estímulo-Percepção-Ativação-Resposta-Resultado)
2. Os princípios EAT (Explore-Aceite-Transforme)

Depois de você ter tido uma visão geral de cada um desses componentes, começarei a trabalhar com o método da mesma forma que faço com meus clientes. Assim, você usará os capítulos seguintes como um daqueles livros do tipo "escolha sua própria aventura", o que lhe permitirá concentrar seus esforços nas áreas que são mais relevantes para você neste momento.

SPARO

Nos capítulos anteriores, discuti os motivos pelos quais o modelo behaviorista de Estímulo → Resposta → Recompensa é insuficiente quando se trata de explicar o complexo comportamento humano. Se alguém passa por você e grita "Ei, babaca!" aparentemente do nada, as palavras escolhidas por essa pessoa não são o único fator a ditar a sua resposta. Em vez disso, o modo como você responderá também estará baseado no seu entendimento do que aconteceu. Se você considera essa pessoa estúpida e inconveniente, é provável que lhe dê uma resposta diferente daquela que daria se a visse como um amigo querido simplesmente fazendo graça. Esse é um princípio central da terapia cognitivo-comportamental (TCC). O poder de um evento Ativador vem de suas Crenças sobre esse evento, o que leva às Consequências. O modo como processamos os eventos é o que lhes dá sentido e nos faz agir.

Obviamente, esse pensamento contrasta drasticamente com a abordagem behaviorista.

O modelo da TCC reconhece o poder que nossos sentimentos e pensamentos tem de motivar ações. Ainda assim, considero as crenças uma grande caixa-preta que precisa ser mais aberta e esmiuçada. Essa é a origem do modelo SPARO:

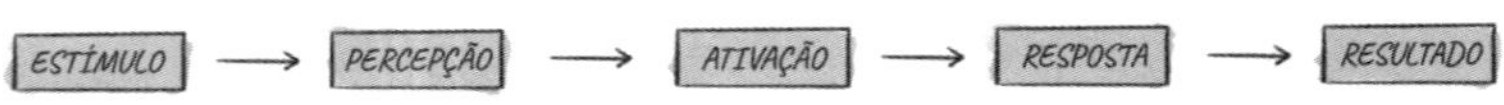

No modelo SPARO, o Estímulo (evento ativador ou gatilho) gera uma cascata de processos internos — Percepção, Ativação e seleção de Resposta. Esses processos, por sua vez, levam a um Resultado. O modelo incorpora o aprendizado de nossos processos internos e divide as "crenças" entre a etapa da Percepção e os primeiros estágios da Resposta. Por fim, incorpora o trabalho feito com base no trauma, considerando a Ativação emocional e fisiológica associada à nossa experiência. A ideia de que experiências traumáticas mudam não apenas o nosso pensamento, mas também as respostas naturais de nosso corpo, tem estado bastante ausente na literatura sobre mudança comportamental.

Todos nós queremos simplicidade, mas queremos também eficácia, e esse modelo decompõe o processo comportamental de uma forma que nos permite entender melhor em que podemos intervir para gerar mudanças. Por exemplo, podemos imaginar que alguém entenda a cena anterior, na qual um passante grita "Ei, babaca!" (o Estímulo), como uma grosseria feita por um estranho rude, com o resultado sendo agora, potencialmente, uma Resposta agressiva e uma escalada da situação.

Mas tudo isso muda se a percepção for a de que se trata de um amigo tentando ser engraçado; nesse caso, você pode experimentar ficar contente (Ativação) e decidir sorrir, gritar "Ei, Jessie!" ou dizer também alguma frase espirituosa (Resposta). Quando você escolhe reagir assim, não há quase nenhuma probabilidade de uma escalada negativa. Estímulo exatamente igual, percepções completamente distintas, e o processo e os resultados não poderiam ser mais diferentes. É esse o poder de nosso processamento interno.

Quando entende por completo esse modelo, você tem quatro estágios diferentes nos quais pode intervir a fim de mudar os resultados futuros (no Estímulo, na Percepção, na Ativação ou na Resposta em si). Detalharei essas opções em capítulos posteriores.

Processar os resultados de nosso comportamento exige uma abordagem sistemática, e é aí que o EAT entra.

OS PRINCÍPIOS EAT

Não precisamos entender o modelo comportamental SPARO para continuar vivendo. Conforme mencionei antes, a maioria das pessoas nunca pensa tão profundamente sobre seu comportamento. Mas, se um dia você se depara com problemas no modo como vive a vida (e, se está lendo este livro, é porque isso já aconteceu), fica mais interessado em descobrir o que afinal há de errado. E é aí que o modelo SPARO vai ajudar — permitindo a você entender seu comportamento de forma muito mais profunda. O modelo ajuda a explicar os fatores que estão direcionando suas ações e levando aos resultados que você está vivenciando. Mas as pessoas podem se sentir sufocadas diante da necessidade de analisar suas vidas com tanta minúcia. Você já ficou acordado à noite pensando repetidamente em momentos de sua vida? Às vezes, esse nível de análise pode fazer com que a gente se sinta consumido pela necessidade de dissecar cuidadosamente cada interação, cada incidente e cada episódio ou relacionamento significativos. Esse tipo de *paralisia por análise* pode nos deixar ainda mais confusos, envergonhados e derrotados do que a opção de simplesmente escapar.

Por isso acho que é importante oferecer um método sistemático para o uso do SPARO como forma de aprender e mudar. Daí os princípios EAT:

- Explore — Depois de um resultado negativo, a maioria de nós quer fugir, se recolher ou ignorar as consequências. Queremos agir para reduzir a dor, o constrangimento ou o desconforto que estamos sentindo. Mas isso é um erro. Momentos de fracasso oferecem as melhores oportunidades de aprendizado. Esses sentimentos estão ali para lhe dar informações. A dor permite a você saber que seu corpo precisa de atenção. Se for ignorada ou amortecida, é possível que piore. Isso também vale para nossos sentimentos. Quando algo não sai conforme o esperado, temos uma oportunidade perfeita para refletir e nos adaptar. Ignore a lição, e o problema voltará, continuando a piorar até estarmos prontos para agir. A maioria de nós acaba enfrentando um vício porque tentou escapar da dor e não conseguiu. Tipicamente, só ficamos prontos para tomar uma atitude quando os resultados são tão dolorosos que nos deixam no chão. Joseph Campbell já disse que "a caverna na qual você teme entrar guarda o tesouro que você procura".[2] Se você se dispuser a verdadeiramente explorar o motivo por trás dos fracassos que está vivendo, descobrirá um incrível caminho para mudar. E, na maioria das vezes, simplesmente entender os fracassos já nos faz sentir melhor.

- Aceite — Infelizmente, embora a tomada de consciência muitas vezes reduza a ansiedade, ela, por si só, não gera nenhuma mudança. A maioria dos meus clientes, ao descobrir os motivos de suas espirais descendentes, quer logo partir para a ação. Acho isso precipitado. Antes de sair por aí mudando coisas com as quais precisamos lidar, temos que fazer as pazes com o passado. Não podemos alterar o que já aconteceu, nem fechar as portas para consequências prévias. Aceitar quem somos, nossos erros, nossas experiências e até as ações dos outros como partes do caminho que nos trouxe até aqui é a única maneira de realmente nos desligarmos do sofrimento. Podemos entender, por meio da exploração, que nosso trauma nos levou a um conjunto problemático de comportamentos e estratégias de enfrentamento. Mas se tentarmos cortar as partes de nós que foram feridas, teremos que lidar com elas novamente no futuro. Aceitação é fazer as pazes com tudo que nos trouxe ao agora e entender que esse momento é o começo de tudo que vamos criar no futuro. Sem aceitação, estamos trabalhando sobre uma realidade falsa. A aceitação permite a você encarar a verdade, sem julgamentos, e alcançar uma sensação de paz. É um componente necessário a toda mudança de longo prazo.

- Transforme — Depois de entender o que te trouxe até aqui e aceitar isso como a única realidade verdadeira, você está pronto para se transformar. Parece irônico que, para mudar, seja necessário primeiro aceitar o que você é. Mas é assim mesmo. Implementar uma transformação nos parece algo tão incômodo porque muitos de nós já tentamos fazer isso antes, mas sem um verdadeiro entendimento do que precisava mudar. E, com frequência, tentamos consertar a coisa errada. É mais ou menos como se o seu carro fizesse um barulho enquanto você está dirigindo, e então você decidisse trocar o óleo, porque é o que sabe fazer. Se tivesse ido a um mecânico, ele poderia ter lhe dito que o carro precisava de uma nova correia dentada ou de uma vela de ignição. Mas você não explorou o que havia realmente de errado, apenas fez o que sabia fazer. Então não funcionou, e o barulho continuou e até piorou. Não foi culpa do óleo. O momento da transformação pode ser empolgante e fazer você evoluir; tem a ver com mudar seu comportamento, pensamento e reação. Você pode realizar uma grande mudança rapidamente nesse estágio porque se preparou para isso.

Os princípios EAT fornecem a você um passo a passo para explorar um resultado específico à medida que lida com as etapas do modelo SPARO. Seguindo esse processo, você pode entender melhor as experiências, compreender e reconhecer seus impactos e então alterá-las para o futuro. Constatei que é importante fazer isso em sequência, reconhecendo que uma coisa se desenvolve com base na outra e evolui cada vez que o trabalho avança, prosseguindo perpetuamente em direção a uma vida melhor e mais gratificante.

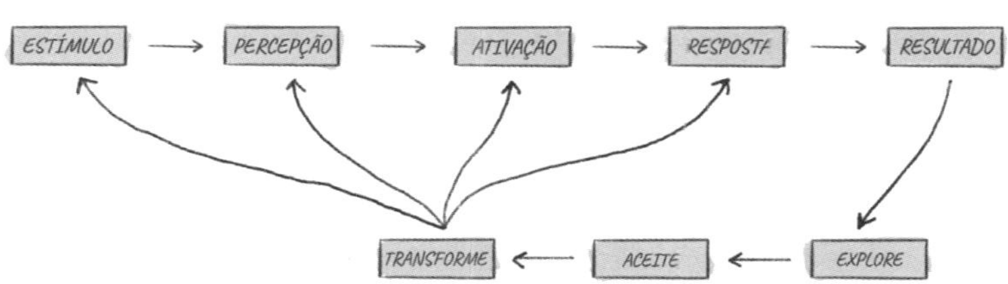

De uma forma geral, os princípios EAT permitem a você entender a si mesmo, fazer as pazes com sua atual situação e identificar ferramentas para ir além. Ajudam você a sair do lugar, permitem que entenda quando está pronto para seguir adiante e lhe oferecem um sistema de apoio.

ASSUMINDO SUA VERDADE: A IMPORTÂNCIA DE UMA AUTOEXPRESSÃO HONESTA

Recentemente, em uma entrevista, me perguntaram: "Qual seria a coisa mais importante que você diria a alguém que está lutando contra um vício?" A resposta, para mim, veio clara e sem demora: "Temos que parar de mentir."

Claro, mentimos sobre nossas ações e nosso comportamento. Mas muitos de nós que lutamos contra vícios e maus hábitos mentimos sobre bem mais. Mentimos sobre aspectos de nossa personalidade por medo de sermos rejeitados. Mentimos e escondemos do mundo experiências passadas por medo de sermos julgados. Mentimos até para nós mesmos, fazendo todo o possível para ocultar e silenciar qualquer coisa que nos deixe desconfortáveis ou constrangidos.

Aliyah mentiu sobre sua história de abuso sexual e a escondeu de todos aqueles que conhecia, pois achava que essa história fazia dela uma pessoa suja e sem valor. Linda escondeu sua ansiedade social porque acreditava que seria menosprezada. Isso a levou a um quadro arrasador de estresse e ansiedade, tornando-a incapaz de funcionar sem vomitar. Jaylen escondeu a insegurança que tinha em relação às mulheres e a necessidade de validação nos esportes e pesos pesados. Mas usou a pornografia e as casas de prostituição como válvulas de escape, o que quase destruiu sua vida. Eu escondi minha ansiedade social no álcool, depois na maconha e, com o tempo, em metanfetamina, dinheiro e armas vindos do tráfico de drogas. A falsa segurança, o ego e a arrogância eram nossos disfarces. Até que isso tudo nos deixou na mão.

Tivemos que parar de nos esconder por trás das mentiras.

Quando entramos no processo de mudança, uma coisa é mais importante do que todas as outras. Temos que lidar com *o que quer* que seja verdade para nós no momento. Haverá dor, haverá atritos e discordâncias, haverá perda. Mas se aceitarmos isso e se conseguirmos aprender a estar presentes e a viver totalmente a experiência, haverá também alegria, conexão, intimidade e realização. A aparente justaposição é apenas uma incorporação da realidade — essas reações opostas são ecos umas das outras. Se sentimos alegria ao receber um resultado positivo em um teste é porque fizemos um grande esforço estudando. Quando perdemos uma pessoa próxima, nossa tristeza espelha a intimidade e a conexão que tínhamos nessa relação. Se tentamos apagar as primeiras dessas experiências, então nos desligamos das outras também. A dor é um reflexo da alegria.

Muitos de nós vivemos arrependidos por causa de acontecimentos do passado ou ansiosos em relação ao futuro. Nós nos dissociamos de nosso estado atual, insatisfeitos com o que ele está nos proporcionando. Em vez de vivermos no presente, nós nos transportamos para outros tempos como forma de escapar. Isso tudo acontece de maneira inconsciente, é claro, mas, para muitos, acontece com frequência. O desconforto do momento presente não é para ser evitado — é para ser acolhido e compreendido. Só então podemos avançar.

Vamos ser claros: *tudo o que podemos fazer é o nosso melhor*. E esse simples fato vale para qualquer ocasião.

- Quando marca o ponto da vitória em um jogo de vôlei, você está fazendo o seu melhor. Mas também está fazendo o seu melhor quando vomita à espera do ônibus.
- Quando finalmente alcança seus primeiros seis meses de sobriedade, você está fazendo o seu melhor. Mas também

está fazendo o seu melhor quando toma mais uma dose porque a vergonha de sua antiga experiência de abuso sexual o tornou incapaz de se aproximar de qualquer pessoa.

- Quando está se formando em um programa de ph.D., você está fazendo o seu melhor. Mas também está fazendo o seu melhor quando tem dificuldades com a sua identidade e acha que vender drogas é uma boa maneira de sustentar sua carreira musical.

O problema é que os clientes com os quais eu lido acreditam que exista uma diferença entre o que é o "seu melhor" e o que eles verdadeiramente são capazes de fazer. Suas crenças sobre si mesmos são distorcidas por suas experiências. E então o seu melhor é diminuído, seu potencial é abafado e suas esperanças, esmagadas. Derrotados, sozinhos, sem esperança e desesperados, eles buscam ajuda, dificilmente acreditando que ela virá.

A parte mais difícil do meu trabalho é fazer uma pessoa se sentir segura o bastante para compartilhar sua verdade depois de ter passado toda uma vida aprendendo a mentir para se encaixar e evitar ser excluída. Eu tenho que sacudi-las e ajudá-las a acreditar.

Como confiar na promessa de redenção de alguém que o está ajudando se todos aqueles que conheceu durante décadas disseram que você não tinha salvação? Como acreditar que, quando as coisas ficarem difíceis, aqueles que estão ao seu lado agora não vão abandoná-lo se você já sentiu que *todos* que faziam parte de sua vida o deixaram? Como esperar por algo melhor se você já se decepcionou tantas vezes?

Essas não são perguntas simples, e as respostas nem sempre são óbvias. Mas, então, encontrei um traço comum a quase todos os que conseguiram encontrar uma saída — uma impressionante capacidade de deixar a descrença de lado *apenas* pelo tempo necessário para encontrar e agarrar um fiapo de esperança ao tentar fazer as coisas de forma diferente. A capacidade de acreditar que há outra coisa lá fora, sem que se tenha provas claras dessa existência, nem sempre é fácil. Mas quando você a encontra, precisa usá-la até a última gota. *Onde quer que possa*, você precisa procurar inspiração, esperança e apoio de pessoas que podem se tornar parte do seu caminho rumo à libertação. Eu mesmo encontrei o meu caminho contando com a ajuda dos outros para, a partir daí, seguir em frente. Desde então, tenho feito o que posso para ajudar a pavimentar mais desse caminho para aqueles que vêm atrás de mim.

Isso é o método Liberte-se.

Nos capítulos seguintes, eu detalho cada um dos elementos do modelo comportamental SPARO. Explicarei a maneira como cada um deles se insere no comportamento compulsivo-viciante e na mudança comportamental, em geral. Depois de explicar o significado de cada fase e sua importância no todo da cadeia comportamental, vou decompor o processo EAT dentro de cada fase. Assim, você será capaz de trabalhar com este livro e adquirir percepções sobre seu próprio comportamento a partir de agora.

CAPÍTULO 5

Vamos começar pelo fim: o resultado

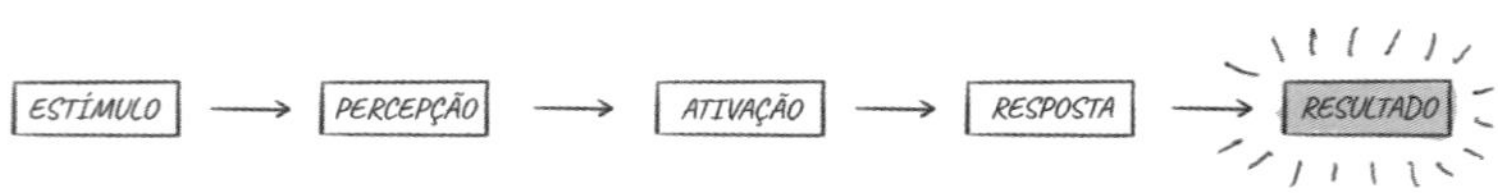

Comecei este livro observando que as pessoas sempre me procuram em busca de ajuda depois de sua vida ter dado terrivelmente errado. Elas perderam o emprego, acordaram na prisão depois de terem sido detidas, pela terceira vez, por dirigirem embriagadas, ouviram que seu casamento estava ameaçado ou caíram de um muro de contenção de seis metros de altura (todas essas são experiências reais de clientes com os quais trabalhei). Geralmente, há uma urgência nessa procura inicial, focando a resolução do desastre em questão. Isso, em si, não é ruim. Mas significa que muitos clientes não estão realmente querendo parar de beber, de usar algo ou de mudar seu comportamento. Eles querem alterar o resultado. As consequências.

Mas *estão* muito motivados a mudar.

E, para mim, esse é um começo bom o bastante.

É a própria ponta daquele fio de luzes de Natal.

Começaremos nossa discussão sobre o SPARO por onde meus clientes tipicamente iniciam sua jornada. Pelo fim. É bem diferente de começar focando no comportamento (a "Resposta" do modelo SPARO) que causou o resultado. Infelizmente, é nesse comportamento que a *maioria* dos tratamentos exigirá que você concentre seus esforços. "Pare de beber", dirão. Mas essa abordagem não funciona há décadas. Começar pelo ponto-final, por aquilo que está fazendo você querer mudar, faz mais sentido, pois assim estamos focando o que *você* quer mudar, e não no que *eles* (e talvez você também, antes de ler isto) pensam que você precisa mudar.

É uma questão de motivação.

Estar motivado a se empenhar no processo de mudança é imensamente importante quando se trata de comportamentos e hábitos compulsivos. Mudar de atitude já é difícil por si só, mas, quando se trata de um hábito exercendo uma função protetora há décadas, é ainda pior. Os clientes têm uma probabilidade maior de fazer uma mudança duradoura quando estão internamente (o que às vezes chamamos intrinsecamente) motivados. A motivação interna leva a pessoa a se engajar no processo de mudança por satisfação e crescimento pessoais, e não por alguma consequência ou recompensa específica — o que seria definido como motivação externa. Pesquisas nos mostram que fontes de motivação internas *e* externas podem ajudar a iniciar uma mudança comportamental. Mas uma motivação interna elevada prediz maior persistência, melhor desempenho e bem-estar psicológico.[1]

E você está buscando uma mudança de longo prazo.

Em um estudo, indivíduos com risco de doença arterial coronariana (DAC) participaram de um programa de três anos para mudar de estilo de vida, reduzindo assim o risco de problemas de saúde e morte. A motivação externa para participar do estudo foi a recomendação feita pelo médico. Mas isso por si só não predizia o êxito. As descobertas mostraram que o foco *tanto* do paciente *quanto* do médico na capacidade interna de mudar previam uma dieta melhor, mais exercícios e menos cigarros ao fim do programa. Aqueles com maior motivação interna também tinham mais probabilidade de completar o programa. Constatou-se que a percepção que temos da nossa capacidade de mudar importa, assim como a das pessoas envolvidas em nossa assistência![2] Isso é conhecido como Mentalidade de Crescimento, algo que discutiremos com mais detalhes adiante.

Em minha própria história, quando me vi contra a parede, o resultado que eu queria mudar era a perspectiva de acabar preso por um período de 15 a vinte anos. Meu advogado deixou bem claro: "Se você não obtiver ajuda para tratar do problema das drogas, o juiz vai condená-lo. Você cumprirá pena por muito tempo." Lá estava. Minha motivação externa: eu seria punido com um tempo na prisão caso *não* fizesse o tratamento. Eu não tinha muita motivação interna para largar as drogas ou me tornar uma pessoa melhor. Não ainda, pelo menos. Mas ficar fora da prisão foi motivação o bastante para mim.

Não acredito que as pessoas tenham que querer mudar o vício, não de início. Vi centenas de indivíduos que simplesmente queriam ficar longe de problemas ou se ver livre das críticas das pessoas amadas. Eles conseguiram ajuda efetiva, aprenderam a usar determinadas ferramentas e se transformaram para sempre. A mudança pode ser quase instantânea, ou pode levar meses. Ainda assim, para um êxito de longo prazo, vamos ter que encontrar uma forma de mover essa motivação de fora para dentro.

Portanto, quando alguém me procura com um resultado que está tentando mudar, tento entender apenas uma coisa — o que está impulsionando o *seu* desejo de agir agora? Essa pessoa quer manter seu casamento? Salvar seu emprego? Passou por alguma situação embaraçosa e deseja se redimir? Será que algum acidente grave fez com que quisesse se certificar de que estaria presente por tempo o bastante para ver seus netos crescerem?

Não me importa o que seja. Tenho que descobrir o que a motiva. Porque, com isso em mãos, podemos começar a trabalhar na transformação. Um dos erros mais comuns que cometemos nessa área é pensar que precisamos dizer às pessoas o quão importante é que elas mudem. Mas dizer a uma pessoa que ela precisa mudar garante, quase sempre, uma única coisa — que ela criará resistência.

Uma das maneiras mais rápidas de encontrar o fator motivador é permitir à pessoa compartilhar a história de como foi parar ali. Então, eu faço o possível para ela me contar tudo aquilo que *ela* acha que a levou ao meu consultório (ou àquela sala virtual). Alguns começam pela infância; outros identificam um momento específico em que a vida deu uma virada — uma morte, um divórcio, a chegada de um filho, a perda de uma casa e por aí em diante.

Você ficaria impressionado com a quantidade de clientes que me relatou que todas as suas tentativas anteriores de obter ajuda começaram com uma afirmação muito simples: você está aqui porque é um alcoólatra/viciado. Todas as outras partes de sua história eram, portanto, *resultado* de sua condição, e não a *causa* dela. Assim, a maioria daqueles que ajudam pessoas com vício acredita que a "doença" do vício é a única causa verdadeira e que todo o resto é apenas um sintoma dos efeitos dela.

Vejo as coisas de forma exatamente inversa e uso o resultado final simplesmente como ponto de partida para descobrir o que de fato importa.

Meredith começou a compartilhar sua história por um momento muito distinto — seu aniversário. Foi naquela semana que seu marido perdeu o emprego, contou-me ela. O casal tinha filhos pequenos e havia comprado uma casa nova recentemente. Um mês antes, sentiram que finalmente estavam bem. E então, como que em um instante, a ansiedade em relação à capacidade do marido de encontrar trabalho e continuar sustentando a família recém-formada tomou conta dela. Logo essa sensação passou a ser acompanhada pelo ressentimento e pelo medo. Esses sentimentos eram novos para Meredith, e ela não sabia como lidar com eles. Ficou constrangida demais para contar a novidade à família. Esconder e fingir só fizeram as coisas piorarem. O marido estava sofrendo também, e suas inseguranças faziam com que fosse impossível conversar sobre a situação.

Meredith sentiu que não havia saída, e então passou a recorrer ao álcool com regularidade. Isso ajudou a diminuir aquela ansiedade assustadora que tornava seus dias tão difíceis. Permitiu que se sentasse ao lado do marido sem fazer pressões ou cobranças acerca de suas perspectivas de emprego. Com o álcool, ficou mais fácil também mentir para os pais sobre o que estava acontecendo. E ninguém notou nada por anos. Na realidade, o marido gostava de quando Meredith estava bêbada, porque assim não precisava lidar com a ansiedade dela, além da sua.

No entanto, a situação foi piorando mês após mês, ano após ano. O marido de Meredith continuou tendo dificuldades em encontrar trabalho, e, como a intimidade dos dois só diminuía, rupturas profundas foram criadas na relação. Quando eles me procuraram, estavam à beira do divórcio. Meredith bebia pelo menos duas garrafas de vinho por dia e ainda tomava uma medicação para ansiedade. Ela apagava por volta das seis da tarde e frequentemente perdia a memória, constrangendo a si mesma e à família. O resultado parecia desconcertante para uma mulher tão ativa. Mas fazia todo sentido no contexto do que a família vinha passando.

Em vez de me concentrar na bebida e no "alcoolismo" de Meredith, eu quis focar em consertar o seu relacionamento e em melhorar a sua comunicação e intimidade com o marido e os outros integrantes da família. Ela tinha perdido todo o respeito pelo companheiro. Ele estava lutando contra a depressão e a ansiedade, e ambos estavam perdendo as esperanças. O álcool havia salvado o casamento deles na mesma proporção em que estava destruindo a vida dos dois. Eles precisavam de muito trabalho. Eu quis também encontrar algumas soluções rápidas e concretas para melhorar a situação em geral.

Abordagens diferentes, sem dúvida.

Na próxima seção deste capítulo e no restante da Parte 2 deste livro, conduzirei você pelos processos SPARO e EAT. Começaremos pelo resultado e então trabalharemos o uso de ferramentas específicas para identificar qual dos estágios seguintes do SPARO será mais eficaz para você focar. Depois de completar o processo EAT no estágio Resultado, você pode continuar lendo o livro em sequência *ou* pular diretamente para o estágio mais relevante para você, prosseguindo com sua análise dali. Cada pessoa pode ter um estágio inicial diferente, que necessite de atenção de forma mais óbvia. É comum identificar mais de um estágio potencial para a primeira intervenção. Recomendo começar por aquele que lhe trará alívio e mudança de forma mais imediata. Depois, você poderá continuar o processo de evolução usando esse alívio recém-encontrado como um vento que sopra a seu favor, tornando a jornada mais fácil.

APLICANDO OS PRINCÍPIOS EAT AO ESTÁGIO RESULTADO

Explore

Se pretendemos realizar uma mudança sustentável, efetiva e de longo prazo, temos que começar identificando as causas subjacentes. Aqui, chamamos isso de exploração. É importante abordar a exploração sem julgamentos. Essa fase geralmente nos revela fatores inesperados que podem estar guiando o seu comportamento. E é esse, exatamente, o nosso objetivo. Não se contenha. Conter-se e não ser tão aberto quanto possível apenas nos fará ir mais devagar.

Para começar o processo de Exploração, você examinará suas dificuldades de três pontos de vista diferentes.

Uma visão aérea

Você começará identificando os principais altos e baixos de sua vida, uma vez que eles estão relacionados às dificuldades que trouxeram você até aqui. Identificará especificamente a aparição inicial dessas grandes dificuldades e os fatores que eram mais relevantes nessa época. Detectará ainda outros momentos em que seus hábitos estavam piores. Por exemplo, você se sentia solitário? Havia passado por algum trauma substancial? Era socialmente ansioso e queria se encaixar entre amigos que usavam drogas? À medida que você identificar os fatores relacionados a todos os seus pontos fracos, padrões surgirão. Você deve também identificar momentos de sua vida em que suas dificuldades eram menos problemáticas (usaremos isso para distinguir forças e potenciais ferramentas que serão utilizadas mais tarde). Incluí um exercício chamado Mapeando sua Jornada de Luta na seção Fichas de exercícios SPARO (Apêndice B) para ajudar você nesse processo de identificação. Então, por favor, consulte-o depois de terminar de ler este capítulo. Isso oferecerá a você duas experiências muito importantes:

1. Melhor compreensão dos fatores que aumentam ou diminuem as chances de você ter alguma dificuldade. Geralmente, esse trabalho nos ajuda a identificar padrões claros e que surgem rapidamente — circunstâncias e fatores específicos que estão relacionados a maiores dificuldades ou melhor funcionamento. Esses fatores se tornarão importantes à medida que você for construindo um caminho a seguir.
2. Um desmantelamento da maior e mais prejudicial crença sobre tendências viciantes — a de que problemas com vício só pioram com o tempo. A crença no "conceito de doença" é um pilar importante do raciocínio por trás da restrita abordagem de tratamento feita apenas na base do medo e da abstinência. Se as coisas sempre pioram, é melhor você parar agora ou terá que pagar caro. A maioria das pessoas com as quais trabalhei descobre que sua jornada é bem menos linear e direta e que as dificuldades podem variar em termos de gravidade ao longo dos anos.

Essa experiência normalmente traz à tona histórias que ajudam os clientes a se conectar com dores relacionadas à saúde, aos relacionamentos, ao trabalho, ao bem-estar emocional, à família e a grandes acontecimentos da vida. Quando terminamos de montar a linha do tempo com os eventos e seu nível de gravidade (veja o exercício Mapeando sua Jornada de Luta, na página 311), temos uma ideia incrível de como exatamente os clientes se viram envolvidos em dificuldades.

O ponto de partida

Em seguida, você mergulhará fundo no primeiro momento de sua vida em que as coisas ficaram *realmente* ruins — você precisa entender tudo o que estava acontecendo naquela época. Você vai analisar as pessoas que participavam de sua vida, o ambiente em que estava, as experiências que estava tendo e as razões pelas quais escolheu começar a adotar o comportamento. Você precisa entender a motivação, o propósito e o benefício que seu comportamento lhe deu primeiramente. Use exemplos de histórias que lhe contei sobre outros clientes para conseguir entender o nível de detalhes que está procurando.

É importante você saber onde suas dificuldades começaram. Retorne ao início e detalhe *tudo* que fazia parte de sua vida e que influenciou a sua decisão de beber, usar drogas, assistir a pornografia, jogar, perder-se em videogames ou programas de televisão, buscar validação por meio de casos amorosos ou cibersexo, ou começar a recorrer a sorvete e pizza para se sentir bem.

A bebida ajudou você a superar a timidez? A *cannabis* ajudou você a se encaixar ou a lidar com outras dificuldades? Os comprimidos fizeram seus problemas em casa desaparecerem? A pornografia ou o sexo on-line satisfizeram seu desejo de intimidade física apesar de sua baixa autoestima e de seu medo de conexão emocional?

Nessa parte do trabalho, eu recorro a uma de minhas técnicas favoritas — a de contar histórias. Portanto, percorra todo o caminho até chegar ao comecinho. Escolha um momento, uma experiência que verdadeiramente leve você de volta àqueles primeiros tempos. Como aquele primeiro grande evento em que tomei um porre, ou como a primeira vez em que Linda experimentou *cannabis* ao lado do ônibus. O que levou você a usar? Para ter uma ajuda, beneficie-se do exercício Mapeando sua Jornada de Luta quando você o completar.

Uma nota sobre contar histórias

Histórias servem como caminhos poderosos para fatos da vida de uma pessoa que estavam há muito tempo escondidos. A parte da exploração em que as histórias são contadas funciona para mim como uma missão investigativa, um momento de reunir informações, e é crucial para meu trabalho. É nessa fase inicial que começo a ter uma visão clara das causas que têm impulsionado os comportamentos de meus clientes. Não posso perguntar sobre isso diretamente, porque a maioria deles desconhece as próprias causas.

Com frequência, minha questão inicial típica é simplesmente: "Conte-me uma de suas histórias de vida mais importantes, uma que explique como era a vida para você antes de nos conhecermos." Certifico-me de que os clientes tenham entendido que não estou em busca de histórias "boas" ou "ruins", mas, sim, das que têm significado e relevância. Foi assim que a história do abuso sexual na vida de Aliyah e da reação de sua família veio à tona. Contar histórias permitiu a Jaylen se conectar pela primeira vez com a ansiedade que sentia sempre que visitava sua mãe, o que então expôs a complexa história dos dois e de sua relação. Até aquele momento, ela raramente aparecia quando ele relatava suas dificuldades. As pessoas reprimem muitas memórias, mas se você mantém a curiosidade e as deixa começar pelas pequenas lembranças que têm, é possível desfazer o emaranhado de memórias — assim como fiz com aqueles fios de luzes de Natal — até estendê-las diante de si. E então encontramos um lugar para começar.

Depois de entender uma história, posso pedir outras, sempre procurando temas e fatos comuns para serem explorados em maior profundidade nos estágios posteriores. Quem estava envolvido na vida dessa pessoa? Como têm sido seus relacionamentos? Ela passou por alguma experiência traumática séria? Recebeu apoio quando era criança ou foi abandonada ou controlada? Sofreu abusos? Geralmente ela vê a vida como boa ou ruim? Ela se conecta com seus sentimentos ou apenas com os fatos de sua história? Continuo explorando até ter uma boa noção da experiência de vida da pessoa em termos gerais, entendendo que cada primeira jornada de exploração deixará grandes lacunas.

Padrões inevitavelmente aparecem. Há esquemas escondidos nas crenças, temas e suposições que permeiam cada relato que meus clientes resgatam de seu passado. Os detalhes que colho ali se tornam o solo fértil que uso nas fases seguintes.

Suas dificuldades mais recentes

Por fim, analisaremos uma situação recente que tenha terminado em um resultado que fez você e aqueles à sua volta acreditarem na necessidade de uma mudança. Pode ser o evento específico que fez você querer pegar este livro, algo que aconteceu na semana passada ou um episódio significativo das últimas férias. Precisa ser recente e importante. Identifique todos os aspectos relevantes dos estágios SPARO envolvidos.

ESTÍMULO → PERCEPÇÃO → ATIVAÇÃO → RESPOSTA → RESULTADO

Você pode usar um exercício chamado Reescrevendo seus Padrões de resposta (página 324) para trabalhar essa situação, bem como processar a primeira experiência que o expôs às dificuldades (conforme descrito anteriormente).

Eis um rápido exemplo de como usar esse exercício: digamos que você bebeu demais no jantar, enrolou as palavras diante da família e disse algumas coisas inapropriadas que deixaram a sua esposa e os seus primos enraivecidos. Se a linguagem inapropriada foi usada às 21 horas, marcaremos isso como o resultado, e anotaremos quando aconteceu. Quando você começou a beber? Se começou às 18 horas, o que estava fazendo pouco antes do jantar?

O que realmente fez você querer beber muito quando chegou à casa de seu tio para jantar? Você teve uma briga com sua esposa? Um dia de trabalho difícil e estressante? Está passando por problemas financeiros e, naquele dia, no almoço, viu-se diante de uma conta pendente? Até onde você precisa voltar no tempo para identificar o último estímulo que fez você querer se perder e esquecer da vida naquela noite? Usaremos isso como ponto de partida — o Estímulo.

Em seguida, precisaremos olhar para sua Percepção — como você internalizou esse estímulo? Você o tomou como um sinal de que seu casamento está fracassando? Uma crença na possibilidade de perder seu emprego? Um indício de que terá que desistir de sua casa por não poder pagar por ela? Lembre-se de que nossas percepções do mundo não são necessariamente verdadeiras ou objetivas, mas sua Percepção do estímulo *foi* o que ativou você.

Sua Ativação fez você sentir alguma coisa — você ficou assustado? Com raiva? Envergonhado? Ansioso? Sem esperança?

O sentimento lhe pareceu familiar ou pegou você de surpresa? Se você tem dificuldade de identificar seu sentimento, dê uma olhada na Roda de Sentimentos que aparece em nossa página de recursos: adijaffe.com/unhooked.

Quaisquer que tenham sido os seus sentimentos, eles eram desconfortáveis e fizeram você querer tomar uma atitude para impedir que reaparecessem. Fizeram você criar uma Resposta para lidar com eles. Como você encontrou as potenciais respostas que usou para frear esses sentimentos? No exemplo que dei anteriormente, beber foi obviamente uma das potenciais opções. Havia outras? O que fez você escolher a bebida como resposta final?

Quero que você pense nesse conjunto de perguntas ao analisar o episódio recente que fez você se comportar de maneira a produzir o resultado que deseja mudar. Obviamente, há mais no ato de beber do que o álcool em si. O importante aqui é conseguir compreender os *fatores* que levaram você ao resultado.

DICA DE PROFISSIONAL: Alinhamento e inclusão — Lembre-se de que quanto mais pontos de vista você tem, mais clareza e conhecimento você ganha. Se você quer ter ainda mais noção das partes do SPARO que precisa trabalhar, esta é uma boa oportunidade de fazer uma exploração com membros de sua família e outras pessoas amadas. Como eles veem a linha do tempo de suas dificuldades? Eles se lembram de alguma coisa do passado que você talvez tenha esquecido? Podem surgir conflitos e divergências acerca de certos fatos e histórias, mas, no todo, vocês tipicamente chegarão a um acordo sobre o caminho geral que você trilhou até o "agora". Criar consenso e trabalhar em equipe nessa fase são coisas cruciais para o futuro sucesso de todo o processo. Ter todos a bordo no começo, se possível, é essencial.

Aceite

Você já deve ter entendido que desembaraçar tudo isso pode ser enervante para você e para aqueles que lhe são caros. Nunca participei de um processo de transformação no qual a exploração da jornada de alguém não tenha acionado gatilhos em todos os envolvidos e criado desconfortos. O vício não aparece em um vácuo. Você não desenvolveu seus hábitos problemáticos sem uma causa. Com frequência, ficar em silêncio e estar anestesiado é mais simples e mais fácil do que confrontar e sentir. A fase da Exploração traz muita coisa à tona para a maioria das pessoas. Aceitação é fazer as pazes com os sentimentos que surgem e com o caminho que você tomou.

Tipicamente, essa fase de Exploração inicial revela algumas causas difíceis de aceitar. O caminho que trouxe você a esse momento foi marcado por verdades dolorosas. Estas incluem as más ações que você mesmo cometeu no passado e suas consequências, batalhas e cicatrizes reprimidas por muito tempo, arrependimentos morais e conflitos e controvérsias que marcaram relacionamentos e ficaram bem escondidos. Faz sentido que seu comportamento seja impulsionado por essas batalhas tão intensas. O principal papel do comportamento viciante tem sido permitir a você recuperar o controle e evitar a dor. Mas entender isso por si só não faz com que seja mais fácil lidar com a vergonha da situação.

É por isso que a Aceitação é tão crucial para a transformação. Com muita frequência, vejo clientes que querem passar imediatamente da exploração para a transformação. Depois de desenterrarem lembretes ocultos de suas dores, muitas pessoas querem destruí-los. Faz sentido, já que a dor é algo desagradável, mas, com isso, eles também estão rejeitando sua humanidade. A mensagem que estão transmitindo é de que "essa parte de mim está danificada e preciso expurgá-la". Lamentavelmente, não temos como remover as partes de nós de que não gostamos.

Não cometeremos esse erro aqui.

Suas experiências fizeram de você quem você é. Pode ser que você se arrependa de algumas delas, pode ser que queira que elas sumam, mas, ainda assim, elas permanecem sempre dentro de você. No filme *Brilho eterno de uma mente sem lembranças*, temos uma noção do quão complexas e terríveis as coisas podem se tornar quando tentamos apagar partes de nós mesmos. O processo de aceitação é um passo importante, uma vez que permite a você validar, reconhecer e admitir um fato simples, mas poderoso: *você tem feito o seu melhor*. Se você tivesse informação extra e tivesse maior capacidade de fazer outras coisas na época, teria agido de forma diferente. Mas a falta de conhecimento que você tinha no passado *não* precisa limitar suas ações futuras.

Essa compreensão poderosa lhe permite fazer as pazes com aspectos de si mesmo que talvez você critique, permitindo que siga adiante e melhore. Se é verdade que você fez o seu melhor até hoje, considerando o que sabe, então novos conhecimentos, novas práticas e novas experiências mudarão as suas possibilidades. E a mesma lógica se aplica à má conduta dos outros. Aceitação é reconhecer que as pessoas ao seu redor também estavam fazendo o melhor que podiam. Levar a dor adiante não terá nenhuma serventia — nem para você, nem para elas.

Temos êxito, ou aprendemos. Essa foi a principal lição que tirei das minhas experiências, da visão que tive da vida de milhares de pessoas e do meu profundo envolvimento com o que significa ter uma Mentalidade de Crescimento. Com essa compreensão consolidada, você está mais bem preparado para seguir em direção à verdadeira transformação.

Ensino a meus clientes que a principal função dos erros passados é a de nos trazer aprendizados, para que, assim, possamos melhorar e seguir adiante mais bem equipados. O foco *não* está na dor em si, mas no impacto da dor. Você quer retirar lições da experiência e identificar potenciais mudanças de comportamento que possam levar a resultados diferentes. Assim, o método Liberte-se se refere a ser proativo, focando a solução e livre de julgamentos. Essa maneira de olhar para as situações do presente com frequência dá aos meus clientes mais esperança do que eles têm há décadas.

Por exemplo, quando se trata da Percepção, abundantes pesquisas mostram que a crença na falta de poder gera mais falta de poder. Para mim, isso não tem lugar. Por isso, evito chamar as pessoas de "viciadas", "alcoólatras", ou usar qualquer desses termos tolos e limitadores para me referir a elas. Nossos problemas não nos definem; o que nos define é o modo como lidamos com eles. Portanto, o objetivo de a aceitação aparecer tão cedo nesse processo é permitir a você ver o seu Resultado atual como uma oportunidade de aprendizado e como a consequência natural do que foi o "seu melhor" até hoje. Queremos nos conectar à jornada e apreciá-la através de lentes menos preconceituosas. No processo, você recebe uma injeção de esperança, consciência e apreciação das maneiras como tem se mostrado em sua vida. Se você consegue chegar aí no começo do processo, está bem estabilizado para considerar as mudanças que precisam ser feitas mais tarde.

Transforme

O objetivo da Transformação é tirar proveito do estado alcançado por meio da Exploração e da Aceitação — estado no qual há menos julgamentos e maior consciência — para começar a agir.

Depois de usar aqueles três pontos de vista tão diferentes (o da visão aérea, o do ponto de partida e de suas dificuldades mais recentes) para entender o que trouxe você aqui, quero que se faça a seguinte pergunta: "Em qual dos estágios SPARO é provável que eu encontre o ponto de partida mais eficaz para mudar a mim mesmo de forma a alterar meu comportamento?"

Faço o possível para ajudar meus clientes a escolher os estágios do modelo SPARO nos quais se encaixem cada um dos fatores que descobriram:

1. Estímulo (Capítulo 6) — Gatilhos internos e externos e experiências que põem as coisas em movimento
2. Percepção (Capítulo 7) — Crenças, lentes e interpretações da realidade que filtram sua experiência
3. Ativação (Capítulo 8) — Reações fisiológicas e emocionais a suas experiências
4. Resposta (Capítulo 9) — A maneira como você escolhe uma resposta específica em seu cardápio de respostas disponíveis

Considere o que você aprendeu usando os três pontos de vista. A influência social aparece em todas essas análises? Em caso afirmativo, você pode querer começar pelo Estímulo. Você acha que a sensação de isolamento e a ansiedade estão sempre presentes? Então começar pelo estágio da Ativação faz sentido. Se os problemas forem uma mentalidade de vítima, uma descrença em seu próprio valor ou a falta de um propósito, talvez valha a pena começar pela Percepção. Quando completar esse exercício com cada novo ciclo de aprendizado, você só precisará iniciar sua exploração olhando um Resultado recente para analisar. Você não precisará voltar e rever todo o seu passado novamente.

Com seus aprendizados, você pode escolher o que quer transformar primeiro.

Recomendo explorar mudanças em não mais do que um ou dois estágios de uma vez e colocar seus esforços naqueles que mais provavelmente lhe darão um rápido caminho inicial de mudança. Isso pode ajudar você a ganhar impulso e ainda *mais* motivação para seguir. Um dos erros mais comuns que encontro nesse ponto é que muitos clientes têm dificuldade de escolher por onde começar.

Para ajudar a tornar essa escolha mais fácil, eu gostaria de lembrá-lo da importância de se concentrar em coisas que você pode controlar. Esse conceito é exemplificado por meio do exercício Esferas de influência, incluído na página 312, que oferece um método estruturado para ajudar você a dividir seu foco de maneira apropriada. Por ora, o essencial é isto: muitas pessoas centralizam grande parte de suas ansiedades e preocupações em áreas da vida sobre as quais não exercem nenhum controle. Se puder, separe as coisas do universo entre as três seguintes categorias:

1. Coisas que você controla completamente
2. Coisas sobre as quais você tem influência
3. Coisas sobre as quais você não tem nenhuma influência

Muitas pessoas com quem trabalho colocam energia de mais em fatores que estão completamente fora de seu controle e precisam reequilibrar seu foco.

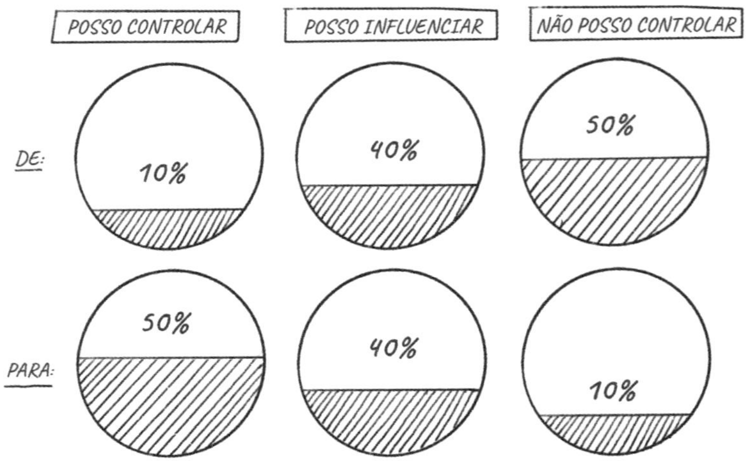

Ao longo dos capítulos seguintes e em cada um dos estágios SPARO, você usará o exercício Esferas de influência, no estágio Transforme, para pensar nas ações totalmente controláveis que pode usar para fazer diferença em sua vida.

Agora é hora de você fazer uma escolha: para onde irá em seguida? Se não tem tanta certeza, siga para o próximo estágio, o do Estímulo, e trabalhe as coisas desde o começo. Mas se outro estágio lhe parecer mais relevante, vá para lá agora! E lembre-se de usar os exercícios do Apêndice B ao longo do caminho.

CAPÍTULO 6

Estímulo

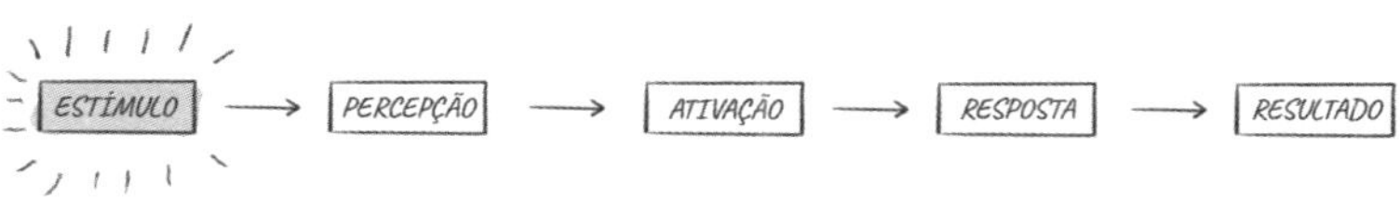

Recentemente, quando eu voltava de uma viagem que fiz para dar uma palestra perto de Boston, voando a 10 mil metros de altura, o avião começou a tremer levemente. Notei a mudança e me segurei um pouco. Não gosto de turbulências. Fazem com que eu me lembre de que não estou no chão. O sujeito sentado ao meu lado agarrou o braço da poltrona também. De acordo com minha experiência, as sacudidas costumavam parar logo, então eu não estava muito preocupado, ainda que um pouco nervoso. Mas, dessa vez, as coisas não se acalmaram. Em vez disso, foram piorando. Não seria exagero dizer que, um minuto depois, o avião parecia estar dando solavancos de dois a três metros em todas as direções. Para cima, para baixo, para a esquerda e para cima novamente. Então a voz do piloto surgiu abruptamente no sistema de autofalantes e disse apenas: "Por favor, certifiquem-se de que seus cintos de segurança estejam afivelados e apertados." E voltou a ficar em silêncio. Meu cinto estava afivelado, e eu o apertei mais uma vez. Mas eu não estava confortável. Meu coração estava disparado, e meu nível de ansiedade, alto. Eu quase podia sentir o gosto do medo na boca. Certamente podia sentir que tremia. Agora não era só o avião.

Olhei ao meu redor, e meu vizinho também parecia completamente apavorado. Olhava diretamente para a frente, tinha os olhos fixos e as unhas cravadas na poltrona. Eu estava respirando mal e, pelo que via, ele nem sequer respirava. Tentei olhar para fora, mas o céu estava cinza, escuro e enevoado. De repente, o avião despencou, fazendo meu corpo levitar sobre o assento pelo que pareceram alguns segundos. Se eu estivesse sem o cinto de segurança, minha cabeça provavelmente teria batido no compartimento de bagagem. Agora, eu estava surtando. Senti falta de ar. Comecei a me perguntar se conseguiria falar novamente com Sophie e com as crianças. Ficava imaginando o que exatamente estaríamos sobrevoando naquele momento e se o piloto conseguiria fazer um pouso de emergência. Minha mente estava acelerada, e eu não conseguia controlá-la. Mais uma vez, o piloto veio ao sistema de autofalantes. Disse que havíamos "atingido uma faixa de clima ruim" e que estava "nos levando para cima, até uma área além da tempestade". Um instante depois, todos sentimos o avião apontar para o alto e subir. Em dez segundos, o céu acima de nós começou a ficar mais limpo, e os sacolejos, menos instáveis. O ritmo da minha respiração foi diminuindo substancialmente. Em vinte segundos, havíamos nos afastado da tempestade, e o avião cruzava suavemente o céu. Dentro dele, só havia silêncio. Ninguém emitia um som. Estávamos todos felizes por estarmos vivos. Estabilizei minha respiração, olhei para o cara à minha direita e abri um sorriso sem graça. "P*rra, eu odeio andar de avião", ele me disse.

Naquele momento, todos nós odiávamos andar de avião.

Temos mais medo daquilo que não entendemos.[1] Monstros embaixo da cama à noite, pensamentos acerca da morte depois da perda de uma pessoa próxima e tubos de metal que voam a 10 mil metros de altura são coisas que fazem parte da vida e que podem nos deixar nervosos e perturbados por não sabermos o bastante sobre elas. Quando o piloto nos disse para apertar o cinto, não explicou o que estava acontecendo. Portanto, suas palavras não tranquilizaram ninguém. Mas, quando ele voltou e avisou que havíamos atingido uma área com condições climáticas ruins e que iria aumentar a altitude para evitá-la, tivemos alguma elucidação. Ele também nos deu uma dose extra de confiança ao falar sobre as medidas reais, específicas, que estava tomando. Conseguimos entender a situação, o que significava que nosso medo já podia diminuir.

Na vida, assim como naquele avião, podemos continuar com medo ou podemos entender melhor nossa situação.

Quando estamos falando de hábitos compulsivos, viciantes e destrutivos, o medo de nos vermos adotando comportamentos que não façam nenhum sentido para nós ou para aqueles à nossa volta pode ser aterrorizante. Com frequência, digo às pessoas próximas de meus clientes que, por mais que se esforcem para entender a batalha contra o vício, aqueles que estão lutando se sentem, muitas vezes, igualmente confusos. Não entendemos por que continuamos fracassando ao tentarmos consertar as coisas.

Tipicamente, depois que um cliente passa pelo primeiro ciclo EAT, no qual examina seu resultado pelas lentes SPARO e começa a descobrir suas razões, ele já vai se sentindo um pouco melhor. Os motivos por trás de suas ações se tornam evidentes e ressoam bem mais do que chavões como "alcoólatra", "viciado" ou mesmo "personalidade adicta", que ele já ouviu tantas vezes. Mas o trabalho apenas começou.

Embora isso seja animador, só entraremos no cerne do real trabalho de mudança comportamental depois de completarmos essa fase. *O conhecimento ameniza o medo, mas raramente muda o comportamento.* É por isso que nenhuma explicação sobre nossos problemas de saúde mental pode gerar uma verdadeira mudança. Quando começamos a entender nossas causas, nos tornamos mais aptos a explicar *por que* nos comportamos de determinadas maneiras, mas geralmente não mais aptos a nos comportar de forma diferente.

De novo, o processo que se segue à exploração inicial é este:

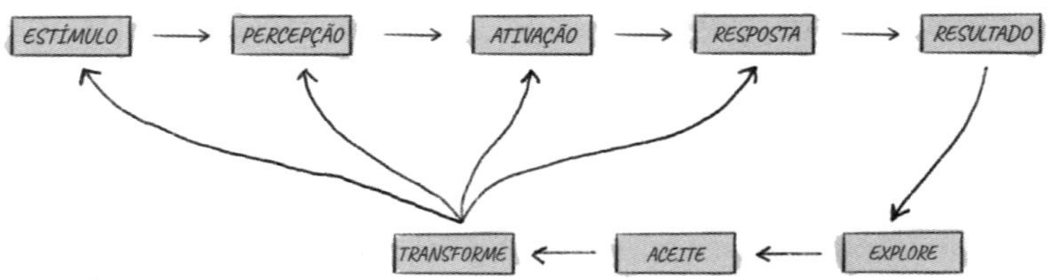

No capítulo anterior, você trabalhou para descobrir suas causas. Agora é hora de destrinchar os estágios SPARO específicos que são mais relevantes para o seu comportamento e que têm mais probabilidade de ajudar a mudá-lo. As páginas seguintes começam pelo Estímulo e vão avançando. Se a sua análise da situação o leva a crer que um estágio diferente possa ser mais relevante para *as suas razões*, sinta-se à vontade para ir diretamente até lá.

ESTÍMULO

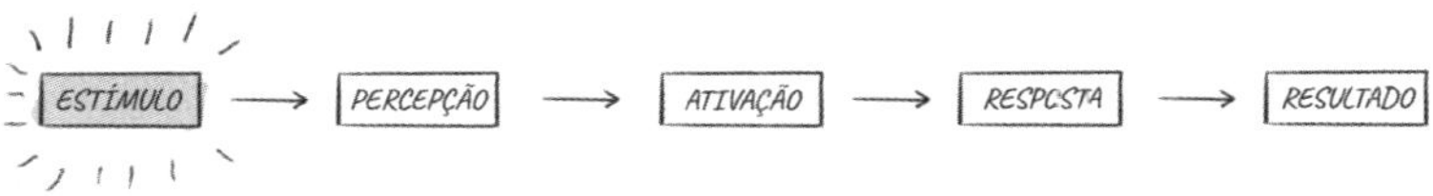

Todas as ações começam com um estímulo que põe as coisas em movimento. Não importa se você está lidando com um vício em cocaína, uma ida ao shopping ou o jantar de hoje à noite. Toda série de atividades começa nesse ponto — o Estímulo pode vir de um objeto, uma ação, um pensamento, um sentimento, algo que alguma outra pessoa faça ou um fenômeno natural.

De fato, muitos de nós ficaríamos surpresos com o modo como os detalhes mais ínfimos *e* as situações mais intricadas e complexas orquestram mudanças em nosso comportamento. Uma certa cor, um pensamento passageiro, um catálogo inteiro de músicas de um artista, um membro específico da família ou um quarteirão da cidade. Não há nada grande demais ou pequeno demais quando se trata de um estímulo.

COMO UMA MEMÓRIA É CONSTRUÍDA

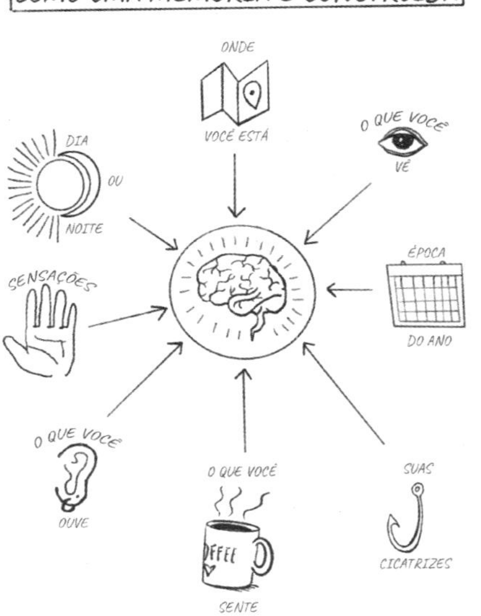

Muitos estímulos estão conectados a causas. Mas — e isso é muito importante — um estímulo *não* é tipicamente a causa em si. Em vez disso, estímulos são, com frequência, simplesmente lembretes, ou detalhes específicos, que estão conectados, como que por um fio, a causa original.

Se a esquina de uma rua faz você se lembrar de um ex-namorado que perdeu há muito tempo, essa memória pode desencadear sentimentos de tristeza, abandono e falta. Podemos qualificar a esquina da rua como o estímulo que ativou a lembrança do rompimento e o medo de abandono como a causa que levou você a beber em seu bar favorito. É assim que as cicatrizes nos puxam, pressionam e afetam diariamente, mesmo quando não temos consciência disso.

Meu cliente Michael viu o pai quase tirar a própria vida com uma arma. Isso aconteceu no quintal da casa de sua infância, quando o pai estava sentado em uma cadeira, junto à piscina inflável. Michael era novo e acabou sendo retirado da cena por sua mãe, que chorava. Mas, enquanto estava ali, ele assistiu ao pai encostar a arma na cabeça, olhando diretamente para seus olhos, cercado de familiares em choque e de alguns policiais. Obviamente, um episódio como esse seria traumatizante para qualquer um de nós, que dirá para uma criança.

O que essa experiência formativa inseriu nele estava relacionado à sua experiência no momento — à lembrança ao seu terror abjeto, ao medo de abandono e ao temor pela vida de seu pai. Ele se esforçou muito para reprimir os sentimentos terríveis que teve naquele dia, naquele quintal, e nos dias e semanas que se seguiram, uma vez que todos tentaram "voltar ao normal". Ainda assim, como a lembrança da experiência ficou marcada para sempre em sua mente, *qualquer coisa* que, mesmo tangencialmente, conectasse uma experiência do presente com aquela de tanto tempo atrás tinha o potencial de acionar algum pensamento ou forte sensação física que ele havia tido naquele momento.

Esse é o poder da memória. Pesquisas nos mostram que um estímulo pode ser visto por um intervalo de tempo *surpreendentemente* curto, de meros quatro milissegundos, e ainda assim afetar nossos sentimentos e pensamentos. Só para comparar, você demora duzentos milissegundos para começar a abrir os olhos ao piscar. Isso significa que você pode reconhecer um estímulo com uma velocidade dez vezes maior do que a de um piscar de olhos.[2] Pense em uma experiência forte, mas subconsciente!

Michael me procurou depois de desmaiar no chão do prédio de um tribunal onde tinha acabado de ganhar o maior caso de sua vida. Ele não conseguia entender o que estava acontecendo. Lá estava ele, saindo de uma das experiências mais gratificantes que já tivera e entrando em um dos momentos mais assustadores que poderia imaginar — tudo isso em dez minutos. Ficou ali, estendido no chão, sob o teto abobadado de trinta metros de altura, com pessoas andando à sua volta, encarando-o. Estava certo de que era um ataque cardíaco e de que iria morrer.

Quando conversamos pela primeira vez, ele me contou que vinha enfrentando a ansiedade e o estresse havia anos, mas nunca daquela forma. Nunca a ponto de não conseguir se segurar diante dos outros. Ninguém jamais havia chamado os paramédicos para carregá-lo até uma sala de emergência hospitalar. Parecia-lhe absurdo que aquilo estivesse acontecendo. Era algo que ele não conseguia explicar. "Estou conquistando tudo o que sempre quis na vida", disse-me. Mas como os ataques de pânico continuaram se repetindo, ele entendeu que precisava fazer alguma coisa. Não podia seguir vivendo assim.

Acontece que, embora um estímulo seja processado no momento em que se apresenta, a resposta a ele nem sempre é. Pelo menos, não de forma consciente. Isso dificulta ainda mais a identificação dos estímulos específicos e das causas que ativam. Isso também torna mais crucial identificar o que acontece entre o estímulo e a resposta. Não só o estímulo pode estar conectado de forma tangencial e subliminar às cicatrizes que está ativando, como isso pode ter acontecido horas, dias ou até semanas antes da ação resultante. Esse é um dos motivos pelos quais muita gente só recorre à bebida, ao cigarro ou aos comprimidos *depois* do trabalho — embora o estresse tenha se acumulado ao longo do expediente. O estresse vai aumentando durante todo o dia, mas o comportamento surge somente horas depois.

Às vezes, é tão vergonhoso reconhecer o gatilho em si, tão doloroso, que o deixamos de lado e o suprimimos da memória. Quando comecei a trabalhar com Michael, a verdadeira causa dos ataques de pânico não estava nítida para ele. Mesmo depois de uma exaustiva sessão de avaliação de três horas, na qual ele falou de sua história de vida, a causa estava longe de ser evidente. Só mais tarde, no meio de uma sessão intensiva de terapia psicodélica (discutiremos versões específicas disso em capítulos posteriores), sua maior e mais importante cicatriz veio à luz — a visão de seu pai com a arma junto à cabeça, cercado de familiares amedrontados e policiais ansiosos. Não que Michael não se lembrasse dessa experiência. Mas a conexão com a sua vida atual e o potencial impacto que uma experiência como essa pode ter tido sobre ele na infância foram jogados em um sótão psicológico — armazenados, mas há muito tempo esquecidos.

Precisávamos descobrir por que aquela experiência, aquele estímulo, tinha desencadeado seu recente ataque de pânico no saguão do prédio do tribunal.

Gostamos da analogia de um "gatilho" para um estímulo porque o associamos ao disparo de uma bala. Mas, na realidade, não é assim que um gatilho funciona. De fato, em nós, um gatilho apenas dá início a um processo muito mais complexo. Em uma arma, o gatilho, quando pressionado, libera um mecanismo interno, que descarrega a energia armazenada em uma mola. Essa mola então libera um martelo, que atinge uma espoleta e acende a pólvora armazenada. A explosão da pólvora cria então uma pressão que impulsiona a bala através da câmara. Se algum dos elementos desse processo estiver faltando, for danificado ou alterado, a bala jamais será disparada. Dependendo de como você vê isso, o gatilho por si só não fez a bala ser disparada — mas sem o gatilho o restante do processo nunca teria acontecido.

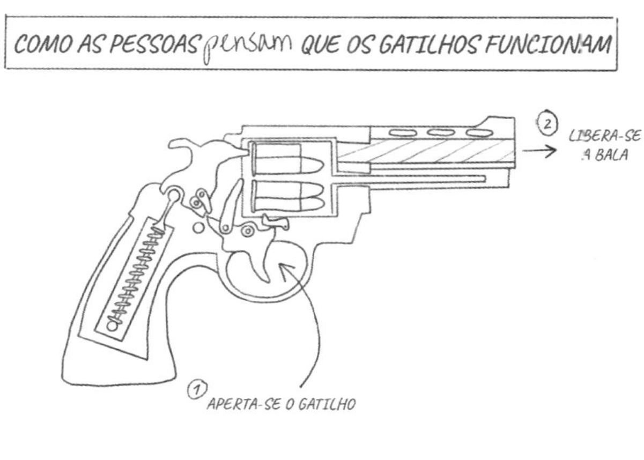
COMO AS PESSOAS pensam QUE OS GATILHOS FUNCIONAM
2 LIBERA-SE A BALA
1 APERTA-SE O GATILHO

Eis o que torna o comportamento dos humanos tão intrigante. A maioria de nós pode olhar uma arma que nunca viu antes e identificar o gatilho facilmente. Mas não conseguimos chegar nem perto de identificar a maioria dos estímulos que nos ativam, que dirá aqueles das pessoas à nossa volta, mesmo depois de anos ou décadas. Esses gatilhos são incrivelmente singulares para cada pessoa, e não há quase nenhuma forma consistente e observável de detectar que um gatilho foi pressionado até muito depois de a bala ter sido impelida para fora da arma.

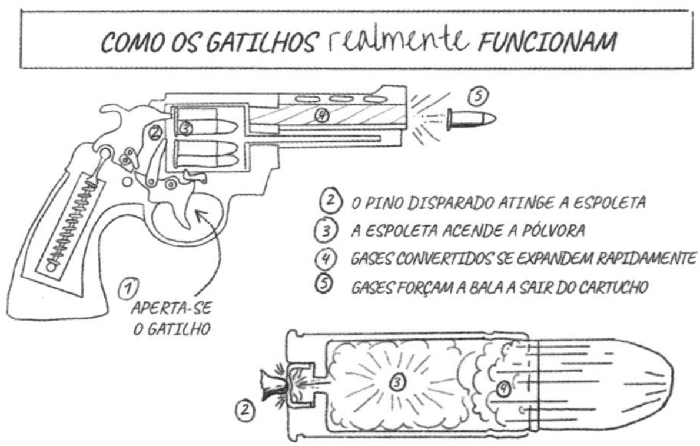

Eis um exemplo. Em minha segunda clínica de reabilitação, havia um cara chamado Usman, que tinha se mudado do Norte da África para Los Angeles. Ele era muito simpático e jovial, o tipo de pessoa que você poderia ouvir, por horas, contar histórias malucas, não apenas de sua terra natal, mas também de seu tempo em Los Angeles, onde, em poucos anos, ele se tornou viciado em crack. Nós íamos às reuniões, caminhávamos até a Starbucks mais próxima com os outros caras pela manhã e passávamos horas juntos todos os dias. Quando o conheci, Usman estava sóbrio havia três meses e já tinha cumprido seu tempo de prisão. Eu ainda encarava essa possibilidade, mas havia passado uma semana preso antes de ir para a clínica, então criamos um vínculo por causa da experiência. Um dia, no horário habitual de nossa ida ao café, procurei Usman pela casa, mas não o encontrei em lugar nenhum. Depois de uns 15 minutos, desisti e decidi ir sozinho. No caminho para a Starbucks, encontrei alguns dos outros caras. Parece que Usman estava indo com eles para o café quando um antigo amigo/traficante passou de carro, parou e o chamou. Usman interagiu com o cara durante dez segundos. Depois, pulou para dentro do carro, e os dois partiram em alta velocidade. Ele nunca mais voltou. Bastou isso. Dez segundos, algumas poucas palavras e um estímulo de ex-usuário se tornaram o gatilho que fez com que Usman jogasse fora três meses de sobriedade (sem falar na violação da condicional e nos milhares de dólares que ele tinha gastado no tratamento). É por isso que você não pode se apoiar na ideia de evitar gatilhos para controlar seu comportamento viciante — porque você nunca sabe de onde o estímulo pode vir.

Se você descobriu que seus gatilhos estão sendo acionados frequentemente e decidiu trabalhar no estágio Estímulo, o processo que se segue vai ajudá-lo.

APLICANDO OS PRINCÍPIOS EAT AO ESTÁGIO ESTÍMULO

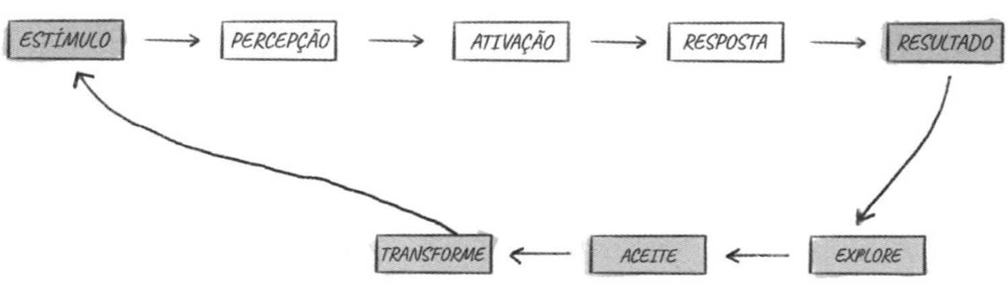

Se você está se dedicando a explorar o estágio Estímulo, é porque se vê fortemente influenciado pelas pessoas, os lugares, o clima, as ocasiões e outros elementos diversos do ambiente que vê, ouve, nos quais toca e com os quais interage. Seu uso parece fora de controle e você sente que não consegue se segurar quando surge um estímulo desencadeador.

A única maneira de interferir nos estímulos é alterar seu comportamento de maneira a diminuir sua exposição a eles. De fato, essa é uma das técnicas mais usadas em tratamentos para o vício — reduzir a sua exposição aos estímulos. Trata-se de uma ferramenta maravilhosa se aplicada corretamente, em especial no início do tratamento, quando outras ferramentas para a recuperação ainda estão pouco desenvolvidas.

Quando você não tem muita prática em frear o impacto dos estímulos, não estar exposto a eles pode lhe dar um pouco de segurança.

Infelizmente, a maioria das pessoas que enfrentam um vício nunca analisou totalmente todos os estímulos que funcionam como gatilhos. Claro, elas podem perceber que estão engatilhadas quando entram em um bar, ou quando não conseguem dormir. Mas, muitas vezes, esses estímulos mal tocam a superfície. Como eu já disse, muitos de meus clientes só percebem que certo estímulo está funcionando como gatilho depois de dias, ou semanas, de trabalho. Alguns dos aspectos mais benéficos de se trabalhar na identificação de estímulos que ativam as cicatrizes profundas é o incrível acesso que isso nos dá às histórias e experiências associadas a elas — e que foram relembradas juntamente com a formação da própria. Vamos explorar.

Explore

Como você toma consciência de coisas que vem reprimindo, de todas as formas possíveis, há décadas? Para muitos de meus clientes, os estímulos desencadeadores estão em toda parte — em casa, na rua, na tela do telefone, nas expressões do rosto de pessoas amadas, na cozinha da família e dentro da cabeça. São novos e antigos lembretes de dores passadas, algumas vindas diretamente da infância, nem todas rememoradas com detalhes. Por isso, é melhor iniciar conversas sobre estímulos com algumas espoletas.

Espoletas são pequenos lembretes que podem ativar sua memória. Dou aos clientes listas de potenciais estímulos entre os quais podem escolher, e então incentivo uma conversa. (Essas espoletas são fornecidas a você como parte do exercício Montando sua tabela de gatilhos, na página 313, no Apêndice B.) Alguns itens da lista são simples, como um "local específico". Todo mundo tem pelo menos um ou dois lugares onde geralmente bebe ou usa alguma coisa. Para mim, era o sofá do meu estúdio de gravação, o meu carro ou o meu quarto. Para alguns clientes, é o bar ou restaurante favorito; para outros, isso é um segredo bem guardado. Quase todo mundo tem os seus locais favoritos; certifique-se de identificar os seus.

Outras duas espoletas comuns que aparecem em minha lista são "com pessoas específicas" e "sozinho". Identifique em qual das duas categorias você se encaixa. Se você, em geral, é sociável quando assume seu comportamento, identifique as pessoas que normalmente fazem parte da experiência. Seja específico.

Enquanto os exemplos anteriores estão relacionados a estímulos externos (a coisas que acontecem fora de você), quando os estímulos são internos, as espoletas incluem termos como "estresse", "ansiedade", "tédio", "lembranças de traumas passados", "cansaço" e outros estados internos.

Não há resposta certa ou errada aqui, mas quase sempre constato que o uso da lista de espoletas traz à tona percepções e novas lembranças. Esses estímulos têm significado para você, conforme entenderemos em capítulos adiante, mas você pode precisar ser cutucado para se lembrar até mesmo de que eles existem.

Por exemplo, no início de minha carreira, eu me sentei com Tim, um músico ligeiramente emo que era meu cliente, porque ele estava tendo dificuldade com as fichas de exercício. Ele me olhou e perguntou:

— O que significa "em uma saída específica da via expressa"?

— Estou perguntando se você tem um gatilho quando passa por uma saída específica da via expressa — respondi.

Ele pensou por um instante, parecendo intrigado, e então perguntou, levemente aborrecido:

— Por que uma saída de via expressa seria um gatilho para mim?

— Bem — eu disse —, às vezes, as pessoas têm uma área específica da cidade onde compraram ou usaram drogas. Chegar perto dessas áreas, seja ao sair da via expressa ou ao virar em uma rua específica, pode deixá-las agitadas e engatilhadas.

— *Ah, merda*!!! — gritou Tim. — Caramba, sim, isso faz todo o sentido. No caminho do trabalho para casa, sempre passo pela saída da Normandie assim que deixo o centro... Quando as coisas estão difíceis, eu saio ali e vou comprar drogas em uma casa a dois minutos da via expressa. Tenho todo um ritual: parar no posto de gasolina, tirar algum dinheiro, dirigir até a casa, pegar as drogas e então usá-las no carro.

No momento em que o gatilho foi ativado, Tim colocou para fora toda uma cadeia de eventos sem nem sequer pensar.

Estímulos são poderosos.

Gasto tempo com novos clientes para delinear por completo cada potencial gatilho que possamos identificar. Use o exercício Montando sua tabela de gatilhos (página 313) para organizá-los por impacto. É importante notar que os estímulos geralmente não aparecem separados uns dos outros. Portanto, criar a representação mais realista possível do verdadeiro modo como esses estímulos agem em sua vida pode ajudar.

Por exemplo, embora um ambiente social, com amigos específicos, possa acionar um gatilho, ele talvez combine vários elementos:

- Esse evento acontece geralmente em um horário específico (por exemplo, às 17 horas).
- Acontece em um ambiente específico (seu bar de *happy hour* favorito).
- Transcorre enquanto você se encontra em um determinado estado psicológico e biológico (por exemplo, quando está cansado e estressado depois do trabalho).
- Pode ocorrer apenas em circunstâncias específicas (por exemplo, quando a pessoa com a qual você divide sua vida está fora da cidade).

É essa combinação *única* de estímulos que ativa verdadeiramente o comportamento compulsivo. Depois de desenvolver uma lista exaustiva, você terá uma noção do real impacto dos estímulos sobre o *seu* comportamento. É provável que você constate que seu mundo consiste em uma espécie de mapa virtual no qual estímulos desencadeadores aparecem por todos os lugares de sua vida diária, conduzindo e guiando você na direção do seu comportamento problemático. Essa consciência lhe dará um sólido ponto de partida para adequar sua exposição.

Expandindo a consciência por meio do trabalho da medicina psicodélica

Outra técnica muito importante que uso para explorar estímulos é a da medicina psicodélica. Essa abordagem pode ser controversa, e a ironia de voltar a ela quase vinte anos depois de ir para a prisão por vender essas drogas não me escapa. Entretanto, constatei que o trabalho com psicodélicos pode suscitar uma grande tomada de consciência acerca de memórias e estímulos que têm sido reprimidos há décadas. Esta certamente não será a única fase SPARO em que haverá referências a esse trabalho, mas o poder dos psicodélicos é que eles mudam a maneira como a mente pensa. Quando um trauma, o tempo e o simples recalque põem de lado aspectos importantes do self, o uso de medicamentos psicodélicos, com frequência, pode abrir uma janela para o passado, como se construísse algumas pontes que os clientes podem usar para voltar no tempo e chegar até ele. Dessa jornada, muitos retornam com lembranças e experiências perdidas há bastante tempo. Há muitos medicamentos psicodélicos úteis nesse contexto, mas os mais pesquisados e mais relevantes para meu trabalho têm sido a cetamina, a psilocibina e a MDMA (conhecida como *molly* ou ecstasy).[3] Quando se trata de desvendar estímulos escondidos, descobri que o uso desses medicamentos, dentro de ambientes de terapia orientada, traz alguns resultados quase inacreditáveis. Cada um deles amplia a percepção de maneira diferente e permite ao cliente explorar, identificar e se conectar com estímulos que podem não estar conscientemente óbvios *ou* cuja exploração possa parecer arriscada sem a ajuda do medicamento. Falaremos desses medicamentos em detalhes mais adiante.

Realizar a exploração completa dos estímulos desencadeadores em sua vida pode ajudar você a compreender o modo como seu comportamento é afetado por forças específicas e, assim, a se sentir mais seguro. Esse conhecimento por si só pode, por um lado, trazer uma sensação de conforto e, por outro, também gerar ansiedade, tristeza e até vergonha. É por isso que é importante entrarmos, a seguir, no trabalho da Aceitação.

Aceite

Muitos de meus clientes estão bem mais familiarizados com o sentimento de vergonha do que com o de aceitação. Isso pode ser algo a que você esteja habituado também. Talvez tenham lhe dito que você não tem valor, que é cheio de defeitos, um caso perdido, ou pior. Pode ser que você não goste disso, mas pode ser também que seja confortável sentir-se mal consigo mesmo. Se isso é verdade, se a Aceitação é uma prática atípica, pode parecer mais fácil continuar com a dor que você conhece do que arriscar tudo por um futuro potencial, mas desconhecido.

Em relação às descobertas feitas no estágio Estímulo, muitas pessoas dizem que se sentem desempoderadas ("Por que eu deixaria algo tão simples controlar meu comportamento?"), com remorso ("Não acredito que deixei essa pessoa afetar minha vida por tanto tempo!"), envergonhadas ("Nunca falei com ninguém sobre isso antes; só de pensar nisso, já tenho vontade de me enfiar em um buraco") ou mesmo com raiva ("Estou furioso por ter permitido que essas coisas destruíssem minha vida"). Você pode sentir que é injusto ter sido — e continuar sendo — afetado por gatilhos que controlam a sua vida desse jeito.

Mas quero lembrá-lo de que os gatilhos em si não têm poder. Eles são simplesmente o ponto de ativação de causas que desencadeiam toda uma cascata de reações. Lembre-se também de que essa cascata faz todo o sentido do mundo, quando compreendida do ponto de vista das experiências que o levaram ao ponto em que está agora. Se revisitamos sua história pessoal e explorarmos novamente as situações que primeiro consolidaram esses estímulos desencadeadores, conseguimos ligar os pontos. É por isso que quero que você adote o meu lema: "F*da-se a vergonha!" A vergonha não nos ajuda em nada quando estamos tentando dar grandes viradas na vida. Ela nos impede de progredir e nos faz sentir impotentes quando aquilo de que realmente precisamos é um pouco de direção, algum impulso e crença em nós mesmos.

Também é importante lembrar que nunca estaremos completamente livres de gatilhos. Essa é uma realidade que todos nós temos que aceitar. É por isso também que simplesmente tentar controlar gatilhos nunca será uma estratégia de recuperação bem-sucedida em longo prazo. Devemos aceitar que continuaremos a ser expostos a estímulos desencadeadores mesmo quando trabalhamos para evitá-los.

É o modo como reagimos a eles que faz toda a diferença.

E é exatamente isso que você está trabalhando para mudar.

Com essa compreensão estabelecida, quero que você pelo menos admita a possibilidade de não estar "danificado", "quebrado" ou "doente". Seus comportamentos e respostas fazem sentido, considerando suas experiências. O poder de se liberar da vergonha e encarar a realidade de frente é inacreditável quando exercido de maneira apropriada. Com a vergonha deixada de lado, quase todo mundo está pronto para seguir para a Transformação.

Transforme

Ao chegar ao estágio da Transformação, você já terá conquistado, por meio da Exploração, um entendimento mais sólido dos motivos por trás de seu comportamento. Além disso, a Aceitação terá preparado você para a jornada à frente, reduzindo a vergonha e a culpa em relação às feridas que o estavam segurando. A Transformação é o estágio em que aplicamos ferramentas e práticas aos problemas que descobrimos, e é aí que uma real mudança de longo prazo se consolida. No estágio Estímulo, focamos numa triagem dos estímulos. Fixamos nossa atenção também em nos livrar deles ou nos acostumar mais com seu impacto (o que às vezes é chamado de habituação ou dessensibilização).

A abordagem geral para a Transformação nesse estágio é simples: se você está apenas iniciando o seu processo de recuperação e não se sente muito forte, é melhor evitar ou se livrar de qualquer estímulo que tenha alto potencial ativador. Você pode jogar fora todo o álcool da casa e parar de passar tempo com amigos que bebem muito ou que têm uma ligação profunda com o seu comportamento problemático. Suspenda sua exposição a pessoas, lugares ou experiências que disparem os gatilhos dentro de você. Não estar exposto a gatilhos muito fortes é uma das maneiras mais seguras de evitar a influência deles e uma ferramenta importante no início da recuperação.

Além disso, é importante fazer mudanças significativas na maneira como você se relaciona com quaisquer dos gatilhos de que não consiga se livrar. Por exemplo, se você se livrou de todas as cervejas da geladeira, complete sua ação enchendo-a de bebidas seguras — águas saborizadas, sucos, cervejas sem álcool ou qualquer outra coisa que possa substituir o estímulo disparador prévio. Se há um cômodo da casa geralmente associado a seu comportamento problemático, tenha como projeto mudar a aparência e a atmosfera do espaço. Pinte as paredes, mude os móveis de lugar (ou substitua-os) ou encontre outras maneiras de fazer com que tudo fique bem diferente. Se há uma hora do dia em que seja mais difícil resistir, preencha-a com um hábito novo e saudável, como correr, ou uma atividade social positiva ou algo do tipo. Discutiremos essa abordagem poderosa em mais detalhes adiante, no estágio Resposta.

IMPORTANTE: as mudanças feitas durante essa fase não precisam ser permanentes. Mas, se forem realizadas de maneira apropriada, ficará bem mais fácil completar as etapas seguintes do trabalho. Digo isso porque alguns clientes encontram integrantes da família, colegas de trabalho e até bons amigos na coluna "Extremamente prejudicial". Os relacionamentos, em especial, são um assunto que vamos querer abordar adiante. Por ora, talvez você precise evitar temporariamente gatilhos com os quais terá que aprender a lidar mais tarde para aumentar suas chances de sucesso na fase inicial.

O foco do estágio Estímulo é simplesmente perceber e eliminar a exposição a gatilhos que são obviamente prejudiciais e com os quais é fácil lidar. Infelizmente, esse estágio, de maneira geral, está longe de ser poderoso, sustentável ou potente o bastante para induzir mudanças de vida reais e de longo prazo. Conforme observado, às vezes não é possível se afastar dos gatilhos. Aliás, é complicado evitá-los, já que, com frequência, não são óbvios, mudam de acordo com o ambiente e podem ser impossíveis de prever com antecedência. Assim, evitá-los verdadeiramente por toda a vida é, em essência, impossível.

Mas e se pudéssemos de fato nos tornar bem melhores em prever o que aconteceria se um gatilho fosse ativado? E se pudéssemos identificar o mecanismo que dispara a bala *depois* do gatilho ser apertado? Será que não seríamos capazes de encontrar mais oportunidades de neutralizar até mesmo um gatilho disparado?

Seríamos, e é para lá que vamos, com a Percepção.

CAPÍTULO 7

Percepção

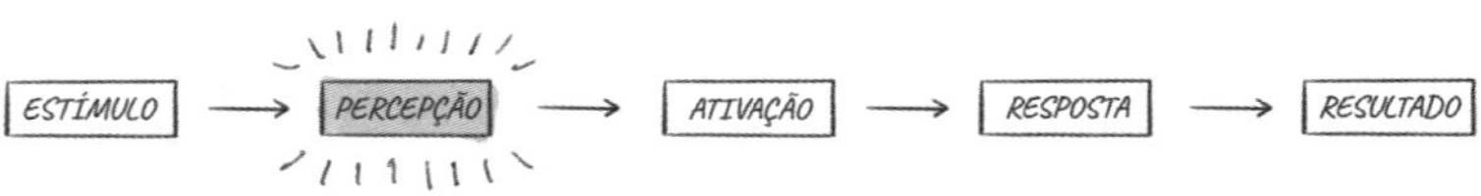

Imagine-se em uma caminhada vespertina. Subindo e descendo trilhas, você se vê repetidamente cativado pela beleza da paisagem à sua volta. Imensos pinheiros lançam sombras no local e refrescam o ar. Esquilos correm para cima e para baixo nos troncos grossos das árvores, brincando e procurando pinhas para se fartar. A trilha não é realmente difícil, então você tem tempo mais do que suficiente para olhar em volta e apreciar a grandiosidade da paisagem.

Essas caminhadas são uma de suas formas favoritas de recarregar as energias. Você gosta de como elas lhe dão espaço físico e mental para se expandir e manter os pés no chão. Depois de 45 minutos caminhando, você chega a uma clareira no bosque e se depara com um cenário simplesmente arrebatador. Diante de você está a mais extraordinária cordilheira. Impressionado com tanta beleza, você faz uma pausa e absorve tudo aquilo, apreciando a vista e gravando-a na memória. Uma espécie de imagem mental se forma em sua cabeça, que registra para sempre esse momento sublime.

Mais tarde, à noite, acomodado em casa, você e sua parceira estão recebendo alguns amigos. Ainda comovido com a experiência que teve naquele dia, você compartilha a história da caminhada com as pessoas à mesa. Rapidamente, um amigo se dá conta de que também esteve diante daquela vista, apreciando-a assim como você. Porém, ele insiste em corrigi-lo em alguns pequenos detalhes. Você havia mencionado que tinha neve no topo da montanha e que o seu lado esquerdo estava coberto de pinheiros viçosos, também cheios de neve. Mas, segundo o seu amigo, a montanha não tinha neve, e os pinheiros estavam distribuídos uniformemente. Além disso, você havia se referido a um pequeno lago que ficava na base, ligeiramente à direita. Mas o lago, na verdade, estava à esquerda, e você tinha se esquecido de falar da bela folhagem que o cercava. Você fica um pouco espantado, já que tem certeza do que viu. Afinal de contas, isso aconteceu naquele dia e você guardou tudo na memória. Você *sabe* o que viu. E então, você reafirma o que disse ao seu amigo, certificando-se de que ele entenda que os detalhes que compartilhou correspondiam exatamente ao que você viu na montanha. Vocês dois ficam discutindo durante algum tempo, sem chegar a um acordo sobre o real cenário. A experiência deixa uma pequena mácula na noite, já que você e seu amigo acabam se sentindo incompreendidos, descredibilizados e um pouco chateados.

Três semanas depois, em um almoço, você relembra a conversa com o amigo. E descobre que estiveram em trilhas ligeiramente diferentes. Ambos olharam, de fato, para a mesma montanha, mas ele estava mais ou menos cinco quilômetros a nordeste, e ainda não havia nevado quando passou por ali, dois dias antes.

Você e seu amigo viram a mesma montanha de pontos de vista diferentes, em momentos diferentes. A localização afetou sua visão e, consequentemente, sua perspectiva, que se tornou sua percepção da montanha em si. Sua perspectiva sempre afeta sua percepção. E sua perspectiva raramente é *tão* verdadeira ao ponto de superar todas as outras. Quantas vezes você já se viu discutindo com alguém acerca da maneira "certa" ou "errada" de pensar sobre um assunto? De concluir uma tarefa? De definir uma palavra? Em quantas dessas vezes você descobriu que havia mais de uma forma de pensar sobre o assunto?

Eu constatei que, entre os aspectos do modelo SPARO, a Percepção é um dos mais difíceis de serem absorvidos completamente pelas pessoas. Isso porque nossa visão do mundo é tão pessoal — e temos com ela uma intimidade tão firmemente consolidada e reforçada — que admitir que possa estar "incorreta" é tremendamente difícil. Vi pessoas demorarem meses, e até anos, para fazer isso. Parece que não é natural, ou até mesmo perigoso, admitir, primeiro, para nós mesmos e, em seguida, para os outros, que podemos estar "errados" na maneira confiante como vemos a vida.

Em nossa história sobre a caminhada, os caminhos diferentes que você e seu amigo tomaram representam os caminhos diferentes que todos nós seguimos na vida. Nenhum de nós a experimenta da mesma forma. Não há duas pessoas lendo este livro agora que tenham tido a mesma experiência de vida. Todos nós percorremos trilhas diferentes. Todos nós olhamos a montanha de um ponto de vista próprio.

O MUNDO PODE PREGAR PEÇAS EM VOCÊ

Uma imagem vale mais que mil palavras, e quando podemos *ver* algo acontecendo, fica muito mais fácil de entender. É por isso que um osso quebrado pode explicar imediatamente a dor de um amigo, mas tentar reconhecer a dor emocional é muito mais desafiador. Às vezes, entretanto, mesmo o visível pode nos deixar confusos. Como a imagem a seguir. Sabemos que ela é bidimensional, já que está impressa em uma folha de papel. Porém, nosso cérebro é enganado quando focamos na imagem e a olhamos por alguns segundos.

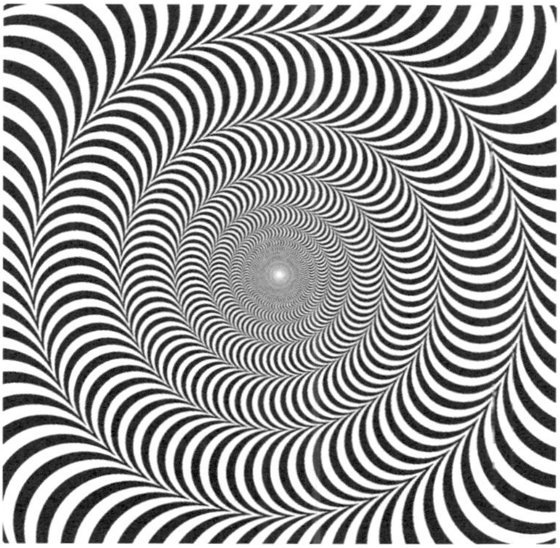

A imagem faz você acreditar que os círculos estão irradiando para fora, e até mesmo girando, e que a figura se aprofunda na página. Obviamente, você não pode acreditar em tudo o que vê. Você já ouviu esse ditado antes. Ainda assim, é fácil argumentar que as linhas e os círculos em preto e branco na página são bem menos complicados do que o comportamento humano e a psicologia. E, se você não pode nem sequer acreditar em tudo o que vê, por que confiaríamos apenas no comportamento visível para entender verdadeiramente o funcionamento interno daqueles à nossa volta?

Bem, você não deveria confiar no que vê. O que acontece dentro de nossa cabeça tem muitas nuances e é delicado. Nossa realidade *não* é objetiva, e, exatamente por isso, fica mais simples confiar no que é aparentemente objetivo — o que vemos — para descrevê-la. Estudos e mais estudos revelaram centenas de truques e atalhos internos por meio dos quais nosso cérebro processa o mundo real. Eis algumas dessas maneiras, tendenciosas e imprecisas como são:

- Viés de confirmação: favorecemos nosso conhecimento existente e tendemos a ignorar informações que o contrariem.
- Heurística da disponibilidade: damos mais peso a informações prontamente disponíveis e descartamos largamente circunstâncias menos comuns.
- Erro fundamental de atribuição: acreditamos em nossa capacidade de controle e que nossos motivos podem mudar, mas achamos que os outros estão presos em seus modos e presos em suas personalidades.
- Viés egocêntrico: projetamos nossas crenças nos outros.
- Efeito da mera exposição: imaginamos que as coisas com as quais estamos familiarizados são melhores.
- Viés do estereótipo: editamos nossas memórias para reforçar nossa percepção e nossas conclusões.
- Substituição de atributos: favorecemos opções simples em detrimento de alternativas complexas.
- Viés de retrospectiva: justificamos nossas ações e rejeitamos informações contraditórias depois do fato.

A MINHA PERSPECTIVA

Dizem, com frequência, que o mundo não gira em torno de nós. Embora isso seja absolutamente verdadeiro em termos objetivos, nossa experiência *pessoal* continua a nos provar exatamente o contrário. Meu mundo gira em torno de mim, *sim*. Obviamente, reconheço que o mundo dos outros não gira em torno de mim. Mas me vejo no centro de tudo. Quando me viro, o mundo vira comigo. As coisas às quais não presto atenção não existem para mim. Sem perceber isso, desenvolvemos aos poucos uma perspectiva do mundo que é apenas nossa — afetada por nossas experiências, nosso meio e nossas crenças. E essa perspectiva única e tendenciosa tem sempre um impacto imenso sobre todo o nosso comportamento — sobre todas as nossas reações e respostas.

O motivo pelo qual as pessoas respondem de maneiras tão diferentes aos estímulos tem muito pouco a ver com o estímulo em si. Tem a ver com o que esses estímulos *significam* para cada um de nós. Um carro azul que passa pode não significar nada para você, mas, para uma pessoa que já foi agredida dentro de um carro azul, mesmo que isso tenha acontecido décadas antes, pode significar o início de um ataque de pânico que a leva a beber escondida a noite inteira.

O que faz a diferença aqui? Muitos fatores estão em jogo na criação dessa diferença de percepção. Sem dúvida, o primeiro fator que afeta a percepção é a atenção.

O PODER DA ATENÇÃO

Se você não está atento ao que acontece, não registra a existência de um evento e, portanto, é menos provável que ele tenha um impacto sobre você no momento. Isso pode parecer óbvio, mas pesquisas têm nos mostrado que a nossa atenção é muito mais inconstante do que supomos. Pensamos que damos atenção ao que precisa de atenção, mas não é assim. Você ficaria impressionado com a quantidade de coisas que podemos deixar passar.

Um exemplo desse efeito é conhecido como cegueira à mudança.[1] (Antes de eu arruinar esse experimento para você para sempre, procure na internet por "vídeo de basquete da cegueira à mudança" e veja você mesmo, se quiser algo mais do que apenas aprender. *Não* dê prosseguimento à leitura até assistir ao vídeo.) Nosso cérebro foca a tarefa de forma míope e ignora até as coisas mais óbvias. Em um dos estudos, os participantes que assistiam a um vídeo eram solicitados a se concentrar em uma tarefa simples: contar o número de passes de bola feitos por um grupo de estudantes de camiseta branca. Enquanto os participantes se concentram em concluir a tarefa, uma pessoa com uma roupa de gorila preta entra na tela, bate no peito e sai. Acredite ou não, nada menos que 65% dos participantes nem sequer notaram o gorila![2] Como isso é possível? Estudos semelhantes têm sido realizados com muitos arranjos e cenários diferentes. Em experimentos que simulam o ato de dirigir um veículo, prédios inteiros, árvores e carros em cena podem desaparecer no meio do percurso, e a grande maioria das pessoas não nota![3] Como alguém deixa de ver algo tão óbvio e perceptível?

Deixamos de ver porque estamos focados em outra coisa.

Enquanto lê isto, você provavelmente está certo de que jamais poderia cometer um erro assim. Mas tenho uma novidade para você. Só conseguimos prestar total atenção a uma coisa de cada vez. Portanto, nosso cérebro precisa fazer algumas escolhas, removendo o que parece ser desimportante.[4] O cérebro faz isso de modo a poupar esforços e recursos para o que parece ser verdadeiramente relevante para nós.[5] Esse é o primeiro lugar em que a percepção faz diferença. O que seu cérebro considera menos importante receberá pouca atenção. Ou nenhuma. Pode parecer ultrajante, mas todos nós fazemos isso. E nunca tomamos consciência do que está acontecendo.

Repetidas vezes, nós nos lembramos da realidade de maneiras que contradizem as recordações daqueles à nossa volta. Como na história anterior sobre a caminhada, nós nos vemos discutindo com pessoas queridas detalhes específicos que fizeram, ou não, parte de uma experiência. Quem dançou com quem no nosso casamento? Tínhamos um sofá marrom ou preto em nosso primeiro apartamento? Qual era o nome daquela pessoa simpática que morava ao lado e nos ajudou com as compras da mercearia? Ou foi com as malas? E, repetidas vezes, temos certeza de que a nossa lembrança está correta.

Pesquisas nos mostram que as lembranças que temos dos eventos são profundamente influenciadas por aquilo a que prestamos atenção. Sem atenção, um gatilho que de outra forma seria extremamente ativador não alcança a consciência. E nem sempre temos consciência de todos os estímulos que nosso cérebro *de fato* processa para tomar suas decisões. Nessa busca por eficiência, alguns aspectos de nosso meio que *são* realmente processados e *que podem* afetar nosso pensamento permanecem fora de nossa consciência explícita.

Portanto, você não apenas deixa de ver partes da realidade que importam, como também processa aspectos que o afetam sem perceber isso.

Opa.

Você pode estar se perguntando, enquanto tenta mudar seu comportamento: "Como isso vai me ajudar?" Não podemos necessariamente direcionar nossa atenção a um gatilho específico em um ambiente. Mas podemos nos treinar, por meio da atenção plena e de práticas relacionadas, para sermos intencionais em relação ao lugar para o qual apontamos nosso foco. Essas práticas são incrivelmente eficazes em nos permitir manter o controle sobre nossa atenção e, portanto, sobre nossa reatividade.[6] Quando você está mais atento às suas mudanças internas e às flutuações de seu estado pessoal, pode se preparar melhor e responder. É como a diferença entre ser capaz de sentir um terremoto porque as paredes estão tremendo e ter seu próprio dispositivo interno de detecção sísmica. O nível de detalhe e precisão que você pode registrar é infinitamente maior e pode lhe dar um alerta bem antes de tudo começar a desabar. (Discutiremos técnicas específicas para aumentar a atenção plena e o controle da atenção mais adiante neste livro.)

É mais simples do que você pensa.

Nosso cérebro é uma máquina de associações muito poderosa. Quando estamos atentos a um estímulo, isso ativa nossas associações e memórias. Repetição e intensidade são os que mais contribuem para a retenção de associações específicas. Para que possamos compreender essa parte do processo SPARO, é importante entendermos como uma memória é formada.

OI, VOCÊ SE LEMBRA DE MIM?

Ao contrário da concepção de muitos, as memórias não são mantidas como "arquivos" que esperam a hora de ser puxados de uma gaveta imaginária em seu cérebro. Na verdade, as memórias estão armazenadas de maneira difusa por todo o cérebro.[7] Cada segmento do cérebro que estava ativo durante uma experiência se acende como uma árvore de Natal sempre que a memória dessa experiência é ativada. É por isso que memórias fortes podem nos fazer sentir quase como se estivessem ocorrendo em tempo real. Você já se sentiu mais feliz ao rememorar aquelas maravilhosas férias em família que teve? Ou triste por causa da lembrança de um término de relacionamento difícil? Isso acontece porque as memórias *reativam* o cérebro de maneira quase idêntica à experiência original.

Isso é importante por alguns motivos:

1. Pode ajudar a explicar por que as memórias impactam nosso comportamento agora, embora a experiência em si tenha acontecido no passado. Isso vale especialmente para memórias de eventos difíceis e traumáticos, mas também para aquelas relacionadas a experiências mais comuns e alegres.
2. Quando a memória é reativada, também fica suscetível a ser alterada no momento. Isso significa que podemos mesmo mudar o passado, pelo menos na medida em que ele está relacionado à nossa experiência *atual* de eventos decorridos.
3. Memórias também são específicas do contexto. O que isso significa exatamente? Significa que a percepção que você terá de estímulos específicos dependerá do que estiver acontecendo dentro de você e à sua volta. Você experimentará um estímulo de forma diferente se estiver em casa ou no escritório, na casa de um amigo ou no shopping, se estiver escuro lá fora ou se for

> uma tarde de pleno sol. Internamente, você perceberá as coisas de forma diferente se estiver estressado ou relaxado, altamente concentrado ou distraído, sentindo-se aquecido ou com frio.

Por exemplo, você sabia que é mais receptivo a novas informações quando está com uma caneca quente na mão do que quando está segurando uma caneca fria?[8] Ou que tal o fato de ter uma probabilidade maior de ver como inteligente alguém que você considere bonito?[9]

A maioria de nós supõe que a percepção do que está acontecendo à nossa volta é verdadeira, mesmo quando influenciada por nossas experiências passadas. Mas, como sabemos agora, pesquisas têm nos mostrado, repetidas vezes, que *nosso pensamento não é nada objetivo.* Essa lição é crucial pelo seguinte motivo: sua percepção do mundo o leva a seu comportamento real. Portanto... *se você puder mudar sua percepção de um estímulo, mudará sua resposta a ele.* Como disse Wayne Dyer: "Mude o modo como você vê as coisas e as coisas que você vê mudarão."[10]

Essa é a ideia por trás da parte de Percepção do modelo SPARO: tomar conhecimento daquilo que está além de nossa consciência — nossas percepções — para que possamos mudar nosso comportamento.

EU SOU QUEM EU DIGO QUE SOU

Você já pensou em como se identifica? Por exemplo, embora eu more nos Estados Unidos há mais de vinte anos, ainda me identifico como israelense. A maioria de nós não pensa muito na própria "identidade", mas pesquisas mostram que os rótulos e identidades que atribuímos a nós mesmos têm uma *enorme* influência sobre nossos pensamentos, sentimentos e comportamentos. Sua identidade informa o que você vê como importante, de quem você se sente próximo, a quem você se sente semelhante e as crenças mais básicas que você tem sobre "certo" e "errado". Pesquisadores mostraram, repetidas vezes, que aquilo em que acreditamos é, em grande parte, determinado considerando o(s) grupo(s) ao(aos) qual(quais) pertencemos.[11] Essa tendência também significa que nos alinhamos mais com pessoas que pertencem ao mesmo grupo (o "nosso grupo") — nós recompensamos mais essas pessoas,[12] as vemos como "melhores" e temos maior probabilidade de assumir o seu lado (e resistir aos outros — aos do "grupo de fora"). De fato, pesquisas mostram que ficamos desconfortáveis quando nos vemos discordando de pessoas com as quais esperamos concordar (membros de nosso grupo). Tudo isso é verdade, ainda que os grupos aos quais pertencemos tenham sido criados aleatoriamente por aqueles que estão realizando um experimento! E certamente é verdade quando escolhemos ser integrantes do grupo, como quando decidimos fumar maconha para nos encaixarmos em uma turma de amigos.

FAVORECEMOS CONHECIMENTOS QUE SE ALINHAM COM NOSSAS CRENÇAS

Centenas de estudos nos mostram que, depois de assumir uma posição sobre uma questão (incluindo aquelas acerca de nós mesmos, dos outros, do mundo ou mesmo sobre escolhas alimentares), você faz da defesa dessa posição e das justificativas para ela alguns de seus principais propósitos.[13] Esse Viés de confirmação significa que você é, de fato, muito mais tendenciosos *depois* de tomar uma atitude específica a respeito de um tópico do que antes de escolher uma posição. E os primeiros pedacinhos de informação aos quais você é exposto se tornam os mais relevantes quando se toma uma decisão inicial sobre um tópico, tornando-se uma espécie de âncora e tendo um impacto sobre todas as informações apresentadas mais tarde, seguindo algo chamado Viés de ancoragem.[14] De fato, fazemos com que seja quase impossível mudar opiniões e expectativas porque estamos certos de que nossa posição inicial está "correta". Então buscamos provas, focando quase exclusivamente em informações que sustentem nossa visão e ignorando todas as outras coisas. Também nos cercamos de pessoas que acreditam nas mesmas informações que nós, tornando menos provável a exposição a informações contraditórias.[15]

Acreditamos no que acreditamos, buscamos dados que confirmem as crenças que temos e consideramos aquelas poucas informações opostas que nos permitimos assimilar bem menos dignas de confiança. É por isso que, quando trabalho com pessoas que enfrentam um vício e estão querendo mudar, recomendo que adotem um estado de curiosidade e questionamento. Se você chega com uma expectativa ou opinião específica, as chances de mudar são substancialmente menores. Expectativas e opiniões podem bloquear completamente a sua consciência da realidade em si. Isso é verdade *mesmo* quando você está de fato motivado a mudar.

Essas maneiras de pensar afetam todos nós, mesmo quando não acreditamos que afetam. Por exemplo, pesquisas mostram que médicos, com frequência, confiam demais na ideia de que seus diagnósticos estão corretos. Em um estudo, pesquisadores examinaram um grupo de pacientes que os médicos acreditavam ter entre 80% e 90% de chance de estar com pneumonia, com base em exames físicos e em sua avaliação. Porém, mais tarde, exames de laboratório e de imagem revelaram que apenas 20% dos pacientes tinham mesmo pneumonia.[16] Médicos também são péssimos em revisar seus diagnósticos prévios depois de chegarem a uma conclusão. Com frequência, eles rejeitam como anomalias exames que não confirmam suas avaliações iniciais. E se espera que médicos sejam treinados para fazer avaliações e diagnósticos corretos!

Agora, imagine como esse tipo de predisposição impacta o que você pensa de si mesmo. Primeiro, você dá peso *demais* às informações a que é exposto no início da vida. Se você tiver sido abençoado com um ambiente em que recebeu proteção e cuidados, provavelmente acreditará que as pessoas são boas, que você tem valor e que o mundo é um lugar seguro para você. Mas se o estresse, a ansiedade, a dor ou mesmo ameaças físicas estão presentes no início de sua vida, você é levado em uma direção oposta — a uma visão de que a vida é perigosa, triste e vazia. Devido ao Viés de ancoragem, os blocos iniciais da construção de sua crença em si mesmo têm mais peso. Então, se seu ponto de partida é difícil, você acreditará que é fraco, que não pode ser amado, que não tem valor e que é instável. Você continua absorvendo e aceitando qualquer informação que confirma essa visão e desconsidera a maior parte das informações que sustentam a ideia de sua importância e valor, em um processo conhecido como "descontar o positivo". Sem enxergar seu próprio valor, você se cerca de informações e pessoas que concordam com a noção desfavorável que tem de si mesmo. Isso quer dizer que estará cada vez mais sujeito a uma visão negativa de si, o que faz com que seja ainda mais difícil escapar dela. Mesmo que alguém veja seu verdadeiro valor, o fato de essa visão ser pouco familiar e incomum faz com que você a desconsidere e preste menos atenção a ela.

Esse ciclo continuará a se perpetuar diariamente, a não ser que seja rompido à força.

Quando Aliyah foi abusada por um integrante da família e ninguém acreditou nela, isso reforçou seu senso de baixo autovalor. Quando foi posta em contato com homens que se aproveitavam sexualmente dela e, em troca, deram à sua mãe acesso a dinheiro e a drogas, isso impulsionou sua percepção de que seu corpo, para não dizer todo o seu ser, era uma mercadoria a ser negociada. Isso fez com que visse todas as interações em sua vida como transações. E Aliyah continuou encontrando cada vez mais provas de que só tinha valor para alguém se tivesse algo para lhe dar. Depois de identificar aquilo que podia oferecer, esperava pelo pagamento em dinheiro ou drogas. Se havia qualquer evidência de que as pessoas a viam como mais do que apenas uma mercadoria a ser usada, ela não enxergava. E se alguém tentava derrubar aqueles blocos, ela escolhia não acreditar nessa pessoa ou simplesmente desprezava sua virtuosidade como uma imensa anomalia. Sua vida estava repleta de pessoas que reforçavam a percepção que tinha de si mesma, e aos poucos ela se isolou de qualquer um que pudesse mudar sua perspectiva.

ACREDITAMOS EM NOSSOS MOTIVOS, MAS ACHAMOS QUE OS OUTROS ESTÃO PRESOS EM SEUS MODOS

Em 1999, no auge de minha carreira de traficante de drogas, eu vivia cercado de gente o tempo todo. Havia deixado para trás os longos dias de fazer entregas, com rotas de quatrocentos quilômetros, e tinha quatro ou cinco caras vendendo drogas para mim o tempo todo. Passávamos nossos dias e noites juntos entre um negócio e outro. Eu era o gerente deles, ou o empregador, se preferir. Era o responsável pelas vendas de cinco e seis dígitos, o que significava conhecer pessoas novas e me ocupar com intermináveis telefonemas e mensagens de texto o dia inteiro. Quanto mais negócios eu fazia, mais dinheiro todos nós tínhamos e maiores os negócios se tornavam, perpetuando o ciclo. Tínhamos centenas de clientes, e muitos deles gostavam de passar por nosso ponto para se drogar, "falar" com pessoas semelhantes, drogar-se ainda mais, ouvir música e fazer sexo. Minha vida tinha se tornado a versão suja e pornográfica do universo clichê de "sexo, drogas e rock and roll".

Desenvolvi uma visão de mundo cética, desconfiada e manipuladora em relação a todos — inclusive a mim mesmo. Essa perspectiva havia sido reforçada diversas vezes por terem me roubado (inclusive sob a mira de armas) e porque, geralmente, eu só via as pessoas quando elas precisavam de algo. Eu sabia que estava vendendo e usando drogas porque odiava a vida que tinha antes. Não queria nenhuma relação com o dinheiro de meus pais — dinheiro que eles usavam para controlar o rumo da minha vida. Portanto, minha visão de mundo continuava sendo totalmente guiada por minhas experiências e nunca levava em consideração as vivências das pessoas à minha volta. Eu as julgava rapidamente, sem ter nenhuma informação externa sobre elas. Não me esforçava para conhecê-las holisticamente nem acreditava que isso era necessário. O Erro fundamental de atribuição ocorre quando julgamos os outros sem conhecer as circunstâncias de sua vida e suas motivações internas; vemos seus comportamentos como representações de suas personalidades — como quem eles *são*. Mas quando se trata de nossas próprias ações, nós as racionalizamos com base nas circunstâncias. Eis o exemplo clássico disso: se você já esteve atrasado para um encontro, ou correndo para um hospital, pode ter se visto na situação de dirigir em alta velocidade, de mudar de pista e fazer de tudo para chegar a seu destino rapidamente. Mas se alguém corta você no trânsito ou ultrapassa seu carro correndo na via expressa, você imediatamente pensa: "Que babaca!"

EU ACREDITO NISSO, ENTÃO VOCÊ TAMBÉM TEM QUE ACREDITAR

Tendemos a acreditar que os outros compartilham de nossa visão sobre quase tudo, inclusive sobre nós mesmos. Raramente verificamos essa projeção e raramente a questionamos. Vi isso acontecer incontáveis vezes nos grupos de terapia que dirigimos. Ajudamos mais de 5 mil pessoas por meio de nossa plataforma on-line, e muitas delas reduziram o vício em 50% ou até 80% em um mês ou dois. Curiosamente, mesmo alcançando esse nível de sucesso, muitas pessoas não ficam felizes com seu progresso. Por quê? Porque o entendimento geral da sociedade sobre o vício nos ensina que a abstinência total é a *única* maneira de se estar realmente "bem". E então, repetidas vezes, aqueles que alcançam esse incrível sucesso em sua jornada de recuperação acham difícil compartilhar qualquer tropeção dado e obstáculo descoberto ao longo do caminho. Eles pensam que isso prova que estão fracassando.

Analise Carol como exemplo. Certa vez, ela se viu chorando quando outro participante do grupo compartilhou que estava tendo dificuldades. Ela por fim contou que, depois de ter se saído tão bem durante um ano inteiro, acreditava que seria julgada pelos outros se confessasse que havia tido um deslize. Ela projetou a crença de que seus deslizes eram um sinal de sua imperfeição sobre todos os amigos do programa, e o resultado ficou evidente. Ela sentiu necessidade de se desconectar deles porque reprovariam sua fraqueza. Tudo isso aconteceu dentro de sua cabeça, sem nem sequer uma tentativa de se comunicar com os outros. Os sentimentos de vergonha, culpa, arrependimento e isolamento eram dominantes e tornaram toda a experiência pior para Carol. Mas, no momento em que ela conseguiu compartilhar isso com o grupo, foi recompensada com uma comunicação empática e compassiva. O alívio que sentiu quando suas crenças negativas sobre si mesma não foram confirmadas é o motivo pelo qual sempre praticamos a aceitação. Ter uma comunidade segura e digna de confiança, que se abre para uma perspectiva mais ampla é vital.

PODEMOS ESTAR PREPARADOS PARA PENSAR DE MANEIRAS ESPECÍFICAS SEM TERMOS NENHUMA CONSCIÊNCIA

Assim como podemos ignorar completamente informações que não consideramos importantes, podemos também ser afetados por informações das quais não temos consciência alguma. Essas informações subpercebidas podem alterar nossa percepção e nosso julgamento. Abordamos isso no capítulo anterior, mas acho importante repetir. O rápido vislumbre de um detalhe relacionado a um trauma prévio pode nos tensionar, ativando um estado de medo. E tudo isso acontece sem que tenhamos consciência.

É importante entender essas inclinações de nossa percepção porque elas influenciam o modo como os estímulos aos quais somos expostos acabam nos afetando.

Se você constatou que suas percepções e crenças estão tendo um impacto substancial sobre seu comportamento, siga esses passos.

APLICANDO OS PRINCÍPIOS EAT AO ESTÁGIO PERCEPÇÃO

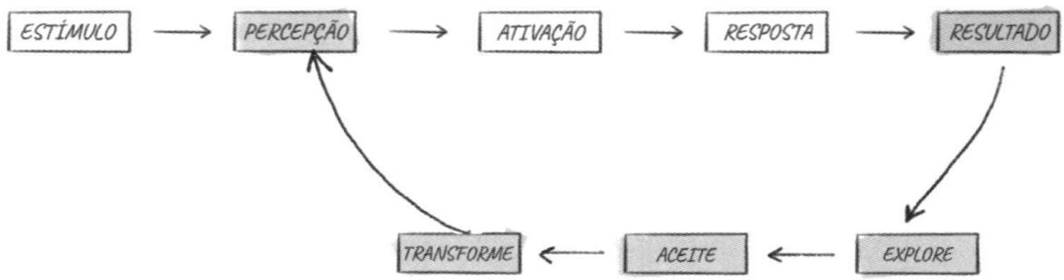

Se está explorando o estágio Percepção, é porque se encontra preso em padrões de pensamento negativos, tem dificuldade de enxergar seu próprio valor, ou passa os dias procurando tudo o que há de errado com o mundo à sua volta. Você vê o mundo como um lugar sombrio, tem dificuldade de confiar nas pessoas (e em si mesmo) e segue um padrão de esperar pelo pior.

Conforme mencionei, o estágio Percepção do modelo SPARO é, com frequência, a fase mais desafiadora. É difícil mudar o que você pensa sobre o mundo e reconhecer que todas as suas crenças, ideias e verdades são simplesmente uma das formas possíveis de ver a vida. Pode ser igualmente difícil reconhecer que, se você quer uma vida diferente, talvez precise rever grande parte do que considera verdade. Na realidade, as "verdades" às quais você vem se agarrando podem ser algumas das cicatrizes mais profundas que carrega. Dores que vêm impedindo você de ter a vida que deseja. Portanto, se você alivia a pressão e se move suavemente na direção da mudança necessária, pode ficar bem mais fácil se engajar em todo esse processo.

Explore

Use o exercício Moldando o agora (página 328) para ajudá-lo a explorar o impacto que importantes acontecimentos da vida tiveram sobre sua percepção do mundo. Enquanto completa o exercício, você deve pensar nas perguntas abaixo e em como se relacionam com suas experiências passadas:

- O que você aprendeu sobre si mesmo?
- O que você aprendeu sobre outras pessoas?
- O que você aprendeu sobre o mundo como um todo?
- O que você aprendeu sobre a ideia de pedir ajuda?

Às vezes, a conclusão desse exercício pode demorar horas, ou mesmo dias. Como frequência, essa é a primeira vez que meus clientes são capazes de distinguir o quanto as experiências vivenciadas mais cedo em sua vida estão ligadas às percepções adultas que têm sobre quem são. Você teve uma experiência semelhante?

Se antes você talvez se descrevesse como "lento", "preguiçoso", "inútil" ou "fraco", será que pode agora identificar onde e quando essas ideias foram implantadas? As percepções nesse exercício com frequência envolvem algumas lágrimas, ansiedade e desconforto. Nunca é demais reforçar que você deve explorar com delicadeza as profundas feridas que envolvem sua autopercepção. A curiosidade — e não o julgamento — é sua amiga nesse processo. Nem sempre é fácil olhar atrás da cortina, mas a beleza disso é que, assim como Dorothy em Oz, uma vez que você dá uma olhadela, não pode deixar de enxergar o que viu.

Quando nos conhecemos, Aliyah acreditava verdadeiramente que não era confiável, que estava danificada e que não tinha valor. Mas, por meio desse exercício, ela foi capaz de pelo menos compreender que essas crenças estavam originalmente ligadas ao modo extremamente traumático e transacional como foi criada. É difícil se ver como confiável quando sua família repreende e culpa você por relatar uma agressão sexual. É difícil enxergar verdadeiramente o seu valor e importância quando você é usada facilmente como objeto de barganha por um familiar.

Michael acreditava que havia algo de errado em seu cérebro, ou talvez em seu corpo, que o levava a desmaiar de pânico. Mas, por meio desse exercício, ele foi capaz de ver que as experiências que teve na infância mudaram o modo como via o mundo. Fizeram-no acreditar que o mundo era perigoso e que ele precisava fugir. Também lhe mostraram que as pessoas não eram confiáveis e podiam abandoná-lo a qualquer momento. Suas experiências de infância, e não um mau funcionamento do cérebro ou do corpo, eram a fonte de seus medos mais profundos. Cada vez que concluía algo importante, ele tinha que enfrentar esses temores internos. Sempre que dava um passo importante na vida, achava que, se estragasse o que havia conquistado, estaria novamente com o pai suicida, na casa de sua infância, lutando por sua segurança e preso para sempre sem ter como escapar.

As crenças que carregamos geralmente se encaixam nas primeiras três categorias que delineei por meio das perguntas do exercício Moldando o agora (página 328):

- Crenças sobre si mesmo
- Crenças sobre os outros
- Crenças sobre o mundo

Outras crenças importantes podem ser relevantes em situações específicas. Ainda assim, a maioria está relacionada a uma dessas três categorias. Exemplos de outras crenças envolvem o valor dado à ajuda e o acesso a ela, sua autodeterminação, dinheiro, amor, deus ou um poder maior, justiça e fracasso/sucesso. Depois de mapear completamente suas crenças e percepções, você pode avançar para o estágio Aceitação.

Aceite

Aceitar crenças prejudiciais foi algo que você provavelmente fez muito bem. De fato, você as aceitou tão completamente que se esqueceu de que pode mudá-las. Para nossos propósitos, a aceitação nessa fase exerce dois papéis: aceitar que você carrega essas crenças e aceitar o poder que tem sobre elas.

Para dar conta da primeira parte, você precisa reconhecer as crenças que tem. As crenças mais prejudiciais que você descobriu na fase da Exploração do estágio Percepção geralmente se enquadram em "caixas" gerais:

Sou inútil/incapaz/um fracassado que nunca terá êxito.

Essa crença surge tipicamente onde o perfeccionismo prospera. Quando meu trabalho começou a me colocar em contato com centenas, e depois milhares, de clientes, fiquei surpreso com quantos deles sofriam por causa do perfeccionismo. Ser perfeccionista *não* é a mesma coisa que buscar excelência, como escreve Brené Brown em *A coragem para liderar*.[1] Em vez disso, tem a ver com tentar provar aos outros que merecemos ser amados. Significa buscar validação por meio de nosso desempenho, e não por meio de nossa conexão com os outros e conosco. O perfeccionismo leva a um ciclo interminável de vergonha, já que a verdadeira perfeição é inalcançável no longo prazo. E então, como não conseguimos alcançá-la, o perfeccionismo gera um ciclo contínuo de ódio de si mesmo, de julgamentos e de busca por conforto. O perfeccionismo é uma razão. Ele convence você de que nada que não seja perfeito é bom o bastante e de que, se você não consegue alcançar a perfeição, pode também desistir de tudo e ser sugado pelo vício de sua escolha. Vi isso milhares de vezes.

Pessoas com essa crença continuam a ver apenas suas deficiências e fracassos, ignorando qualquer prova de seu êxito. Ironicamente, alguns daqueles que têm essa crença subjacente de si mesmos desenvolvem um falso senso de valentia e autoimportância para recobrir o medo interior de ser um fracasso.

Não sou digno de amor/estou sozinho e ninguém se importa comigo.

Essa crença está intimamente ligada a experiências de apego no começo da infância. É comum quando o amor, em uma fase inicial da vida, era condicional *ou* quando uma criança passou pela experiência de ser abandonada e negligenciada. Sentindo-se inseguras em relação à sua capacidade de se conectar com os outros, as pessoas que têm essa crença desenvolvem a ideia de que estão condenadas a ficar sozinhas para sempre. Isso, com frequência, é reforçado por tentativas de conexão rejeitadas, muitas vezes por parceiros imprudentes ou por meio de comportamentos que não são saudáveis. Nós, humanos, somos animais sociais e, portanto, essa crença, de novo, cria imensos e persistentes sentimentos de vergonha, isolamento e desespero. A dor desse isolamento leva ao comportamento entorpecente, tão comum naqueles que bebem demais, trabalham demais, comem demais, usam drogas demais e gastam demais. Aqueles que têm essa crença continuam a escolher relacionamentos que amplificam a noção de que não são dignos de amor, o que torna cada vez mais difícil acreditar na viabilidade de relacionamentos realmente íntimos, solidários e amorosos. Em busca de proteção, alguns que têm essa crença podem, externamente, demonstrar que não precisam, ou mesmo não querem, ser próximos dos outros. Se você não busca conexão, é menos provável que se decepcione quando isso não acontece.

Sou um caso perdido/estou danificado e minha vida nunca vai melhorar.

A crença da desesperança nos rouba a vontade de tentar mudar. Quando você tem incutida a crença de que está danificado *para sempre*, cada dia pode parecer uma confirmação do inevitável. Precisamos de esperança para nos sentirmos motivados, conectados e contentes. Sem esperança, não há razão para mudar, porque sem a esperança de melhorar, qual seria o sentido? Esse é um dos principais motivos pelos quais, em todo o meu trabalho, elimino qualquer linguagem que se refira a desempoderamento. *Devemos* acreditar em nosso potencial para melhorar, mesmo diante de dificuldades inacreditáveis. Não há nada que não tenha conserto, mas não podemos consertar nada sem sentir esperança. Todos nós somos dignos de amor, mas, se não tivemos esse conceito apresentado a nós, ou pior, se não fomos amados de maneira ativa, é muito fácil encontrar oportunidades para ver os estragos à nossa volta, e não a beleza. Em vez de deixar seu medo à mostra, aqueles que tem essa crença podem parecer indiferentes, como se suas circunstâncias não os incomodassem nem um pouco. Como dão a impressão de que tudo está bem, eles afastam a preocupação e o envolvimento dos outros, que, de qualquer modo, eles próprios não veem como capazes de ajudá-los.

Os outros são indignos de confiança/nocivos/cruéis.
Espera-se que nos eduquem e cuidem de nós quando somos pequenos. Nosso corpo e nossa mente, tão vulneráveis e delicados, dependem dos cuidados e da proteção daqueles que nos são próximos enquanto nos desenvolvemos. Mas muitas pessoas com as quais trabalhei tiveram exatamente a experiência oposta — aqueles que eram mais próximos a elas com frequência lhes proporcionaram muita dor. Quando a sua história lhe mostra que as pessoas das quais depende vão magoá-lo e se aproveitar de você, pode ser difícil acreditar na bondade dos outros. Essa crença surge de uma necessidade de proteção, mas, ao se proteger e se "blindar", você acaba se desapegando do apoio de que precisa. Como um espelho da crença do tipo "não sou digno de amor", essa visão sobre os outros continua sendo reforçada à medida que você se protege mais e mais, evitando ser traído, mas fazendo com que conexões reais sejam impossíveis. Para defender sua visão de mundo, indivíduos com essa crença podem, eles mesmos, se tornar manipuladores ou nocivos, pensando que isso é inevitável e que essa é a única maneira de não se aproveitarem deles.

O mundo é um lugar assustador/sombrio/vazio.
Quando você acredita que toda a existência é perigosa, sonhar com uma vida melhor é inútil ou até arriscado. É

comum que aqueles que enfrentam essa visão do mundo tenham sofrido traumas no início da vida. O *medo* de uma vida sombria, sem esperança, conexões, valor e propósito acaba criando uma existência repleta de desesperança, isolamento, inutilidades e apatia. Alguns que têm essa visão podem se afastar completamente de qualquer ambiente social, ou se isolar em um lugar remoto. De forma alternativa, podem desenvolver, externamente, um lado severo que, por si só, é obscuro e assustador, como que para se encaixar na projeção lúgubre que fazem do mundo.

Uma comunidade que ofereça segurança pode parecer miragem se você não acredita na existência de um mundo seguro. Mas se tornar parte de uma comunidade assim é um passo crucial, pois ela pode fornecer provas consistentes de que não há problema em se envolver com o mundo.

A ideia de que você pode mudar sua percepção e, portanto, suas experiências, parece inverossímil e pode levar algum tempo para ser absorvida. Isso é especialmente verdade quando você acredita que a perspectiva segundo a qual vê o mundo é objetiva, realista e correta. Quando você se agarra a uma crença negativa por muito tempo, de maneira que já não a vê mais como uma opinião, mas, sim, como um fato, então há trabalho a ser feito. Eu mesmo levei anos para entender isso. Mas depois que entendi, percebi o poder que minha antiga forma de pensar tinha sobre mim e quis me assegurar de que nunca mais cairia nessa ilusão.

Então, o que você faz quando percebe que tem se apegado a crenças autolimitantes há anos e que, na verdade, tinha muito mais controle sobre essas crenças do que imaginava? Como você aceita essa informação? Muita gente entra em negação ou se culpa. Se você está com dificuldade de acreditar que pode mudar o modo como vê o mundo, ou se está sentindo vergonha das suas crenças e de sua incapacidade de se livrar delas, não está sozinho.

Quando você aceita que não pode confiar cegamente em seu próprio pensamento, qualquer ideia, crença ou teoria nova sobre a vida se torna suspeita — "Por que eu deveria acreditar nessa nova maneira de ver o mundo quando minhas perspectivas antigas e confiáveis se provaram suspeitas?" Minha parte favorita desse estágio do processo de mudança comportamental é o entendimento que se segue:

Se as crenças antigas e prejudiciais me mantiveram trancado em um lugar escuro, posso adotar crenças novas e empoderadoras que me libertarão e me levarão até a luz.

Aceitar que você tem agência sobre a maneira como percebe o mundo lhe permite fazer algo a respeito disso. Mas com um grande poder vem uma grande responsabilidade. Quando você entende e aceita que tem CONTROLE sobre essas crenças, também precisa admitir que é responsável ao continuar a carregá-las. Esse pode ser um motivador poderoso para uma mudança.

É como subir uma montanha. Cada passo eleva seu ponto de vista, permitindo que você veja além do que era possível quando estava na base. O mundo não mudou, mas sua perspectiva sim. E isso faz toda a diferença.

Ao longo de minha própria evolução, pude provar a mim mesmo que nem tudo estava perdido. Comecei me vendo como um fracassado que não prestava e achando que já seria muito sortudo se conseguisse evitar a prisão para sempre. Foi preciso tempo e um progresso gradual para mudar isso. Primeiro, consegui simplesmente ser aceito em uma escola;

depois, consegui me graduar com louvor, o que me permitiu ingressar em um respeitado programa de doutorado. Depois, obtive um ph.D. e, com o tempo, até lecionei na universidade. Cada passo me provava que mais coisas eram possíveis e que havia esperança. Então vieram mais oportunidades e desafios e, enquanto eu caminhava, tropeçava e me levantava, aprendi o quanto eu era resiliente e capaz. Com o tempo, eu me senti confiante o suficiente para agir por iniciativa própria, ensinando a outros o que havia funcionado para mim e ajudando milhares de pessoas a melhorar nesse processo. Nenhum desses feitos teria sido possível no dia em que saí da prisão. Mas, à medida que continuei progredindo, aprendi um fato *muito* importante: quando desafiamos nossas antigas crenças, crescemos e nos expandimos para acomodar nossas novas capacidades.

Você deve aceitar que os limites dentro dos quais você vive são limites que impõe a si mesmo. Se a sua percepção da realidade foi criada por meio de experiências anteriores, então você pode criar sua realidade futura mudando seu pensamento e suas crenças atuais e futuros. Hoje, mais do que nunca, sei que isso é verdade.

Volte ao exercício Esferas de influência e reveja o que você controla. Se você não colocou suas percepções nos círculos de "Controle" ou de "Influência", talvez seja a hora de retomar isso.

É hora de mudar o modo como você vê a montanha.

Transforme

A maioria das pessoas reconhece a necessidade de mudar seu comportamento, mas poucas reconhecem a necessidade de mudar suas percepções e crenças. Como muitos de nós carregamos crenças que só admitimos como "verdades", talvez seja útil começar esse trabalho chamando nossas visões de "suposições".

Você *supõe* que as coisas sejam de certa maneira porque sempre viu, ouviu e entendeu que elas eram assim. Você não enxerga as suposições específicas que impulsionam seu comportamento problemático com cicatrizes que lhe puxam de volta para o sofrimento, porque não as vê como nada além de "verdades" imutáveis. Para que possa entender completamente o quanto essas suposições são mutáveis, você geralmente precisa transformar substancialmente seu pensamento.

Você já fez isso antes; só tem dificuldade de se lembrar. Vou refrescar sua memória: você certamente já acreditou em Papai Noel, na Fada do Dente, no Coelhinho da Páscoa, ou em alguma outra criatura fantástica. *Sabia* que eles existiam e aceitava isso como *verdade*. E então, um dia, parou de acreditar. Quer tenha sido porque seus amigos lhe contaram, porque você leu sobre isso em um livro, ou porque seus pais finalmente revelaram a artimanha, você mudou sua percepção sobre o que era verdadeiro e o que era falso. Parou de acreditar naquele amigo específico que carregava presentes e nunca mais olhou para trás (a não ser que tenha tido filhos, pois, nesse caso, provavelmente usou o mesmo truque com eles).

A analogia que uso para explicar o esquema de mudança do nosso processo de pensamento interno é a de uma esponja. Quando você retira uma esponja da embalagem, ela está limpa, nova, imaculada. Como uma criança. Não sei se é assim para você, mas, para mim, há algo de agradável em uma esponja nova e brilhante. Ela está pronta para absorver qualquer coisa que puser ali. Quando usa uma esponja para limpar alguma coisa, você a expõe a diferentes elementos, e ela prontamente os absorve. Uma esponja novinha em folha pode aguentar muita coisa. Mas, em algum momento, ela fica saturada. Fica cheia. Nesse ponto, a esponja que era capaz de reter tanto se torna, em essência, incapaz de reter qualquer coisa nova.

É assim que funcionamos.

Pesquisas sugerem que nossa capacidade de absorção plena de "esponja" acontece dos sete aos dez anos de idade.[18] Isso varia de acordo com a pessoa. Algumas aprendem até ter alguns anos a mais, e outras, alguns a menos, mas o importante é entender que esse ponto de saturação é alcançado cedo em nossas vidas. Depois de cheia, a esponja não pode absorver muito mais. Só há duas maneiras de alterar o que foi absorvido — um aperto, ou uma osmose gradual.

O aperto

Quando apertamos a esponja, a força aplicada libera grande parte do conteúdo que ela vinha retendo. Ao tirar a pressão, a esponja volta à sua forma original. E assim também ganha espaço para absorver novos conteúdos.

Osmose gradual

Talvez você se lembre desse conceito por causa das aulas de biologia do ensino médio. Quando você pega um objeto e o coloca em um meio diferente, o próprio sistema encontrará um equilíbrio. Se põe uma esponja suja em água limpa e espera tempo o bastante, as partículas de dentro da esponja vão "vazar" para a água, e a água limpa do meio ao redor será absorvida na esponja. A velocidade e a eficiência desse processo dependem da diferença de concentração entre as duas e da permeabilidade da membrana que as separa.

Então, como o aperto e o processo de osmose se relacionam com a mudança comportamental e a percepção?

Um *aperto* equivale a intensivas experiências terapêuticas e transformacionais. Se você está, figurativamente, carregado de sujeira e deseja se livrar dela, pode ser útil participar de experiências intensivas que o levem a expelir o máximo possível. Na vida real, exemplos de esforços relacionados à ideia de aperto incluem:

- Internar-se em uma clínica de reabilitação
- Fazer três sessões de noventa minutos de terapia por semana
- Participar de experiências psicodélicas orientadas intensivas
- Participar de retiros de silêncio de uma semana

(Essas são experiências das quais já participei e pelas quais conduzi pessoas.)

Essas experiências demandam tempo de concentração, esforço e, com frequência, dinheiro. São intensivas e mudam nossa vida, mas exigem demais de nós, consomem tempo, e é caro participar delas regularmente.

Mesmo sem um aperto, uma esponja cheia de sujeira, se colocada em um balde de água limpa, vai ficar menos suja por meio de uma *osmose gradual*. A osmose depende do meio em que você é posto. Quanto mais limpa estiver a nova água, e quanto mais porosa for a superfície da esponja, mais rapidamente a sujeira vazará e o equilíbrio será alcançado. Na arena humana, pode-se ver o mesmo. Ponha uma pessoa com muitas crenças negativas sobre si mesma em um ambiente de apoio, livre de julgamentos, preconceitos e vergonha, e ela começará a mudar a maneira como vê o mundo. Esse processo não gera mudanças tão rapidamente quanto um aperto, mas é mais fácil se comprometer com ele no longo prazo. Conforme expliquei, quanto mais limpa for a água que sai da esponja (entenda: as pessoas, o tempo, as oportunidades, a exposição reduzida a estresses prejudiciais) e quanto mais porosa for a própria esponja (mais disposição para mudar, menos resistência e mais envolvimento e comprometimento), mais rápido é o processo.

Quando Aliyah ingressou em meu programa on-line, sua "esponja" estava completamente cheia de sujeira. Sua autopercepção estava danificada; sua visão do mundo e das pessoas era sombria. Quando ela me ouviu falar no rádio, algo na mensagem lhe pareceu diferente o bastante para que parasse e considerasse a possibilidade de uma realidade diferente. Quando ela chegou, estava totalmente no modo "aperto". Participava de todos os grupos, conectava-se comigo regularmente off-line e, de forma geral, estava comprometida com a ideia de realizar uma mudança. E funcionou! Ao longo de três meses, Aliyah foi se tornando gradualmente capaz de abandonar o uso de metanfetamina e de permanecer sóbria pela primeira vez em anos. Ela se tornou uma das mais dedicadas participantes do grupo e sempre se conectava com os outros integrantes. Era receptiva, compartilhava suas vitórias e suas dificuldades e de fato sentia que tinha virado a página em sua vida. Foi lindo.

E então, um dia, Aliyah não apareceu no grupo. Naquela mesma semana, nenhum de nossos treinadores e conselheiros a viu participar de nada. Nós a procuramos, mas não tivemos retorno. Duas semanas depois, ela apareceu de novo, mas manteve a câmera de vídeo desligada. No *chat*, admitiu para todos que tinha voltado a usar drogas. Como é de costume, ninguém no grupo a julgou ou a envergonhou. Todos nós expressamos nosso apoio e gratidão por ela estar ali.

Naquele dia, no grupo, eu estava usando a analogia de um carro em alta velocidade para falar do vício. Estava comparando a vida compulsiva que muitos de nós levamos com a experiência de dirigir um carro, de pisar fundo no acelerador e subir uma montanha. Embora reconheçamos que estamos indo rápido demais, que estamos prestes a perder o controle e sair da estrada, indo diretamente para um abismo, muitos de nós nos sentimos paralisados. Nossas mãos parecem estar firmemente presas ao volante, apontado bem para a frente. É como se tivéssemos esquecido completamente, eu disse, que temos o poder de virar o volante. Na conversa, apelei a todos: *você sempre pode virar o volante, a qualquer momento.* A sessão chegou ao fim, e desliguei meu laptop.

Só uma semana depois, quando Aliyah voltou ao grupo com a câmera de vídeo ligada, foi que eu soube de toda a história. Na semana anterior, enquanto ouvia o grupo ao vivo, ela estava na casa de seu traficante de drogas, esperando para receber um pouco de metanfetamina. Estava com uma amiga, e elas vinham se drogando juntas havia algumas semanas. Como tinha algum tempo livre e gostava dos grupos dos quais participava, Aliyah decidiu ouvir o encontro on-line com seus fones de ouvido. Chegou a dar um dos fones à amiga para ela ouvir também. Sentadas ali, no sofá sujo da casa do traficante, cansadas e abatidas após duas semanas de uso diário, as duas ouviram quando eu compartilhei a metáfora do carro. Quando eu disse a todos no grupo para se lembrarem de que sempre têm o poder de virar o volante, Aliyah olhou para a amiga e disse: “Vamos sair daqui. Vamos virar o volante agora." A amiga concordou. Elas se levantaram e saíram da casa do traficante sem olhar para trás.

Aquele dia marcou, para Aliyah, um novo começo, que agora já dura anos. Também marcou o início de uma nova vida para sua amiga, que agora está casada, sóbria e feliz. Com a combinação inicial de três meses de "aperto" (seu alto nível de participação) e envolvimento na comunidade (seu processo gradual de osmose), Aliyah mudou sua visão do mundo o bastante para se abrir a participar dele, *mesmo* quando estava em seu pior momento. E sua disposição abriu as portas para uma transformação que ninguém imaginava ser possível.

Cada vez que conto essa história, meus olhos se enchem de lágrimas. Para mim, ela resume o que pode acontecer quando uma pessoa aprende a confiar em si mesma e em sua comunidade. Mostra que, mesmo aqueles em maior dificuldade, simplesmente precisam das ferramentas certas e da empatia e do apoio de outros para se libertar de uma escuridão inimaginável.

Milagres acontecem todo dia, mas não por acaso.

O que a maioria das pessoas não percebe é que o ambiente pós-aperto será crucial para uma verdadeira mudança. Mas pense sobre o assunto: se eu puser a esponja que acabei de apertar e limpar de volta na mesma água que ela acabou de soltar, o que acontecerá? A esponja simplesmente reterá de volta toda a sujeira que havia soltado. É por isso que as clínicas de reabilitação fracassam com tanta frequência e é por isso também que a grande maioria dos esforços empregados para mudar o comportamento não resolve nada. É aquela ideia equivocada de que as únicas coisas que importam são a esponja e o que está nela. Mas a influência do ambiente importa bem mais do que a maioria das pessoas imagina. Se Aliyah tivesse se sentido julgada e diminuída depois de admitir sua recaída, teria tido muito mais dificuldade de continuar com o processo de mudança. Para cada um de nós, é muito importante prestar atenção ao ambiente em que colocamos a esponja (quer dizer, nós mesmos) depois de apertá-la.

Tenho visto os processos de aperto e osmose fazerem maravilhas. Meu método preferido de trabalho com os clientes consiste em alterná-los. Há uma enorme quantidade de técnicas que funcionam como o aperto e a osmose, impactando positivamente as crenças, as perspectivas e a autoconsciência de uma pessoa. O objetivo delas é desafiar e remover antigas crenças e, então, substituí-las por outras, mais eficazes e construtivas. O trabalho pode demorar — meses, ou até anos — para gerar uma mudança duradoura, e mesmo permanente, nas crenças centrais de alguém. Mas isso também pode acontecer rapidamente. Quer um cliente tenha utilizado ferramentas e terapias mais tradicionais, como a terapia cognitivo-comportamental, a terapia comportamental dialética e a terapia de aceitação e compromisso, quer tenha optado por ferramentas e terapias mais esotéricas, como a medicina com plantas e as práticas asiáticas (por exemplo, a ioga Kundalini), vi pessoalmente milhares de transformações acontecerem. No fim, independentemente das ferramentas específicas e da duração, o resultado é sempre notável e vale a pena.

Mas, quando se trata de mudanças na percepção e de mudanças substanciais, raramente vi "apertos" tão poderosos e rápidos quanto os dois cenários a seguir:

- Um momento que nos coloca "contra a parede" e que gera uma experiência mística de disposição para se abrir e mudar, *ou*

- Uma experiência psicodélica orientada, preparada especialmente, e com habilidade, para as necessidades específicas do cliente

Você provavelmente conhece alguém que tenha passado por um momento "agora ou nunca" Talvez você mesmo tenha vivenciado isso. É um momento no qual todas as coisas em que uma pessoa já acreditou, vivenciou e supôs sobre a vida desaparecem e ela repensa tudo. Alguns chamam isso de "bater no fundo do poço". Aconteceu comigo quando me vi diante da possibilidade de ficar décadas na cadeia e acabei preso por um ano. Até então, eu tinha vivido como se fosse invencível. Ser mantido sob a mira de uma arma, ter sido roubado, encarar negócios com um cartel que poderia resultar na minha morte, ter sido preso outras quatro vezes? Nada disso importava.

Só quando fui confrontado com a possibilidade de passar o que parecia ser o resto da vida atrás das grades e relegado depois a uma vida que certamente me levaria à morte ou de volta à prisão, foi que pensei verdadeiramente em mudar. Eu não tinha ideia de como faria isso, mas o momento me apresentou uma brecha em uma porta — antes trancada — que dava para o corredor da mudança. Corajosamente, passei por ela. Levei anos para mudar. E, aos poucos, minha motivação deixou de ser evitar a prisão e se tornou reconectar-me com minha família, ter êxito nos estudos, criar minha própria família e, então, ajudar a mudar o mundo. Foi lento, exigiu muito trabalho e valeu a pena além da conta.

Eu me envolvi com a terapia psicodélica para ajudar as pessoas a implementarem mudanças, mesmo quando não estava claro se elas já haviam chegado ao fundo do poço. É sempre melhor quando podemos parar as coisas antes de elas chegarem a esse ponto. Conforme discuti no capítulo anterior, esses remédios podem ser uma ferramenta verdadeiramente transformadora.

É claro, não há curas milagrosas que funcionem para todos. Entretanto, com a preparação certa, a escolha do remédio adequado e experiências de integração bem planejadas, esses medicamentos podem mudar grande parte do que conhecemos sobre saúde mental. Alguns temem essas ferramentas, acreditando que sejam maléficas e criminosas. Mas, de novo, isso é simplesmente um ponto de vista. É apenas outra perspectiva.

No fim, o objetivo da transformação no estágio Percepção é criar pelo menos um entendimento alternativo verossímil de sua visão do mundo. Assim, você se livra da rigidez da crença em uma única "verdade" em favor de uma perspectiva mais flexível e adaptável da vida.

Isso é crucial para o seu processo, pois, conforme afirmei no início deste capítulo, nós, na verdade, não reagimos aos estímulos que são apresentados. Em vez disso, reagimos à ativação que nossa *percepção* desses estímulos gera em nós.

E a Ativação é para onde iremos em seguida.

CAPÍTULO 8

Ativação

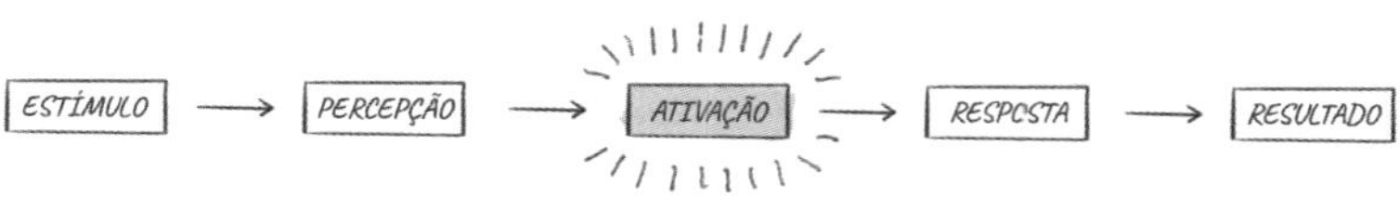

Era uma manhã fresca de sábado, e Mark estava dando uma olhada nos documentos que se encontravam em sua escrivaninha. Ele era um contador fiscal importante e, portanto, olhar documentos era algo que estava acostumado a fazer. Ainda assim, pilhas e mais pilhas de cartas, contas e pacotes tinham se amontoado, e ele precisava encará-las. Embora tentasse ignorar a bagunça, ela o estava incomodando.

Então, ele liberou duas horas de sua agenda e, com a mente determinada, começou a lidar com as pilhas, uma a uma. Sentia-se satisfeito com o trabalho que estava fazendo... até abrir aquela carta. Era uma conta referente ao tratamento médico de sua mãe, um lembrete duro, preto no branco, de que ela, aos poucos, o estava deixando de novo, assim como fizera quando ele era criança. A mãe de Mark tinha começado a sofrer de demência cerca de um ano antes, e a situação estava piorando. De fato, no último ano as coisas haviam piorado tanto que ela já não reconhecia a ele e a seus irmãos. Em uma fração de segundo, toda a atitude de Mark mudou, sua respiração ficou mais rasa e seu batimento cardíaco acelerou. Ele ficou em pânico. Não queria pensar na morte da mãe. Não queria se lembrar de que deveria lidar com os impostos dela e colocar sua casa à venda. Enquanto pensava nisso, sua ansiedade e seu estresse se tornaram mais pronunciados. Ele se levantou, caminhou até a cozinha e pegou uma garrafa de Jack Daniels.

Quando você toma conhecimento de um estímulo e o percebe através de sua lente única, seu cérebro e seu corpo preparam uma resposta. Um estímulo é benigno até ser interpretado. É a interpretação que diz ao corpo como responder.[1] Um estímulo *ameaçador* (percepção) — como, por exemplo, certa expressão ou um chamado de alguém na rua, ou a visão de uma carta que o faz se lembrar de um fato com o qual não quer ser confrontado — pode exigir que você se defenda, escape ou ataque. Mas um estímulo *afetuoso* (percepção) — um olhar ou gesto de um amigo ou outra pessoa próxima, uma canção comovente que traz boas lembranças — pode fazer você se sentir confortável, relaxado e seguro.

Pense nas duas ativações, aparentemente tão diferentes, que levam alguém a se sentir "ansioso" ou "animado". Na realidade, as experiências físicas que geram são muito semelhantes — pressão sanguínea elevada, pulso acelerado e respiração rápida. Se você está esperando que algo de ruim aconteça, ou se está se sentindo inseguro, tem uma probabilidade maior de vivenciar tudo isso como ansiedade. Se está esperando um resultado positivo, você experimentará animação. A ativação é criada por meio de pensamentos e sentimentos, e você a vivencia de maneira somática (no corpo) e cerebral (através da mente). A ativação somática, ou física, causada pelo estímulo é, com frequência, quase imediata e está além de nosso controle consciente.

Assim, quando temos uma primeira experiência com um comportamento viciante, é pelo efeito somático que somos tipicamente atraídos — pelo modo como o álcool reduz a ansiedade, ou o modo como uma farra de compras ou uma longa sessão de pornografia distrai a atenção e alivia o estresse. Só mais tarde é que podemos vir a entender o comportamento como um remédio. Às vezes, essa compreensão nunca vem. Mas o alívio ainda está ali.

Como aconteceu com Mark, a ativação negativa normalmente começa em um nível muito básico — uma elevação da pressão sanguínea, um aperto no peito, um desânimo ou a sensação de um buraco no estômago. A sensação física nos diz que há algo acontecendo — estamos assustados, felizes, tristes, com raiva ou dor. Está tentando nos fazer prestar atenção. As respostas são produzidas como uma reação a esse sinal.

Experiências percebidas como um apoio ao nosso bem-estar nos dão uma sensação de calma, alegria e satisfação. Nós relaxamos, ficamos estimulados e nos sentimos livres e abertos a novas descobertas. Mas situações percebidas como ameaças fazem com que a gente se sinta pequeno, com que a gente se retraia, se feche ou fuja. Não importa a idade que a gente tenha ou quanto tempo se passe, se as experiências forem intensas o bastante, significativas o bastante ou se se repetirem o bastante, elas permanecem conosco e se tornam padrões de ativação *aprendidos* e associados à experiência.

É provável que você já tenha ouvido alguém se referir a isso como resposta de luta, fuga ou paralisia. A ativação parece instintiva. Parece natural. Parece inevitável. Mas é criada pela associação entre eventos externos e estruturas fisiológicas internas. Essas estruturas estão espalhadas por todo o nosso sistema nervoso, bem como por nossos mecanismos hormonais.

A adrenalina e o cortisol, quando secretados, entram em nossa corrente sanguínea, então, nosso pulso acelera, bombeando sangue rapidamente para fora de nossos órgãos e tecidos internos e inundando nossas extremidades, preparando-nos para uma ação. Se a percepção está relacionada a um trauma passado, como no caso de Mark, a resposta fica associada à experiência anterior que o causou. A percepção traz a memória de volta para o momento presente em um instante e energiza ainda mais nossa resposta, por medo de experimentar a dor de novo. Nossa visão é perturbada e se torna míope. O foco absoluto de nosso corpo na sobrevivência interrompe nossa habilidade de pensar racionalmente e reduz nossa capacidade de prestar atenção ao ambiente. É difícil pensar de maneira sensata quando você está sob estresse extremo.

Há um termo para isso. *Inundação.*

Quando você é inundado, sua capacidade de pensar com clareza fica comprometida. Seu pensamento se volta para a sobrevivência e para o que parece natural, ou intuitivo. Torna-se mais difícil integrar informações novas e tirar seu pensamento dos modos habituais. Em laboratório, esse tipo de inundação pode ser criado com o uso de meios físicos, como ter a sua mão posta em um balde de água com gelo; ou sociais/emocionais, como ter seu desempenho em uma tarefa de matemática julgado por outros enquanto você é filmado. Estou certo de que você pode imaginar situações da vida real que espelhem esses cenários físicos e sociais tão desconfortáveis. Sob essas condições, você tem uma probabilidade maior de enganar ou mentir, comer alimentos que não são saudáveis, fazer julgamentos rápidos sobre as pessoas ou buscar recompensas ou alívios imediatos egoístas.[2]

É por isso que você acha mais difícil controlar seu comportamento problemático sob estresse — seu cérebro *sabe* que voltar ao velho estado de prontidão dará alívio a você e ele quer uma solução rápida e egoísta. Integrar novas estratégias de enfrentamento quando se está inundado é difícil.

Tudo isso parece muito automático.

Voltemos à história de Michael: ele sabia que a experiência de ver seu pai encostando uma arma contra a cabeça, ameaçando tirar a própria vida, era negativa. Mas não tinha nenhuma recordação de como havia se sentido em relação a isso. Ele *sabia* (cerebral) que a experiência tinha sido "ruim", mas não havia processado seus sentimentos. Na verdade, seu trauma foi tão forte que ele reprimiu completamente qualquer memória do que sentiu. Ainda assim, sempre que percebia algo em seu ambiente que fazia com que se lembrasse, mesmo tangencialmente, daquela experiência, os sentimentos afloravam e ele era inundado. Todas as respostas estavam ali — a ansiedade, o estresse, o aperto no peito. Mas ele mal percebia que suas respostas fisiológicas tinham alguma coisa a ver com aquelas experiências antigas. Quando conectamos tudo isso pela primeira vez em uma sessão, ele já tinha quarenta e poucos anos e nunca havia falado a ninguém sobre esse acontecimento. Enquanto trabalhávamos nisso, ele ficou tão desconfortável que só queria que o processo terminasse.

E quem poderia culpá-lo?

Não consigo pensar em ninguém que eu conheça que escolheria de boa vontade se sentar e processar as emoções negativas que teriam se acumulado em torno da visão do próprio pai olhando para você com uma arma na mão. Um terror absoluto, uma sensação de abandono, uma imensa ansiedade e a mais profunda tristeza devem ter atingido Michael naquela tarde, em ondas tão grandes que seriam capazes de arrasar o mais insensível dos adultos.

No entanto, Michael estava com 8 anos quando isso aconteceu. Ele não tinha capacidade mental, coragem ou apoio para processar esse tipo de dor e desconforto. E ninguém em sua vida o orientou ao longo do caminho. Naquela noite, tudo em sua casa voltou ao "normal". Mas nada era normal antes e certamente nunca pareceu chegar nem perto do "normal" depois.

É importante observar que, no quintal, naquela tarde, Michael não estava sob o controle de ninguém. Ele era uma criança, havia aflição e perigo por toda parte, e a pessoa que ele esperava que cuidasse dele estava comprometida e totalmente incapacitada de fazer qualquer coisa do tipo. Tudo o que ele pôde fazer no momento foi paralisar e esperar que o tirassem dali. Sua mãe fez exatamente isso um pouco depois. Mas o momento traumático já havia ocorrido, e Michael não teve nenhum apoio para processá-lo. O tempo estava passando rapidamente, e era preciso lidar com a experiência de uma forma que não prejudicasse Michael em longo prazo.

Ele não sabia disso na época, mas o sentimento de horror, a percepção de que estava sozinho e não podia contar com ninguém, nem com o próprio pai, para ter segurança tornou-se um trauma poderoso, que iria ancorar suas decisões por décadas. Ele prometeu abandonar aquela vida — a família, o pai, a casa e a cidade onde havia crescido — para sempre. Comprometeu-se a fazer tudo o que podia para escapar daquele inferno. Depois daquele dia, quase todos os momentos de sua vida estariam ligados à *necessidade* de alcançar segurança por conta própria. Praticamente um aluno mediano antes, Michael redobrou seus esforços e se tornou excepcional. Embora não tivesse ninguém por perto para lhe servir de modelo, ele se impôs o objetivo de ser o primeiro jovem da família a ir para uma faculdade. Michael sabia que havia uma saída, e iria encontrá-la.

Assim como aconteceu com muitos de meus clientes mais bem-sucedidos, ninguém viu como um problema a nova obsessão de Michael com seu progresso. Por que alguém veria? Ele estava se saindo melhor do que nunca e mal parecia afetado pelos terríveis eventos daquela tarde. Nem mesmo o fato de que seu pai vivia recolhido em um quarto, confuso com as medicações que o mantinham sedado, o incomodava. Nos estudos, nos esportes e em relação às garotas, Michael vivenciava um período de vitórias. Conquistou até um lugar no quadro de honra da escola no ensino médio. Estava determinado a achar aquela saída.

E conseguiu! Primeiro integrante da família a frequentar uma faculdade, Michael ingressou em uma das mais prestigiadas universidades do país. Ganhou até uma bolsa que cobria integralmente os custos dos estudos, o que foi bom, já que a família não podia nem arcar com o valor do dormitório. Na faculdade, ele nunca falava de sua cidade ou dava qualquer detalhe de como havia crescido. Estava decidido a deixar o passado para trás, e apagá-lo de suas histórias seria seu o próximo passo. Ele raramente ia para casa nas férias. Em vez disso, trabalhava. Teve namoradas, mas sempre inventava desculpas para não apresentá-las à família. O nome de sua cidade e de tudo mais que estivesse relacionado à sua infância nunca passavam por seus lábios. Sua fuga era quase completa.

Claro, ele tinha que ficar bêbado com regularidade para reprimir a dúvida terrível que se insinuava em sua mente todos os dias. Mas ali todo mundo bebia como louco, então ele não se destacava. E, independentemente do tamanho da ressaca ou do cansaço, ele sempre estava presente na sala, fazia seus trabalhos e se saía bem nas aulas.

É incrível a força com que você pode ser puxado pelo seu trauma.

O estresse, a ansiedade e o medo de ficar preso naquela velha cidadezinha miserável deveriam ter sumido enquanto ele subia na vida, mas isso nunca aconteceu. Na verdade, quanto mais ele progredia, maior era sua ansiedade. O temor de ser descoberto, ou de fracassar e acabar voltando para casa, ou de perceber que na realidade nunca tinha tido chance de escapar, tornou-se constante. Mesmo depois de ele ter começado a trabalhar em um bem-sucedido escritório de direito e de ter prosperado como advogado, a ansiedade nunca foi embora. Mesmo quando ele e a esposa se mudaram para a casa de seus sonhos, a ansiedade permaneceu ali. Ele não podia falar com ninguém sobre o assunto, pois ninguém conhecia seu passado. Então, guardou aquilo tudo consigo.

Até aquele dia no tribunal, quando venceu o maior caso de sua vida. O caso que o levaria a um patamar que jamais poderia ter imaginado. Dessa vez, quando aquela dor tão profunda o puxou, Michael não conseguiu aguentar a pressão. Ao sair, depois de ouvir o veredito, ele desmaiou no saguão com as mãos no peito. Teve certeza de que estava morrendo.

ENTENDENDO A ATIVAÇÃO

Para tornar a equação da ativação mais fácil de entender, gosto de usar a analogia de um termômetro. Quando a ativação negativa se acumula, isso gera cada vez mais estresse e faz nossa "temperatura" subir. Quando experiências mais positivas, relaxantes e agradáveis se acumulam, elas combatem a ativação negativa, o que faz nossa "temperatura" baixar.

O limite absoluto de ativação está na parte de cima. *Qualquer* pessoa que alcance uma temperatura de ativação de cem graus será imediatamente inundada e ficará incapaz de pensar de maneira lógica. Nesse ponto, ela pode sofrer um ataque de pânico, ser tomada pela raiva, se fechar ou, caso contrário, cair em uma resposta do tipo luta, fuga ou paralisia.

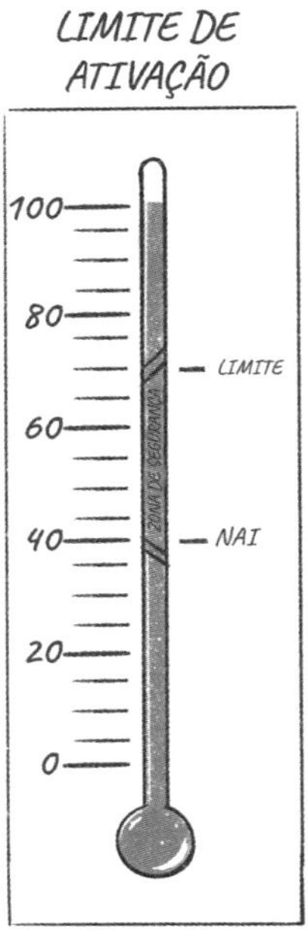

Na parte de baixo está o relaxamento absoluto e completo. Imagine não sentir nenhum estresse e experimentar uma sensação de contentamento total.

Nenhum de nós tem, de fato, um limite de cem graus. E nenhum de nós chega com frequência a experimentar o verdadeiro grau zero do estresse. Seals da Marinha, Rangers do Exército, Boinas verdes, combatentes da Delta Force e outras unidades militares de alto desempenho passam por treinamentos *radicais* para forçar seu limite a chegar o mais perto possível dos cem graus.

Isso tem muito valor para eles.

Mas, para a maioria de nós, que pode ficar fora de si por não encontrar uma boa vaga no estacionamento, um limite bem mais baixo de estresse pode facilmente levar à zona de inundação. Cada um de nossos limites pessoais depende da experiência que temos, da biologia e de outros indicadores relevantes.

Mas vamos fazer de conta, para nossos propósitos, que seu limite específico fique em torno de setenta graus.

Como nenhum de nós vive realmente com zero grau de estresse em seu dia a dia, vamos usar quarenta graus como temperatura de referência para o que chamo de *nível de ativação inicial (NAI)*. A área entre seu limite e seu nível de ativação inicial é o que chamo de *zona de segurança*. Sua zona de segurança é a janela de tolerância dentro da qual você consegue funcionar todos os dias sem ser inundado ou precisar reiniciar.

NENHUM ESTRESSE É IGUAL

Qualquer coisa que acontece em seu dia, dentro ou fora de sua mente, pode elevar ou abaixar sua temperatura de ativação. O tipo específico do estresse, sua duração, intensidade e previsibilidade são cruciais para classificar seu impacto. Existem quatro distinções de estresse e ativação:

Estresse controlável *versus* estresse incontrolável

Quando percebemos um estressor como controlável, exibimos menos ativação do que quando o percebemos como incontrolável.[3] Nossas respostas imunológica, inflamatória e hormonal são restringidas. Isso torna os estressores controláveis menos prejudiciais ao corpo do que os estressores incontroláveis.

Alguns níveis de estresse têm se mostrado úteis a certos aspectos da memória. Mas indivíduos expostos a estressores incontroláveis apresentam problemas de funcionamento executivo. Isso compromete nosso planejamento, nosso controle comportamental, nossas tomadas de decisões e nossa atenção. Pesquisas mostram que o estresse incontrolável crônico pode, na verdade, danificar a estrutura neuronal do cérebro. Um cérebro cronicamente estressado tem menos conectividade entre partes importantes de sua estrutura e produz menos neurônios novos.[4]

Essas constatações são extremamente preocupantes. Elas nos dizem que o estresse incontrolável pode danificar nosso cérebro e fazer com que seja mais difícil nos controlarmos, nos planejarmos e tomarmos boas decisões. A boa notícia é que uma preparação pode nos ajudar a reduzir o impacto negativo. Portanto, no contexto do que nos impede de ter comportamentos problemáticos, passarmos pelo processo de planejamento SPARO e estarmos mais bem preparados para as ativações que estão por vir pode nos ajudar a reduzir o impacto de qualquer estresse que experimentarmos!

Estresse agudo *versus* estresse crônico

Nosso corpo não foi feito para aguentar estresses intermináveis. Essa é a diferença entre o estresse agudo (que dura de segundos a horas) e o crônico (de dias a anos).

O estresse agudo é uma resposta fisiológica de curto prazo a um estressor, como um barulho alto e repentino ou um acidente evitado por pouco. Ele ativa nosso sistema nervoso simpático, desencadeando uma resposta do tipo luta, fuga ou paralisia e causando um aumento da frequência cardíaca, da pressão sanguínea, da adrenalina e do cortisol. Essas mudanças são boas. Ajudam o corpo a responder ao estressor com eficácia. Mas o estresse crônico é uma resposta de longo prazo a um estressor ou um grupo de estressores persistentes. Pode estar relacionado à violência doméstica contínua ou ligado ao trabalho, à pobreza ou a problemas sociais. O estresse crônico também pode ser gerado por algo como cuidar de uma pessoa querida por muito tempo. O estresse crônico — e a ativação, por um longo período, do sistema de resposta ao estresse — leva a um desgaste do corpo.

Os efeitos do estresse agudo sobre o corpo são extensamente estudados em laboratório. A exposição excessiva ao estresse agudo, em especial o do tipo incontrolável, pode levar a doenças cardíacas, a derrames, ao diabetes, a problemas no sistema imunológico e a outros resultados negativos para a saúde.[5] Também pode afetar a estrutura do cérebro, causando alterações na memória de curto e longo prazo, bem como no funcionamento executivo e na memória espacial que usamos para entender direções e reconhecer nossa localização.[6]

O vício em drogas da mãe, os comportamentos sexualmente inapropriados, a pobreza e a violência que cercavam Aliyah eram incontroláveis e estavam sempre presentes — um caso clássico de estresse crônico. Isso, juntamente com as lembranças perturbadoras de seus traumas individuais, explica por que encarar decisões complexas podia ser difícil para ela. E tudo isso piorava por causa da crença predominante de que o futuro de Aliyah estava perdido e de que ela seria incapaz para sempre.

Felizmente, sabemos que esse pensamento estava errado. Então, como revertemos tudo isso?

CONTROLANDO O INCONTROLÁVEL

Michael, de início, supôs que não podia controlar seus estressores, suas ansiedades e contínuas mudanças na temperatura de ativação. Isso é muito comum entre as pessoas com as quais trabalho. É uma espécie de incapacidade que foi aprendida, adquirida cedo na vida. Por isso, quando me procurou, ele efetivamente não tinha ideia do que causava seus ataques. “Eu não sei", ele me disse. "Minha vida é perfeita. Não consigo imaginar por que isso continua acontecendo."

Muitos daqueles com os quais trabalho reagem ao mundo conforme as coisas acontecem. Eles tentam "se segurar" ao longo do dia. Depois vão dormir e se recompor para começar de novo. A crença é: "A vida é estressante, e nosso corpo responderá quando for preciso." Mas esse pensamento está errado. O modo como vemos o estresse, como pensamos sobre ele e como respondemos a ele é, na verdade, um comportamento aprendido. Com as práticas apropriadas, qualquer pessoa pode alterar sua resposta atual e assumir o controle de sua temperatura de ativação. As forças armadas sabem disso e treinam seus membros de acordo. Uma triagem inicial seletiva, seguida de mais de um ano de treinamento intenso, assegura que, ao receberem o cobiçado selo de Seal, os Seals da Marinha estejam entre os guerreiros mais capazes do mundo.

A mensagem do treinamento dos Seals é esta: *mesmo* para os mais capazes, há um valor incrível no treinamento e no desenvolvimento voltados a maximizar a capacidade. E para o restante de nós, que talvez não pretenda participar de missões perigosas ao redor do mundo, é igualmente importante reconhecer que o treinamento e a prática podem produzir imensas mudanças no modo como nosso corpo responde ao estresse.

Claro, ainda reagimos ao que a vida põe em nosso caminho, mas não mais sob os caprichos de nossas aptidões iniciais e do treinamento que tivemos quando bem novos. Em vez disso, podemos fazer com que nosso corpo esteja atento, mesmo em situações que historicamente teriam produzido uma inundação.

Os Seals da Marinha *escolhem* se envolver em ativações altamente estressantes com o propósito de se prepararem e treinarem. Mas, se você volta às histórias de Aliyah, Linda,

Jaylen, Mark e Michael, pode ver como estressores incontroláveis causaram estragos em suas vidas. Trabalhei com milhares de indivíduos que tiveram suas vidas esmagadas por estresses incontroláveis quando eram novos. Nesses casos, o tratamento exige que controlem os estressores em si *e* aprendam a mudar o que pensam sobre o estresse para torná-lo mais administrável.

APLICANDO OS PRINCÍPIOS EAT AO ESTÁGIO ATIVAÇÃO

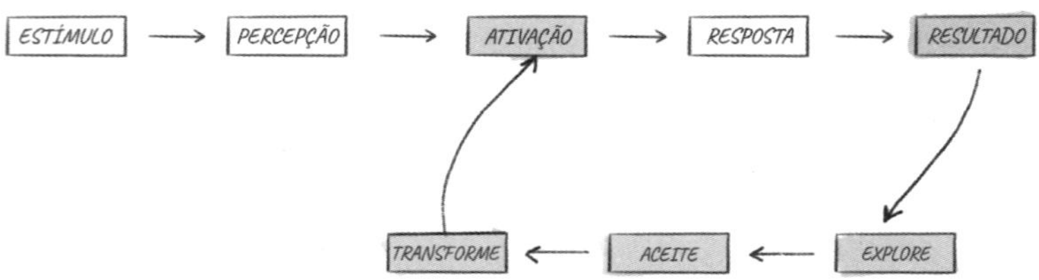

Se você está trabalhando na exploração do estágio Ativação, é porque a ansiedade, o estresse, a tristeza, a solidão, o medo e a raiva parecem controlá-lo. Quando surgem sentimentos fortes, você se sente incapaz de lidar com eles e de administrar seu comportamento. Provavelmente, parece perigoso estar tão fora de controle, então você usa a única ferramenta de enfrentamento que têm funcionado — seu comportamento problemático.

Para resolver dificuldades no estágio Ativação, você precisa se lembrar de que nunca está realmente reagindo ao estímulo ou gatilho em si. Em vez disso, está reagindo à *percepção desse estímulo*. Vencer o jogo da ativação se resumirá a alguns princípios simples:

- Controle regularmente o controlável.
- Estabilize-se para o incontrolável.
- Treine-se para ficar confortável com o desconforto.

LIMITE DE ATIVAÇÃO

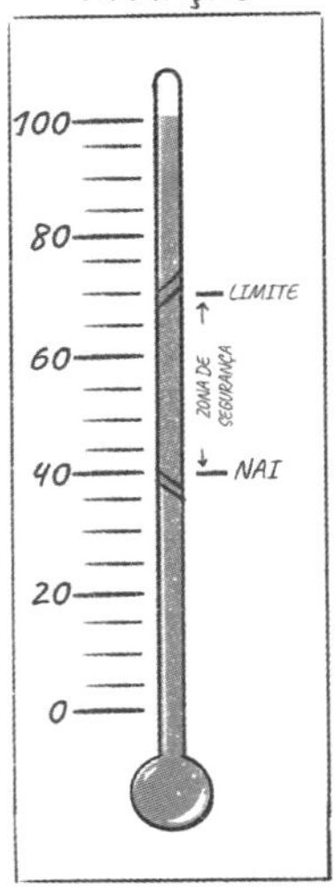

Quando você domina essas habilidades, poucas coisas podem fazê-lo perder o rumo.

Considere o exemplo do termômetro. Você está tentando forçar seu limite para cima e, ao mesmo tempo, baixar seu nível de ativação inicial (NAI), criando, assim, uma zona de segurança mais ampla, que lhe dê maior tolerância ao estresse.

Como alguém que costumava ser altamente reativo e muito influenciado por mudanças momentâneas em seu mundo, posso assegurar-lhe o seguinte: o trabalho que você faz aqui vai ajudá-lo não apenas a resolver hábitos viciantes ligados a trabalho, bebida, pornografia, drogas ou jogo. Esses novos rituais mudarão sua vida de todas as maneiras e darão retorno rapidamente depois de estabelecidos.

Como de costume, não podemos lidar com aquilo que não conhecemos. Esse processo será repetido à medida que você for aprendendo mais e mais sobre o que verdadeiramente o ativa e desestressa. E, conforme for se aprimorando, você pode revisitar essas práticas e refiná-las.

Explore

Geralmente, começo a parte Exploração do estágio Ativação com uma pergunta simples: quais são as três áreas da vida que atualmente estão lhe causando mais estresse?

A maioria das pessoas responderá a essa pergunta com uma lista pronta daquilo que acha que está gerando o estresse mais crônico e incontrolável. Elas fazem isso sem qualquer treinamento e sem o benefício de terem lido este capítulo.

O motivo é simples: conforme você já leu, as outras fontes de estresse não lhes causam tanta dor. De fato, seus outros estresses podem parecer empoderadores. Pense no estresse físico de sair para uma corrida ou no de ter um prazo apertado para entregar uma tarefa no trabalho — eles são breves e podem fazer você se sentir bem-sucedido. Mas o estresse descontrolado está tão presente o tempo todo que meus clientes o aceitaram e passaram a crer que é verdadeiramente impossível superá-lo.

Eis um pequeno exemplo para contextualizar: imagine que você cresceu em um bairro muito violento. Sair para caminhar provoca medo e é extremamente arriscado. Você administra isso se acostumando a ir lá fora somente durante o dia (pois à noite é mais perigoso) e, mesmo assim, apenas com um grupo de pessoas, para não ficar sozinho. O estresse de ficar preso em casa à noite, de não poder sair em certos horários e de sempre precisar de outros por perto devido ao medo de ser agredido tem lhe causado ansiedade e depressão. Tem sido assim há 12 anos, porém, e você não enxerga uma solução. Você tem dinheiro suficiente na conta bancária para arrumar a bagagem no carro e ir para uma cidade distante, onde há menos violência. Mas se acostumou tanto a esse modo de vida que não consegue ver uma saída. E então continua a escolher o inferno que conhece.

Essa história pode parecer improvável para você, mas deixe que eu te lembre uma coisa: quantos de nós já ficamos tempo demais em um emprego que nos causava estresse crônico? Ou em um casamento que precisou de uma ajuda séria por vinte anos? Quantos de nós mantemos em nossa vida, sem ousar fazer nada a respeito por décadas, pessoas que não nos trazem nada além de negatividade e dor? E quantos de nós nos resignamos com uma vida de sofrimentos, descontentamentos e confusões internas sem pegar o telefone, ligar para um terapeuta e iniciar um tratamento, ou pedir ajuda de algum modo?

Esses poucos exemplos descrevem a maioria das pessoas que vejo todos os dias. Exceto que elas não me procuram por causa desses problemas. Não. Elas me procuram por beberem, usarem drogas, manterem hábitos obsessivos no trabalho, por consumirem pornografia ou terem compulsões sexuais há anos e verem isso quase destruir sua vida.

Resolver o problema errado não lhe dá nenhuma solução real. É hora de olhar honestamente para sua própria vida.

Cheque o exercício Seu termômetro de estresse na página 315. Quais são as três áreas de sua vida que estão lhe causando mais estresse? Escreva a resposta para si mesmo, deixando um pouco mais evidentes as maneiras específicas como cada uma dessas áreas produz em você um estresse crônico e incontrolado. É a agenda cansativa do trabalho ou o chefe autoritário com o qual você precisa lidar há uma década? É a preguiça e a falta de foco do seu marido ou o fato de vocês não terem intimidade há cinco anos? Seria o cuidado que você dedica a um pai ou mãe idoso?

As respostas a essas perguntas são importantes, pois precisamos ser honestos em nosso exame antes de podermos avançar.

Para aqueles que lutam contra o vício e já tiveram que lidar com um trauma substancial em sua vida, é crucial incluir o trauma nessa lista. É difícil superar o impacto do trauma sobre a saúde mental sem lidar diretamente com as poderosas ativações que ele pode causar. Vários tipos potentes de terapias centradas no trauma podem ser empregados nesse contexto. Falaremos de alguns deles adiante. Não se intimide em procurar as forças obscuras que impulsionam suas tendências viciantes. É exatamente nessa escuridão que está a sua salvação. Lembre-se da caverna a que Joseph Campbell se referiu — as buscas mais desafiadoras produzem os resultados mais poderosos.[7]

Trabalho, casamento, filhos, dinheiro, família, traumas e falta de confiança em si mesmo são as cavernas nas quais, geralmente, meus clientes temem entrar. Felicidade e liberdade são os tesouros que elas escondem.

Aceite

É comum que lágrimas comecem a correr quando pergunto a meus clientes sobre as suas três principais áreas de estresse. Isso *se* eu tiver criado um ambiente seguro o bastante para eles responderem à pergunta com sinceridade. Não é fácil olhar para a evidente escuridão que existe em sua vida. Também não é fácil, para quase ninguém com quem trabalho, perceber há quanto tempo esses problemas estão ali, o quão dolorosos eles são e o quanto se tornaram centrais em suas vidas.

Quase todos se recriminam por não terem feito isso antes.

Todo mundo quer mudar o passado. Sentimos uma enorme culpa e muito desgosto em relação a aspectos de nossa vida que faríamos de tudo para mudar.

E quase todo mundo é tão duramente atingidos por essas ondas contínuas e implacáveis de estresse que acaba perdendo a esperança de que algo possa de fato ser feito.

Recriminar-se por não fazer mais ou por não ser melhor, ter ódio de si mesmo ou de outra pessoa por transgressões e erros passados e acreditar que não se pode mudar o presente são coisas que só farão você andar para trás. São como uma correnteza levando você ao fundo do oceano.

A Aceitação é a única saída. Nesse estágio, aceitar significa reconhecer que:

1. Você fez o melhor que podia, considerando o que sabia na época.
2. Não há como voltar no tempo e mudar o passado.
3. Seus padrões de ativação podem ser mudados com tempo e esforço constante.
4. Há uma forma de sair dessa bagunça; você só precisa encontrá-la.

Trata-se de uma lista simples, mas nem todo mundo consegue aceitá-la com facilidade. Sim, você perdeu algumas oportunidades de resolver isso antes. Sim, todo esse problema poderia ter sido desenterrado muitos anos atrás. Sim, há pessoas que agiram mal com você, e também há muitos erros pelos quais você é responsável. Sim, há decisões simples e complicadas, fáceis e difíceis, a serem tomadas para realizar uma mudança. E *sim*, você pode fazer tudo isso agora.

Fazer qualquer outra coisa apenas atrasará você. E você não terá tempo para sempre. Se está muito chateado por não ter lidado com isso dez anos atrás, imagine o quanto ficará chateado, daqui a cinco anos, por não lidar com isso agora?

Portanto, não fuja da dor. Sente-se com ela, sinta-a, chore, grite ou bata no chão. Todos nós já fizemos besteira antes, e todos nós faremos de novo. Mas não vamos confundir isso com fracasso.

Fracasso é desistir.

E se você pode superar essa fase, levante-se e sacuda a poeira — você não vai desistir.

Pode levar tempo, agora que você sabe o que precisa ser feito. Pode ser difícil romper com seus antigos padrões, mas não é impossível. E você não cometerá os mesmos erros de novo. Não sem reconhecê-los e fazer mudanças. Você *vai* procurar ajuda quando necessário. Você *vai* colocar em prática os hábitos e usar as ferramentas que aprender neste capítulo e onde mais puder, para que nunca mais se veja nesse lugar de novo. E você *vai* deixar a vergonha, a culpa e o ressentimento que estão impedindo seu progresso irem embora.

Talvez você ainda tenha cicatrizes profundas, mas, quando terminar este estágio, terá feito muita coisa para reduzir a dor causada por elas. Pode até ser que você se veja completamente livre de algumas.

Transforme

Conforme mencionado, ao lidarmos com a Ativação, focaremos em controlar aquilo que podemos, deixando de lado o que não podemos e treinando nossa tolerância ao desconforto. Com toda a honestidade, se você for capaz de se concentrar em apenas um segmento deste livro, este talvez seja o ideal. Será sua libertação.

Vamos às suas metas, uma a uma:

Controle o que você pode

Conforme foi discutido, seu corpo responde ao estresse controlável e ao estresse incontrolável de maneiras diferentes. Focaremos primeiro em eliminar a maior quantidade possível de estresses incontroláveis. E, depois, vamos nos concentrar em assumir o controle de qualquer estresse que *seja* controlável. As diretrizes para controlar sua biologia, sua psicologia e seu ambiente estão a seguir:

Biologia. O controle de seu estresse biológico envolve comportamentos simples, que provavelmente você já considerou ou até já tentou antes. Para alguns, manter esses comportamentos é como matar um dragão por dia; para outros, é mais como treinar um cachorro. De um jeito ou de outro, você precisa entender isso direito, pelo menos em parte; confie em mim, isso tornará as coisas mais fáceis.

De modo geral, você precisará cuidar de seu sono, sua nutrição, sua respiração e seu movimento.

Eu ofereço uma orientação relacionada ao sono no exercício Criando rituais diários (página 316) e em mais conteúdos disponíveis on-line (veja o link de Recursos, na página 331), mas quero que você pense em sua biologia da seguinte maneira: seu corpo é o motor de sua máquina, como em um carro. Se você não cuidar dele como é preciso, ele começará a fazer barulho, a enguiçar e, no final, ficará inutilizável. Esses efeitos são as suas emoções negativas, as ansiedades que o atropelam e as suas noites sem dormir. O combustível certo, as trocas de óleo, os filtros e alguns cuidados ajudarão tudo a funcionar melhor e por muito mais tempo. Sua luz de "Cheque o motor" está acesa, e você precisa cuidar disso. Se o motor estiver danificado, não importa o quanto os pneus sejam bons ou o quanto o sistema de som seja bacana.

Psicologia. Como nós gostamos de estar no controle, tendemos a procurar por riscos e problemas a serem resolvidos em vez de focarmos em coisas que estão funcionando bem. Isso pode gerar uma propensão a uma experiência de vida negativa.

O truque é que seu cérebro responde às perguntas que você faz a ele. Então, se você se perguntar sobre o que precisa ser consertado e corrigido, seu cérebro sempre apresentará respostas. Junto a elas, virão ansiedade, tristeza e medo. Mas, se você procurar propositadamente pelo positivo, perguntando a si mesmo "sou grato pelo quê?", seu cérebro buscará a resposta a *essa* pergunta. Como resultado, sua experiência se tornará mais positiva. No exercício Dicas para fazer um diário da gratidão de forma eficaz (página 318), dou sugestões para você desenvolver sua própria prática de gratidão, o que o ajudará a evocar esse "viés de positividade". Basta dizer que, se você está lendo este livro, provavelmente tem no mínimo centenas de coisas pelas quais é grato neste momento. É apenas uma questão de estar atento a elas.

Como o estresse incontrolável e inesperado é o que nos causa mais danos, você também vai querer desenvolver um modo de se planejar com antecedência, reduzindo as chances de ser apanhado desprevenido pelo estresse. De novo, no exercício Definindo sucesso diário (página 319), ofereço a você meu método para fazer isso. Controlando a previsibilidade do estresse, você também estará mais bem preparado para lidar com qualquer coisa inesperada que aparecer.

Por fim, embora um estímulo possa provocar uma ativação que parece incrivelmente poderosa e permanente, na realidade, a maior parte do poder dessas ativações psicológicas e fisiológicas não dura tanto quanto o nosso medo acredita. É possível se familiarizar com a natureza temporária dessas ativações por meio de um exercício baseado em mindfulness chamado *Urge Surfing* (página 320), durante o qual você pode desenvolver uma melhor consciência de sua experiência interna do início ao fim de um evento desencadeador.

Ambiente. A maioria das pessoas com as quais trabalho negligencia imensamente a influência de seu ambiente sobre sua ativação. A realidade é que alterar a influência de seu meio pode ser uma das maneiras mais eficazes de alcançar grandes mudanças em sua ativação típica. Reconheça que seus ambientes físico e social existem em paralelo. Com apenas algumas ações, você pode reduzir boa parte do estresse negativo causado regularmente por esses dois ambientes E *ainda* aumentar a ativação positiva que experimentará em determinado dia — de forma a compensar o estresse negativo.

O ponto principal dessa transformação é este: limpe seus ambientes físico e social. Faça de seu espaço físico e das pessoas com as quais você convive uma fonte de inspiração e alegria, e não de negatividade e estresse. Incluí neste livro o exercício Melhorando seu ambiente físico para a recuperação (página 322) para ajudar você a dar a partida.

Deixe aquilo que você não pode controlar ir embora

O exercício Esferas de influência, que você completou anteriormente, está sempre ali para lhe lembrar de redirecionar seu foco, tanto quanto possível, para aquilo que você pode controlar *totalmente*. A realidade é que você não tem controle sobre a maioria dos acontecimentos e experiências à sua volta. Lidar com isso diariamente envolve dois processos distintos:

1. Mudar a sua perspectiva e o seu foco
2. Desenvolver ferramentas para lidar com o resíduo de desconforto

Espera-se que a esta altura você tenha experimentado o grande alívio, e o impacto, de focar nos aspectos mais controláveis de sua vida. Quanto mais você tiver essa experiência, mais fácil será ignorar o resto. Para você lidar com o desconforto e a ansiedade que sente quando eventos que estão fora de seu controle causam uma ativação, incluí o exercício Meditação de rotulagem em atenção plena na página 321.

Fique mais confortável com estar desconfortável

Treinar *a si mesmo* para estar confortável em estar desconfortável é a melhor ferramenta para recuperar o controle sobre sua ativação. A mensagem que você envia a si mesmo ao fazer esse trabalho é: "*Não* tenho medo. A maioria das pessoas foge do desconforto, mas não preciso fazer isso porque tenho controle sobre ele." Você pode não se sentir como um Seal da Marinha, mas *pode* se treinar sistematicamente para aumentar seu limite de ativação. Essas práticas elevam a autoestima, a resiliência e o autocontrole. Incluí um exercício, chamado Passos para desafiar os limites de seu desconforto, na página 323.

Curiosamente, se você continuar a fazer uma coisa desconfortável por algum tempo, rapidamente constatará que ela deixa de ser tão desconfortável. Somos criaturas incrivelmente adaptáveis, e você pode se acostumar até mesmo a participar de um karaokê estando sóbrio ou a dar um mergulho gelado se fizer isso com frequência suficiente. E, depois que isso acontecer, você terá que encontrar outra atividade desconfortável para realizar. *Pressione a si mesmo* para que, assim como os Seals da Marinha, quando a vida o puser diante de alguma coisa para a qual você não estava preparado, você seja capaz de lidar com isso com muito mais coragem do que antes.

Ser aplicado nas práticas que podem ajudá-lo a regular sua ativação valerá a pena. Você experimentará melhoras em sua clareza, em seu sono, em sua energia e motivação. Também fará melhores escolhas, pois não deixará o estresse desviar seus pensamentos.

Esse último efeito é o que mais importa quando entramos no estágio seguinte do modelo SPARO: Resposta. É aí que seu cérebro considera as opções disponíveis e escolhe a melhor resposta. Fazer essa escolha de maneira apropriada é crucial para o sucesso, porque a escolha errada pode nos levar de volta a resultados negativos.

Portanto, vamos aprender a evitar isso.

CAPÍTULO 9

Resposta

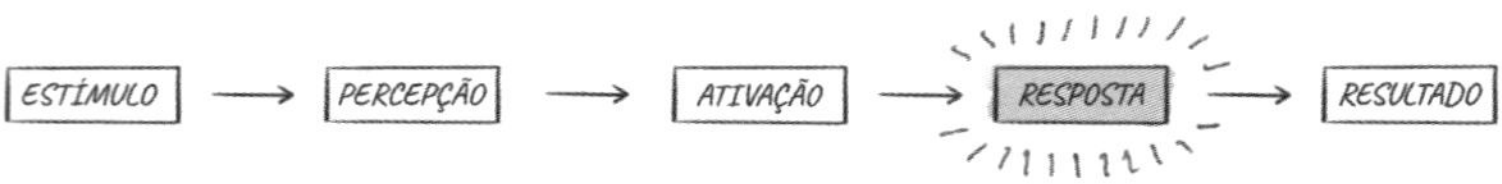

Aliyah já tinha estado na casa desse traficante específico pelo menos 20 vezes. Ele não tinha exatamente as melhores drogas, mas sempre tinha alguma coisa, e essa confiança era tudo o que ela estava procurando nesse dia. Com frequência, ela ia sozinha, mas de vez em quando aparecia com um amigo — tipicamente alguém que tinha dinheiro e também queria se drogar. Você podia fazer um negócio bem mais vantajoso se comprasse maiores quantidades. Era como a versão de um pacote de cereais tamanho família, só que no mundo das drogas.

Nesse dia de inverno particularmente escuro e sombrio, Aliyah chegou à casa do traficante com Brenda. Esperava conseguir um saquinho de pouco mais que 3 gramas e ter o bastante para passar o fim de semana. Ela vinha participando de meu programa on-line e tinha se saído muito bem nos primeiros meses. Mas então, as malditas causas da falta de autoconfiança e autovalor a puxaram, juntamente com a infelicidade de perder as filhas. Ela voltou a usar drogas. Então, lá estava, naquele lugar tão familiar, esperando a compra. Dessa vez, tinha levado a amiga e um par de fones de ouvido. Aliyah foi honesta comigo e com nosso grupo on-line acerca de suas recentes recaídas e, fiéis à nossa promessa, não julgamos seu retorno às drogas. Então, naquela tarde de terça-feira, às 13 horas como de costume, ela decidiu participar do grupo usando seus fones de ouvido, enquanto esperava com Brenda para comprar um pouco de metanfetamina.

Antes desse dia, sempre que tinha uma recaída, Aliyah acreditava que não poderia voltar a ter apoio para se recuperar. Achava que não seria bem recebida até que parasse de usar de novo. Era o que lhe diziam repetidamente. "Volte quando estiver pronta...", falavam, e ela sabia que queriam completar a frase com "para parar para sempre". Nunca se sentia exatamente pronta. Nessa terça-feira específica, Aliyah tinha uma nova opção, uma opção que nunca tivera antes — participar do grupo de apoio enquanto esperava pelas drogas. Como você leu antes, essa possibilidade nova e única acabou mudando tudo para ela. De fato, esse é um passo necessário na mudança de hábito — perceber que comportamentos novos, positivos, podem substituir comportamentos antigos, negativos.

O CONCEITO DE SUBSTITUIÇÃO

Uma das compreensões mais incríveis que tive sobre o tratamento do vício veio no início de minha carreira, na escola de pós-graduação, quando eu participava de uma conferência. Eu estava tendo uma conversa casual com uma mulher que havia sentado ao meu lado no transporte da conferência. Estava frio lá fora, e nós estávamos nos distraindo enquanto o grande ônibus, repleto de outros participantes do evento, seguia para um imenso centro de convenções em Washington. Quando estávamos falando sobre nossos respectivos trabalhos de pesquisa, ela deixou escapar uma das frases mais importantes que já ouvi: "Somos péssimos em levar as pessoas a pararem de fazer qualquer coisa que seja; somos muito melhores em levá-las a fazer outra coisa no lugar." Ela estava falando sobre seu trabalho acerca da obesidade em Massachusetts, onde, por acaso, era uma alta funcionária do Departamento de Saúde e Serviços Humanos. Aparentemente, fazer as pessoas pararem de comer alimentos que não são saudáveis, alimentos terríveis para elas, provou-se algo quase impossível ao longo de muitas décadas. Mas fazê-las substituir os alimentos ruins por opções mais saudáveis foi algo que se mostrou muito mais fácil. Ela não percebeu o impacto, mas essa foi uma revelação divina para alguém focado em uma indústria que, em essência, estava sempre tentando levar as pessoas a *pararem* de fazer coisas.

E se mudar tendências viciantes e compulsivas não significasse deixá-las completamente? Para mim, era hora de aprender mais sobre como fazemos escolhas.

O PROCESSO DE RESPOSTA

Substituir um comportamento antigo por um novo pode parecer simples. Mas, quando estudei o processo necessário para se desempenhar um comportamento específico, compreendi que, na verdade, era um pouco mais complexo do que o esperado. Depois que somos ativados a produzir uma resposta, passamos por um processo constituído de dois passos:

1. **Identificação da resposta** — Identificar o cardápio de opções de potenciais respostas adequadas à ativação em curso.

2. **Seleção de resposta** — Selecionar a resposta mais apropriada à situação em curso e à sua capacidade.

Percebo que a maioria das pessoas que enfrentam tendências viciantes direciona quase toda a atenção para a parte da seleção de Resposta. Na verdade, elas quase sempre tentam eliminar a resposta compulsiva — *não* beber, *não* usar, *não* assistir, *não* comprar, *não* abrir o aplicativo. Assim, a maioria das pessoas se vê dando voltas entre os estágios Resultado e Resposta, usando qualquer técnica de Transformação (geralmente a força de vontade e fuga) para tentar se impedir de agir.

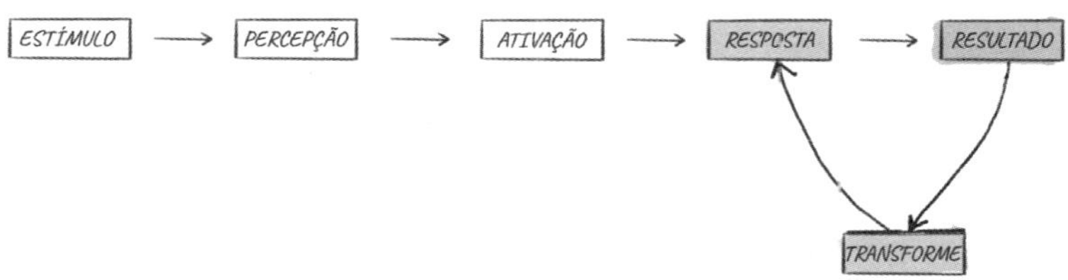

O problema dessa abordagem é que não fazer nada nos deixa com um vazio que precisa ser preenchido. No circuito SPARO, se há uma ativação negativa com a qual seja preciso lidar, uma Resposta será necessária para resolver o assunto. Do contrário, a ativação, trazida pela cicatriz, continuará causando dor. Não produzir uma resposta não resolve nada.

Neste capítulo, trabalharemos para compreender e expandir seu cardápio de identificação de Resposta. Focaremos também em métodos que permitam a você selecionar com êxito Respostas alternativas para enfrentar os problemas sem que haja danos.

IDENTIFICAÇÃO DE RESPOSTA

Pense nas suas diferentes maneiras de lidar com a ansiedade — você pode rolar a tela do telefone, fumar maconha ou, talvez, se isolar em seu quarto. É um pouco como ir a um restaurante com três itens no cardápio — a seleção é limitada. Mas, depois de consumir os mesmos três itens por anos, ou mesmo décadas, você se acostuma com eles e para de procurar novas opções. Os itens do cardápio atual são baratos (não exigem muito esforço) e familiares, então, você continua voltando a eles.

A expansão de seu cardápio de identificação de Resposta exige que você, primeiro, desenvolva uma crença de que *há* outras opções disponíveis e, depois, saia em busca dessas opções e as coloque em prática. Trata-se de preparar você para "fazer outra coisa no lugar daquela". Infelizmente, muitos de meus clientes se veem considerando um conjunto muito limitado de opções na hora de fazer escolhas. Isso é especialmente verdadeiro quando se trata de suas estratégias para enfrentar as causas. De fato, a maioria das pessoas com as quais trabalho ouviu, por tanto tempo, não estar no controle, que passou a acreditar nisso.

O que, com frequência, falta na conversa é um verdadeiro reconhecimento de como esses comportamentos foram, antes de tudo, aprendidos. O ponto de partida para as escolhas que você encontra em seu cardápio é simples — você experimentou o que estava disponível e usou como modelo o que viu os outros fazerem.[1] Crianças fazem isso com o comportamento daqueles que estão à sua volta, criando versões menores das pessoas com as quais crescem. Essa é a nossa primeira versão do Viés de ancoragem, em que aquilo a que somos expostos primeiro se torna o padrão pelo qual avaliamos tudo o que vem depois.

E então, o estágio Resposta pode ter como *mais* forte influência as experiências de desenvolvimento iniciais. Claro, Percepção e Ativação também são aprendidas por meio da exposição, mas nossa identificação de Resposta, com frequência, segue uma espécie de roteiro quase direto, do tipo "Quando______, então______", para as crianças enquanto elas crescem. Na infância, vemos o que acontece com aqueles à nossa volta e notamos como reagem. Aos poucos, nós reunimos os nossos roteiros com escolhas apropriadas para diferentes situações. Por exemplo, podemos ver nosso pai seguindo este roteiro: "quando chego do trabalho, abro a geladeira, pego uma cerveja e me sento no sofá, em frente à televisão". Como desconhecemos os pensamentos, sentimentos e funcionamentos internos daqueles que usamos como modelo, tendemos a copiar apenas seus comportamentos externos. Não sabemos que aquele pai está bebendo porque odeia seu trabalho. Vemos apenas que ele está bebendo e se tornando distante quando chega em casa. Às vezes, os roteiros nos são transmitidos mais diretamente por integrantes da família. Quando nos dizem "É melhor você não chorar depois que tivermos saído de casa", vemos isso como uma instrução de nossos pais para não mostrarmos emoções negativas em público. "Quando saímos de casa, temos de nos assegurar de que nunca vamos demonstrar que estamos nos sentindo mal." Esses roteiros então se tornam a programação que determina como nos comportaremos quando as situações se apresentarem mais tarde.

Um de meus mentores, Bruce Lipton, escreve que o período dessa programação vai do terceiro trimestre de gravidez até os 8 anos.[2] Não há dúvida de que o aprendizado começa antes de nascermos. As pesquisas que vi sugerem que, de fato, grande parte de nosso aprendizado se completa aos dez anos. É claro que o aprendizado continua ainda na idade adulta, mas a grande maioria de nossa compreensão sobre como lidar com situações contínuas e diárias termina muito antes.

Relembre a analogia da esponja: quando nascemos, somos, de muitas maneiras, como uma esponja nova, retirada da embalagem. Ainda secos e prontos para absorver, somos friccionados contra o mundo, retendo toda a água que podemos, além de toda a sujeira. Em especial no início de nosso desenvolvimento, temos pouco controle da água que retemos, porque nossas experiências são ditadas por aqueles ao redor. Mas, à medida que vivemos e crescemos, nossa esponja fica cheia. Aprendemos a cumprimentar pessoas. Aprendemos sobre o que aqueles à nossa volta consideram bom ou ruim. Entendemos como discordar dos outros e quando é apropriado fazer isso. Sabemos o que esperam que a gente faça ao crescer e quais são as opções vocacionais, educacionais e conjugais que devemos buscar.

Fomos programados para viver de determinada forma.

Quer você tenha nascido em um lar cristão evangélico ou judeu hassídico, em uma família voltada para os negócios e o dinheiro ou entre indígenas inuítes, sua programação para a vida lhe foi transmitida. Independentemente de como se sinta em relação a eles, você agora tem roteiros para suas atividades diárias, que foram consolidados assim: Quando ______, então ______.

Quando chego do trabalho, ligo a televisão.

ou

Quando estou ansioso, fumo maconha.

Os modelos que você copia desde cedo em seu desenvolvimento afetam suas escolhas comportamentais mais tarde. Sua identificação de Resposta depende quase inteiramente do ambiente em que você passou o início de sua vida.

Você pode não ter percebido isso antes, mas, quando reage a uma situação, as opções de resposta dentre as quais você escolhe não representam todas as que estão disponíveis.

Nem de perto.

Elas são simplesmente obtidas com base naquelas respostas que você usou de modelo e que a programação lhe ofereceu por meio do aprendizado do início de sua vida.

Esse pensamento também se aplica ao modo como aprendemos nossos comportamentos compulsivos e viciantes. Para a maioria de nós, esse aprendizado se deu há muito tempo, e teve modelos também. Por exemplo, muitas pessoas começam a beber no ensino médio. Elas presenciaram outros bebendo (outros adolescentes, pais, parentes, celebridades nas mídias, atores no cinema e na televisão) e então tentaram copiar esse comportamento. Mas, sem ter nenhuma informação sobre o assunto ou experiência real com a bebida, os adolescentes não estão bebendo vinho para relaxar depois de um dia difícil de trabalho ou para acentuar a refeição da noite. Em vez disso, estão bebendo para se sentir mais velhos e para imitar um modelo. E então ficam

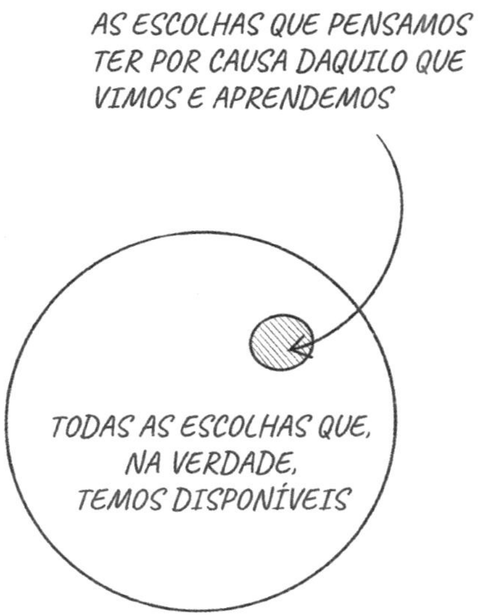
AS ESCOLHAS QUE PENSAMOS TER POR CAUSA DAQUILO QUE VIMOS E APRENDEMOS
TODAS AS ESCOLHAS QUE, NA VERDADE, TEMOS DISPONÍVEIS

bêbados. Considerando que são relativamente pequenos em tamanho e que lhes falta experiência, geralmente não precisam de muito álcool para ficarem bêbados. Assim, no ensino médio, jovens aprendem a beber para ficar tão bêbados quanto for possível, normalmente escondendo isso dos adultos. Quando vão para a faculdade, beber se torna um hábito cada vez mais público. Para alguns, a bebida também tem a função de um elixir. Para aqueles que bebem com o intuito de aliviar as fisgadas de cicatrizes subliminares que lhes estão causando dor emocional, beber pode se tornar, cada vez mais, um objetivo central. Eventualmente, alguns cruzam o limite daquilo que é visto como aceitável. Ficam rotulados como bebedores problemáticos ou alcoólatras. Quando tentam parar, percebem que não conseguem beber de outra maneira. Sem o álcool, eles se sentem perdidos e disfuncionais. Veem-se presos entre a cruz e a espada — precisando do alívio proporcionado por algo que não sabem usar de maneira responsável. Nunca precisaram desenvolver outras ferramentas para lidar com as cicatrizes, porque a bebida sempre funcionou muito bem. E isso é um problema.

Expandir seu cardápio de identificação de Resposta é perceber as limitações do que você aprendeu no passado e entender que há outras opções disponíveis. Ao expandir sua compreensão do que é possível, você pode começar a considerar respostas alternativas, encontrando, com o tempo, aquelas que lhe servem melhor. Então, você pode usá-las como substitutas, até que se tornem novos hábitos.

Mas Aliyah não sabia de nada disso naquela terça-feira de inverno enquanto estava esperando pela droga.

VIÉS DE SELEÇÃO DE RESPOSTA EM AÇÃO

Durante a infância, Aliyah observava a mãe viciada em drogas. Sabia que o pai também havia enfrentado problemas com isso, embora não se lembrasse realmente dele ou de como se comportava. Uma coisa estava nítida para ela: viciados e alcoólatras não conseguem melhorar, e o êxito de todas as suas tentativas depende de permanecerem completamente sóbrios. Qualquer recaída só prova, mais uma vez, que são incorrigíveis e incapazes. Aliyah odiava o modo como sua mãe se comportava e não queria nenhum envolvimento com a vida que se desenrolava à sua volta enquanto crescia. Lamentavelmente, viu-se na mesma situação quando se tornou adulta. Os roteiros que tinha aprendido ao crescer a levaram a experimentar exatamente os mesmos resultados da mãe. Parecia terrível.

Aliyah não queria essa vida para si *ou* para suas filhas. Por isso, continuou tentando ficar "limpa", acreditando que estava suja e quebrada. Mas tratamentos e mais tratamentos não funcionaram, e a vida continuou piorando. Depois de ter tido muitas recaídas e de ter sido várias vezes expulsa de clínicas de reabilitação por não fazer as coisas perfeitamente, Aliyah entendeu que não seria bem-vinda em nenhum ambiente de ajuda se não estivesse disposta a parar de usar drogas. Acreditava que não havia chance de obter ajuda *enquanto* as usasse, porque era isso que haviam lhe dito repetidamente.

Definitivamente, eles não fariam você se sentir bem-vindo enquanto estivesse, literalmente, esperando pelas drogas na casa do seu traficante.

Mas, como nosso programa funcionava de maneira diferente e acontecia virtualmente, Aliyah já nos havia visto conversando sem julgamentos com pessoas que tiveram recaídas.

E então, naquele dia específico, ela notou que podia escolher outro comportamento — participar da reunião enquanto esperava as drogas na casa do traficante. Pôs um fone no ouvido e deu o outro para Brenda. E então, enquanto esperavam pela metanfetamina, elas escutaram o que era dito. Eu estava compartilhando aquela história que já mencionei, comparando nossa vida com um vício ativo a uma pessoa que dirige um carro em uma estrada sinuosa na montanha. "Enquanto seguimos pela estrada, com o pé afundado no pedal, viajando a toda velocidade, muitos de nós estamos cientes do abismo que está logo adiante. Mas, mesmo vendo o abismo se aproximar, nós nos sentimos paralisados e somos incapazes de fazer alguma coisa em relação à fatalidade iminente. Sabemos que estamos indo diretamente até aquele abismo e que, se cairmos, podemos morrer e nunca mais voltar. Mas nossas mãos no volante parecem congeladas e imóveis. Esquecemos que, em um instante, podemos fazer a escolha de pegar aquele volante, virá-lo com força — para a esquerda ou para a direita — e mudar o rumo." Eu não tinha a intenção de me aproximar tanto da história de Aliyah, que, naquela via expressa, dirigia o carro da irmã e procurava algo em que pudesse bater. "Claro, virar o volante dessa maneira, viajando a uma velocidade tão grande, não será divertido. Podemos bater na encosta da montanha, podemos capotar, podemos ainda acabar causando grande destruição e dor. Mas pelo menos ainda teríamos uma chance de nos salvar, sabendo que estaremos acabados se continuarmos avançando para aquele abismo. A qualquer momento, assim que percebemos isso, cabe a nós agarrarmos o volante e virá-lo. Estamos no controle", finalizei a história.

Sentada ao lado de Brenda, ouvindo nossa reunião e absorvendo inteiramente minha mensagem, Aliyah se virou para a amiga e disse: "Vamos sair daqui." Brenda olhou para ela, confusa, tentando ligar os pontos. "Vamos virar o volante", disse Aliyah. "Vamos embora." E foi o que fizeram. Elas se levantaram, saíram daquela casa e nunca pegaram a metanfetamina. Na verdade, nunca mais compraram nenhuma metanfetamina. Aliyah e Brenda pararam de usar a droga naquele dia, e uma fase totalmente nova de suas vidas começou. Ambas permanecem sóbrias desde então.

Esse é o poder de novas opções de resposta.

Pode ser que você já tenha tido uma experiência como essa em sua vida. Você já leu algum livro, ouviu algum podcast ou assistiu a algum filme ou programa que o tenha exposto a uma ideia ou comportamento que nem sabia que existia? Algum desses momentos chegou a produzir um lampejo que mudou a forma como você via a sua vida? Se isso aconteceu, você experimentou aí uma expansão de seu cardápio de Respostas. Com essa nova opção de resposta estabelecida, você encontrou novas oportunidades de comportamentos que, até sua Descoberta, pareciam impossíveis.

Esse mesmo exato processo pode se desenrolar, a qualquer momento, para qualquer comportamento que você esteja tentando mudar.

SELEÇÃO DE RESPOSTA — TANTAS OPÇÕES, APENAS UMA RESPOSTA

Quando lidamos com um estímulo que nos ativou, a maioria de nós tem pelo menos algumas opções disponíveis no cardápio de Respostas. Mas, independentemente de quantas opções estão disponíveis, só produzimos uma. E, sim, não fazer nada também significa escolher uma opção específica... a inércia. Então, como você escolhe? Assim como no caso de Linda, que usava maconha para controlar sua náusea, a maioria das pessoas com as quais trabalhei não tinha a menor ideia de que estava fazendo uma escolha ou acreditava que tinha pleno controle de suas escolhas. Mas a realidade da seleção de Resposta é mais complexa.

Você seleciona a resposta mais apropriada combinando a influência de um grande número de fatores — alguns internos, muitos externos. E nem todos eles apontam para a mesma direção. Qualquer que seja a opção de seu cardápio de Respostas a ter mais fatores a seu favor vence. Eis um exemplo: James, aquele diretor de faculdade que mencionei antes, guardava um segredo obscuro — ele tinha um sério problema com bebida. Às vezes, ele bebia no trabalho, mas era raro. Em vez disso, suas piores bebedeiras geralmente começavam quando ele chegava em casa (como acontece com muitos). Ele nem mesmo bebia muito todas as noites após o trabalho. Isso acontecia esporadicamente. Ele não conseguia encontrar um padrão real, o que era frustrante, porque tudo aquilo parecia aleatório. Mas, quando vasculhamos a história de James, o padrão surgiu. Enquanto dirigia seu carro a caminho de casa, ele processava o estresse do seu dia (Estímulo). Dias especialmente difíceis — com muitas discussões, problemas administrativos ou alguma novidade terrível sobre as verbas — deixavam-no ansioso e temeroso. Ser diretor daquela faculdade significava estar sob os olhares de centenas de pais cada vez que havia um problema. Ele temia (Percepção) perder o emprego ou fazer uma bobagem e ver que todos o achavam um fracasso. Quando a ansiedade e o medo aumentavam (Ativação), surgia a ideia de ter algum alívio em casa. Ele poderia beber algumas doses e se acalmar (identificação de

Resposta). Se chegasse em casa e o carro da esposa estivesse na entrada, ele sabia que teria de controlar a bebida (opção 1 da seleção de Resposta). Se o carro não estivesse ali, ele sabia que poderia começar a beber imediatamente (opção 2 da seleção de Resposta). Para James, a combinação de um dia especialmente estressante, um sério temor de fracassar e ser ridicularizado em público e uma casa vazia, sem a presença atenta da esposa, criava um cenário perfeito para o início de uma noite de grande bebedeira. Cada um desses fatores se tornava um Promotor de bebedeira para James.

Quer você perceba ou não, muitos fatores que nada têm a ver com motivação ou força de vontade ditam a escolha da sua resposta o tempo todo. As respostas variam de acordo com o ambiente, a situação e a circunstância. Nosso cérebro está sempre buscando respostas "corretas", que se adequem melhor à uma situação. Na escolha de uma resposta, todos os fatores que passam a ser associados ao nosso comportamento se juntam e fazem com que seja mais provável (Promotores) ou menos provável (Inibidores) produzirmos uma resposta específica.

Você já passou pela situação de estar em um jantar, querer muito beber uma taça de vinho ou um copo de cerveja e, então, ver um amigo pedir um copo d'água? Quase imediatamente, sua vontade de pedir uma bebida diminui — a escolha de *não* beber de seu amigo abrandou sua resposta relacionada à bebida (Inibidor). E o cenário oposto? Você já foi a algum jantar ou evento estando certo de que não consumiria nem uma gota de álcool e, então, ao ver as pessoas à sua volta pedindo uma bebida, de repente, se viu pegando uma também? Nesse caso, a influência social das pessoas à sua volta funcionou como um Promotor da opção de beber.

Alguns fatores que podem ter atuado como Promotores ou Inibidores em seu passado talvez incluam

- Hora do dia
- Pessoas presentes (ou ausentes)
- Música específica
- Um estímulo visual
- Um sentimento
- Estações ou feriados

e muitos outros.

No caso de James, uma casa vazia, um dia estressante, o horário das 16 às 17 horas e uma forte ansiedade eram todos Promotores do ato de beber. Mas ver a esposa em casa, ter um dia mais calmo e não sentir nenhuma ansiedade inibiam essa ação.

PREPARANDO-SE PARA O SUCESSO NA SELEÇÃO DE RESPOSTA: A PROPORÇÃO P/I

Apresentei o conceito de Proporção P/I no Capítulo 3. Agora que você entende as diversas forças que agem sobre nosso comportamento, faz sentido adquirir uma compreensão mais profunda de como elas funcionam juntas.

O vício prospera quando os Promotores do comportamento viciante pesam mais do que os Inibidores. Isso leva a uma repetição constante e contínua. Sem Inibidores suficientes para agir em contrário, o comportamento parece avançar, sem controle, até as fichas se acumularem todas de um lado.

Felizmente, a Proporção P/I é algo que podemos manipular, e é aí que a mudança comportamental se torna evidente (veja o exercício Avaliando seus Promotores e Inibidores [Proporção P/I], na página 294).

Conhecendo o poder dos Promotores e Inibidores de direcionar respostas, você pode pôr as peças em seus devidos lugares para que, assim, sustentem os comportamentos que quer adotar. Isso pode ser crucial para o seu sucesso, porque remove da equação a necessidade de se ter uma grande força de vontade a cada rodada. A força de vontade aumenta e diminui, mas *persistência* é uma necessidade absoluta para quem quer fazer uma mudança duradoura. Depois de identificar seus Promotores e Inibidores, você pode começar a organizar esses fatores em sua vida, de forma que o ajudem a seguir na direção que deseja. *Mudar é inevitável, mas você pode deixar a direção da mudança ao acaso ou assumir o controle dela.*

Portanto, vamos controlar o máximo que pudermos! Por exemplo, se James pretende seriamente mudar o hábito de beber depois do trabalho, ele pode falar com a esposa e pedir para conversarem por vídeo todos os dias, quando ele chegar em casa. Assim, ele pode reforçar o Inibidor da bebida e torná-lo mais presente nesse horário. Se jogar basquete com amigos o ajuda a aliviar a pressão do trabalho, ele pode fazer isso algumas vezes na semana antes de ir para casa.

Um dos Inibidores mais comuns entre as pessoas com as quais trabalho está relacionado ao acesso físico. Por exemplo, se você está trabalhando para limitar ou eliminar a bebida, livre-se do álcool que tem em casa. Não ter álcool disponível é um grande Inibidor, porque torna o ato de beber mais difícil. Você também pode providenciar um novo hábito substituindo o álcool por uma prateleira cheia de outras coisas que goste de beber.

Cada pessoa que está lendo isto tem um conjunto diferente de Promotores e Inibidores. É importante reconhecê-los e recrutá-los em sua busca por mudança.

Eis um exemplo simples de como isso pode funcionar em um contexto completamente diferente: imagine caminhar até uma barra de exercícios e decidir que você gostaria de ser capaz de fazer uma elevação na barra. Com certo esforço, você salta e segura a barra com as duas mãos. Faz o possível para elevar o corpo, mas mal se move. Você tenta de novo, mas o resultado é o mesmo. Depois da segunda ou terceira tentativa, até mesmo se segurar na barra é difícil. Frustrado, você larga o aparelho e desiste. Mas, se você não consegue realizar uma elevação na barra da primeira vez que tenta, isso não significa que seja incapaz disso. Significa simplesmente que não sabe como fazer esse exercício e que seus músculos não são fortes o bastante. Ainda. Se você não consegue fazer uma elevação na barra porque não é forte o bastante, usar sua motivação e ter uma barra disponível não serão suficientes para que consiga. Você terá que usar outras ferramentas que o ajudem. Para realizar uma elevação de verdade, você poderia fazer exercícios com faixas elásticas, obter a ajuda de outras pessoas, pendurar-se para treinar resistência ou usar máquinas próprias para treinar elevação (essas ações funcionariam como promotoras de elevação na barra). Cada uma dessas ferramentas (identificação de Resposta) aumenta a sua capacidade de realizar uma elevação na barra, diminuindo as chances de você fazer outra coisa, como ficar pendurado na barra ou desistir.

MAXIMIZANDO A PROBABILIDADE DE CRIAR RESPOSTAS APROPRIADAS

Para maximizar a probabilidade de que vá escolher seus novos comportamentos em detrimento dos antigos e habituais, faça o seguinte: reforce os Promotores que aumentam a probabilidade das suas novas respostas e elimine os Inibidores delas. Depois, faça o oposto em relação a seus antigos comportamentos — maximize seus Inibidores e faça o melhor possível para eliminar seus Promotores. Com o tempo, algumas coisas acontecerão. Antes de tudo, os Inibidores e Promotores que você rearranjou se tornarão mais comuns em sua vida, passando a ser partes constantes de sua influência ambiental. Com isso, será ainda mais provável que você se mantenha nos trilhos. Ao ganhar prática nos novos comportamentos e torná-los mais habituais, você precisará de menos apoio para produzi-los. Isso é chamado de *efeito volante* — ele demora para começar, mas, depois que isso acontece, será necessário cada vez menos esforço para manter o volante se movendo.

Pense em uma pessoa que tem três anos de experiência em elevação na barra. Agora, ela já consegue fazer dez elevações seguidas, portanto não precisa mais de faixas elásticas ou da ajuda de um amigo. Isso tem uma relação com a metáfora do abismo a que me referi no capítulo anterior. Usar Inibidores e Promotores é como instalar barreiras de proteção em volta do abismo. Com a prática, à medida que fica mais forte, você se vê se afastando do próprio abismo. Assim, os Inibidores e Promotores se tornam uma cerca de proteção à sua volta. A cerca é formada por coisas como seu círculo social, seus hábitos diários e seus compromissos e habilidades (veja o exercício Auditoria dos círculos sociais, na página 329). Depois de praticar o bastante e aplicar isso com frequência, você se verá a um quilômetro do abismo, tendo à sua volta essa cerca de proteção. Agora, para cometer um "deslize" de novo, você teria que quebrar a cerca, dirigir um quilômetro e se atirar naquele abismo. É uma viagem longa e improvável. Mas vamos ser claros: chegar a esse lugar em sua vida, onde você tem um amplo repertório de opções de comportamentos já bem praticados, exigirá também que você fique confortável com outro conceito — o da diferença entre os resultados que deseja e os resultados reais de suas ações.

A PONTE ENTRE INTENÇÃO, RESPOSTA E RESULTADOS

Depois de selecionar a resposta que acredita que trará o melhor resultado, você terá que desempenhá-la. Com frequência, é aí que a realidade e a intenção colidem. Se você é como eu, às vezes, há uma grande diferença entre o que se comprometeu a fazer, o que pensa que vai acontecer e como suas ações aparecem no mundo. Essa é uma distinção importante que a maioria das pessoas não considera. Isso significa o seguinte: precisamos fazer planos, pois, sem eles, ficamos sem direção e não temos como julgar como estamos nos saindo. Mas planos são cheios de suposições, falhas e lacunas. À medida que você segue um plano, ele precisa mudar, se ajustar e se adequar ao modo como se desenvolve no mundo real.

Se você se lembra da discussão acerca do controle que temos que ter sobre nosso comportamento (veja o exercício Esferas de influência, na página 312), isso pode parecer contraintuitivo. Mas simplesmente reflete uma das realidades da vida. Embora estejamos relativamente no controle do comportamento que adotamos (considerando todas as limitações e restrições que colocamos sobre as trocas entre Percepção → Ativação → seleção de Resposta), temos pouco domínio sobre o que acontece depois que agimos. Quando digo algo em voz alta, deixo a interpretação do que foi dito para as pessoas com as quais estou falando. Quando compro alguma coisa para minha esposa, não tenho nenhum controle sobre a maneira como ela vai reagir ao presente.

Independentemente da *intenção* que temos ao agir, ela está fora de nosso controle depois que a colocamos no mundo. Então, como sabemos qual resposta é "boa" e qual é "ruim" antes de vermos o resultado que cada uma delas produz? E será que a qualidade de nossa decisão depende sempre do resultado? Será que boas decisões sempre resultam em bons resultados? Infelizmente, a resposta, com frequência, é mais complicada do que queremos que seja. E isso é verdade também em relação a maus hábitos e comportamentos viciantes:

- Quando escolhi tomar aquela bebida e ela me ajudou a, finalmente, ficar confortável perto de outras pessoas, a decisão foi certa ou errada?
- Quando Linda deu um trago naquele baseado na escola para se livrar da náusea e isso funcionou, a decisão que tomou foi ruim ou era exatamente disso que ela precisava para se enturmar com suas colegas e se sentir "normal"?
- Quando Aliyah recorreu às drogas para diminuir os sentimentos de baixa autoestima, o medo e a dor em sua vida, tão complicada e conturbada, ela estava cometendo um erro ou fazendo o melhor que podia para sobreviver?

- Quando um advogado bem-sucedido como Michael esconde as experiências traumáticas que teve na infância, tentando se distanciar delas e seguir com a sua vida, ele está mentindo ou sendo forte?
- Quando Jaylen decide consumir pornografia em vez de confrontar a esposa e falar com ela sobre sua necessidade de mais intimidade física, ele está apenas resolvendo suas necessidades ou sendo egoísta?

Como você julga o que é bom ou ruim se não viu o resultado da ação? E qual é o intervalo de tempo que devemos usar quando fizermos esse julgamento?

Ao longo dos anos, aprendi que a grande maioria das pessoas que vejo em meu trabalho vem simplesmente tentando fazer o melhor que pode a cada momento de seu caminho. Os julgamentos que fazemos dos outros (fiéis a inclinações como as do Viés de ancoragem, do Erro fundamental de atribuição, do Viés de confirmação e de outras que discutimos) baseiam-se em nossas perspectivas momentâneas e, a eles, faltam empatia, compreensão e compaixão por causa do contexto relativo de sua seleção de Resposta.

Precisamos entender que mesmo a melhor seleção de Resposta pode levar a resultados imperfeitos, considerando tudo o mais que está envolvido nesse processo. Mas, ao tomarmos decisões melhores e darmos respostas mais apropriadas e eficazes, os resultados em si continuam a melhorar. Constatei repetidamente que isso é verdade em minha própria vida e na vida de milhares de outros. Às vezes, os resultados vêm rapidamente, às vezes, mais devagar, mas firmeza e disciplina sempre vencem. Sei disso com certeza. Só não posso dizer a você quanto tempo isso levará.

APLICANDO OS PRINCÍPIOS EAT AO ESTÁGIO RESPOSTA

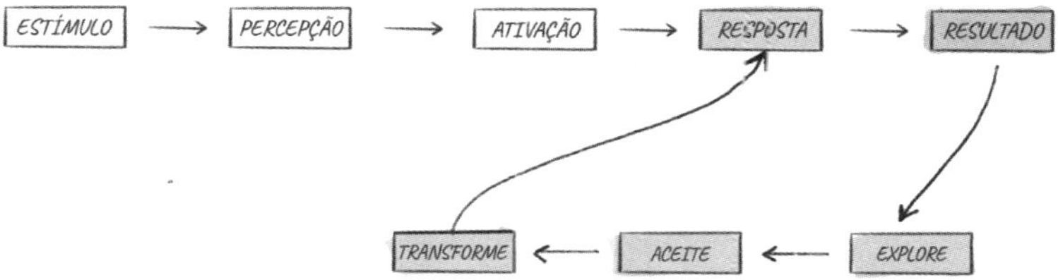

Se você está explorando uma mudança no estágio Resposta, é porque se sente completamente controlado pela incapacidade de alterar o modo como se comporta depois de ter sido ativado de alguma maneira específica. Suas opções de enfrentamento parecem limitadas e você acaba se apoiando em respostas não saudáveis, viciantes, quando as causas criam uma Ativação grande o bastante.

A essa altura, você também já desenvolveu uma compreensão e apreciação bem mais profundas dos motivos por trás dos comportamentos que vem tentando tão desesperadamente mudar.

Você sabe que esses motivos nada têm nada a ver com você estar "danificado", "quebrado" ou defeituoso. Em vez disso, você vem desenvolvendo estratégias de enfrentamento para lidar, em sua vida, com a ativação contínua de dores do passado. Entender completamente até que ponto seu passado forma seu presente pode lhe dar uma sensação renovada de esperança ou um sentimento maior de desespero. Por um lado, você agora entende que seu passado forma esse presente e que suas ações de fato fazem sentido nessa perspectiva. Mas você também pode sentir como se talvez fosse impossível mudar isso a essa altura da vida. Curiosamente, ouvi pessoas na casa dos 30, 40, 50 e 60 anos com ideias desse tipo. O que conta não é tanto a idade ou a experiência. É a mentalidade.

Há um nome para a mentalidade que você precisará adotar. A dra. Carol Dweck, uma defensora do que ela chama de Mentalidade de crescimento, define isso como a crença em nossa capacidade de mudar.[3] Discutiremos a Mentalidade de crescimento em mais detalhes nas páginas 267 e 283. Mas garanto a você o seguinte:

Você *vai* continuar mudando, aprendendo e se adaptando para sempre. Ninguém permanece o mesmo ao atravessar a vida. Vi pessoas bem novas, em seus vinte anos, mudarem de maneira significativa e produtiva. Vi indivíduos fazerem a mesma coisa aos setenta. Mudar é possível. Na verdade, é garantido.

A pergunta aqui é simples: você quer investir *na* mudança e ter controle *sobre* ela ou quer continuar deixando isso acontecer *com* você?

Essa é uma pergunta importante.

Se você deseja controlar a direção de sua mudança, terá que acreditar que ela é possível.

Terá também que fazer o trabalho exigido para que ela aconteça.

Não há atalhos ou truques.

Há quatro estágios progressivos para mudar sua Resposta: **Descoberta**, **Seleção**, **Experimentação** e **Repetição**. Na seção a seguir, mapearemos esses estágios por meio do processo Explore, Aceite e Transforme.

Explore

Aqui, você usará a Exploração para identificar o repertório de respostas que tem atualmente à sua disposição e, então, trabalhará para descobrir novas alternativas.

No Apêndice B, ofereço um exercício que permite a você mergulhar profundamente na exploração de seu atual Cardápio de identificação de Resposta. Aqui, quero lhe mostrar como é, na prática, um Cardápio de identificação de Resposta limitado:

- Preso, há anos, a um trabalho que odeia — pedir demissão, brigar com o chefe, aceitar a situação, ou beber para esquecer.
- Infeliz com o casamento e no meio de uma briga — assistir a programas da Netflix sem parar, bater na pessoa com quem compartilha a vida, procurar alguém que lhe dê atenção, ou beber para parar de se preocupar.
- Entediado, sentindo-se desconectado e deprimido — passar o dia na cama odiando a vida, rolar a tela das mídias sociais sem parar, beber ou usar drogas para tornar a experiência menos dolorosa, ou considerar pôr fim à própria vida.

Você pode ver que, em muitas dessas situações, a opção beber/usar drogas certamente não é a pior. Claro, é fácil pensar racionalmente em soluções adicionais e alternativas. Mas as coisas parecem diferentes quando você está de fato ativado e tendo que encontrar soluções em tempo real. Lembre-se de que, sob estresse, sua tomada de decisão fica comprometida. Dependendo de sua experiência e de seus recursos, ao ser confrontado com meus três exemplos, talvez você não saiba ainda como:

- Entrar no escritório do seu chefe e ter uma conversa desafiadora, mas crucial.

- Procurar a pessoa com quem tem uma parceria de vida e dizer, enfaticamente, que está sentindo a necessidade de buscar um aconselhamento a casais.
- Sair para se conectar com a natureza e viver outras experiências potencialmente animadoras e revigorantes que o mundo possa reservar a você.

Esses comportamentos alternativos são desafiadores, mesmo quando você já é bem versado neles. Se for um novato ou não estiver acostumado a eles, podem parecer quase impossíveis — mais ou menos como subir o Monte Everest.

Você precisa se lembrar de que atualmente está contando com o cardápio limitado de opções que aprendeu. *Você precisa expandir esse cardápio limitado.* Mas onde você vai encontrar outras respostas potenciais? É aí que entra o processo de Descoberta.

Descoberta

O primeiro estágio trata inteiramente de fazer buscas fora de sua base de conhecimento imediata. Você tem que olhar para fora, para o mundo, sem julgamentos, e ver quais outras potenciais respostas podem estar disponíveis. Isso talvez seja desafiador por vários motivos, mas o principal deles está relacionado ao Viés de confirmação que discutimos anteriormente. Seu cérebro tem uma probabilidade muito maior de ver, prestar atenção e se lembrar de informações que deem respaldo a seu conhecimento atual. Portanto, por exemplo, se você luta contra o hábito de assistir a pornografia demais (nada menos que 30% dos homens escondem o seu consumo de pornografia de suas parceiras),[4] pode ser que acredite que todos os homens assistem a pornografia em segredo.

Para completar o primeiro estágio da expansão de sua seleção de Resposta, você precisará pôr essa crença de lado e se perguntar: "Em vez de ver pornografia, quais seriam algumas das maneiras dos homens que estão em relacionamentos lidarem com sua ansiedade, frustração sexual ou depressão?" Você então fará uma busca para descobrir quais são as outras opções que existem.

Onde você encontra esse tipo de conhecimento?

Você pode ter acesso a informações como essas em livros, podcasts, documentários, workshops, retiros e seminários. Na verdade, quanto mais essas fontes de informação forem variadas e estiverem fora de sua zona de conforto habitual, melhor. Isso porque os comportamentos adotados em diferentes culturas, entre pessoas que você não conhece e com base em experiências e crenças que você não tem, a probabilidade de serem diferentes das opções que você já reuniu é maior.

Depois de ter feito essa viagem exploratória, você estará pronto para passar para a Seleção.

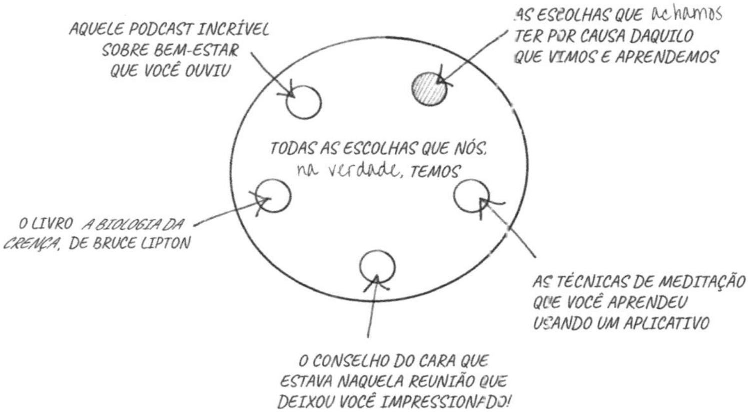

Seleção

Agora que você já tem um monte de novas opções de resposta alternativas, é hora de fazer um exame de consciência. Quais dessas opções parecem mais relevantes para você? Quais delas você acha que poderiam ajudá-lo a mudar? Quais são difíceis demais ou destoam do modo como você vive? Ao longo desse processo, você vai reduzir as opções e montar uma lista mais administrável, com as escolhas que está interessado em buscar. Por exemplo, você pode descobrir que alguns homens superaram seu vício secreto em pornografia se reconectando com a religião. E que outros podem ter recorrido à terapia cognitivo-comportamental (TCC) ou à meditação. Uma dessas opções pode parecer mais relevante para você do que outras. Essa é a *sua* vida, e você precisa decidir o que é mais apropriado para *você*. Enquanto a Descoberta é desafiadora devido a inclinações preexistentes e conhecimentos limitados, durante a Seleção, algumas pessoas ficam presas em uma paralisia por análise. Se há opções demais, às vezes é difícil fazer qualquer escolha que seja. Pesquisas nos mostram que ter escolhas demais causa confusão e faz com que tomar decisões e ter motivação seja mais difícil.[5] Por isso, criar uma lista administrável é importante no estágio da Seleção. Gosto de recomendar a meus clientes que foquem em não mais do que cinco opções nas quais estejam interessados. Se você achar mais opções instigantes, escolha as cinco principais.

Os processos de Descoberta e Seleção formam o estágio Exploração. A parte da Descoberta é como uma divertida caça por opções. Quantas opções novas você consegue encontrar? É importante manter a mente aberta e não julgar ainda essas novas opções de resposta como apropriadas, eficazes ou relevantes para você.

Pense nisso como a expansão de um cardápio literal. Assim como Anthony Bourdain, Adam Richman, Andrew Zimmern, ou Zac Efron viajando pelo mundo em busca de novos pratos exóticos, saudáveis, picantes ou completamente estranhos, você experimentará um novo cardápio que terá opções novas e animadoras para você provar e testar. Pode até ser que você se sinta um pouco empolgado diante do novo conjunto de oportunidades que tem para melhorar seu cardápio de Respostas e gerar uma mudança.

Quanto mais aberto e curioso você permanecer diante dessas novas opções do cardápio, mais bem preparado estará para avançar para a Aceitação.

Aceite

O estágio de aceitação da Resposta exige que você faça as pazes com duas ideias diferentes:

1. Seu histórico de padrão de comportamento não é uma indicação de que você está arruinado, mas, sim, o resultado natural das circunstâncias de sua vida.
2. Seu processo de explorar novas opções de resposta será imperfeito, levará mais tempo do que você gostaria e incluirá fracassos.

Muitos daqueles que lutam contra maus hábitos se recriminam por seus comportamentos historicamente prejudiciais, então, a simples ideia de fazer as pazes com o processo que os levou até ali pode ser desafiadora. O problema é que, enquanto não aceitar que esses comportamentos foram desenvolvidos com base na experiência e não são indicações de que você está arruinado, você terá dificuldade de reconhecer totalmente o poder de aprender a mudar seu futuro. Se você pensa que está arruinado, terá dificuldade de acreditar que pode ser consertado.

Quando uma criança é ensinada, ainda muito nova, a desconfiar dos outros, faz sentido que ela desenvolva, na vida adulta, uma tendência a ter ansiedade e a fugir. Será difícil estabelecer confiança em pessoas amadas e próximas. Isso não é um mau funcionamento do sistema. É uma resposta apropriada à situação.

Depois que você entende que não está danificado, mas, sim, dando precisamente a resposta que fazia sentido na época em que os comportamentos foram aprendidos, você reconhece que pode se adaptar e encontrar novas maneiras de responder. Assim, o estágio Resposta pode, às vezes, facilitar a aceitação de nossos aprendizados do passado. Porque, mais do que apenas fazer as pazes com o que passou, Aceitação aqui significa assumir responsabilidade pela persistência, constância e disciplina necessárias para praticar e se tornar proficiente em comportamentos alternativos. Você não está focando apenas no comportamento primário que o incomoda. Você identificou opções alternativas que precisam ser reforçadas. Agora, é sua responsabilidade se empenhar para praticá-las.

DICA DE PROFISSIONAL: Digo a meus clientes com frequência que, para um bom autoaperfeiçoamento, é preciso ter em mente, ao mesmo tempo, estas duas ideias opostas: sinto-me em paz com o lugar onde estou e com quem sou no momento E estou sempre me empenhando em melhorar ainda mais. Aceitar apenas uma dessas ideias vai gerar infelicidade (caso a primeira não seja aceita) ou autocomplacência (caso a segunda não o seja). Se queremos nos sentir felizes e alegres em nosso caminho de aperfeiçoamento, o equilíbrio entre essas duas coisas é o que nos levará até lá.

> No início, pode ser que você precise aceitar que é terrível em seus novos comportamentos, mas que, um dia, vai dominá-lo. Você terá que aprender a, conscientemente, aceitar e valorizar algumas coisas muito desagradáveis, porque elas são necessárias para que consiga avançar. Terá que aprender a ficar confortável com estar desconfortável, pois sabe que isso deixará você mais tranquilo em longo prazo. É isso que os vencedores aprendem a fazer. E você é um vencedor (apenas vencedores leem e seguem as dicas de profissionais).

Algumas pessoas também precisam praticar a aceitação em outro âmbito, aquele relacionado ao que sentem que é um progresso lento. Todos nós queremos grandes vitórias, e queremos depressa. Você até pode conseguir realizar uma mudança rápida e fácil, mas, provavelmente, ela não vai durar muito — pense nas dietas da moda, naquele mais novo dispositivo de autoaperfeiçoamento ou nas roupas bonitas que se desfazem depois de cinco ou dez ciclos na máquina de lavar. Se você deseja uma mudança duradoura, isso exigirá tempo e esforço constante. Aceitar significa aprender a reconhecer e a celebrar o progresso que teve em sua trajetória rumo ao topo da montanha. Você sabe que dominou a arte da Aceitação quando, ao olhar para si mesmo, entende que está dando tudo o que tem e confia que está no caminho certo para chegar até sua meta.

Transforme

Você descobriu um monte de novos comportamentos alternativos e selecionou aqueles que está mais animado para experimentar. Como começar a adotá-los de forma a fazer com que isso ampare seu progresso, aumente suas chances de alcançar os resultados que deseja e permita a você fortalecer a confiança em seu desenvolvimento em curso?

Você faz isso realizando o trabalho real de transformação da Resposta — Experimentação e Repetição.

Como vimos antes, muitas pessoas cometem o erro de simplesmente tentar frear o comportamento que as perturba. Mas substituir o(s) comportamento(s) problemático(s) por outros é uma estratégia muito mais eficaz. Se, quando está tendo uma briga terrível com a pessoa que ama, suas opções são gritar com ela, deixá-la ou beber, então, nesse caso, beber não parece algo tão ruim. Mas, se aprende a acrescentar algumas opções a esse cardápio — como sair sozinho para uma caminhada de trinta minutos, parar dois minutos para respirar ou dizer a essa pessoa, antes da briga começar: "acho que não consigo entender você porque estou ficando com raiva. Vamos parar a discussão e retomá-la daqui a uma hora" —, você agora tem novas respostas para usar, o que reduz a probabilidade das outras serem dadas. Nesta seção, você aprenderá a aumentar a probabilidade de produzir respostas mais apropriadas!

Você expandiu a quantidade de respostas que tem disponíveis e selecionou algumas delas. Em seguida, virão a prática e a reflexão. A grande questão gira, de fato, em torno de constância e confiabilidade. Você consegue administrar esse comportamento em longo prazo? Ele parece estar movendo você na direção em que espera ir?

O conceito do "princípio do 1%" é muito importante para nós aqui: mesmo o menor progresso realizado na direção de sua meta deve ser comemorado como uma vitória. E pequenos êxitos se somam e se combinam, tornando-se mais poderosos com o passar do tempo. Temos que deixar para trás a noção absurda de que precisamos alcançar uma grande mudança rapidamente para provar que estamos no caminho certo. O sucesso raramente é uma linha reta. Não há conserto rápido para problemas de longa data. Mas, se você puder reconhecer seu progresso e continuar avançando, passo a passo, acabará tendo sucesso. Pare um instante para absorver essa ideia completamente. Você não pode perder vinte quilos sem perder cinco primeiro. Não pode ser bom em relacionamentos sem lidar com conversas difíceis e conflitos. Não pode se recuperar do trauma, da depressão e de décadas de bebedeira sem primeiro adquirir consciência, experimentar mudanças sutis e ser cuidadoso ao subir aquela montanha. Até conquistá-la.

Experimentação

Depois de separar uma lista menor de possibilidades (não mais do que cinco, para começar), é hora de se comprometer e tentar uma delas. Talvez pareça simples, mas pode ser o momento em que muitos ficarão empacados. Geralmente você começa treinando uma única resposta nova. Isso significa que deve, mais uma vez, fazer uma seleção com base em sua lista reduzida e escolher o primeiro comportamento que quer experimentar.

Para ajudar nessa seleção final, pergunte-se o seguinte:

- Qual comportamento tem maior potencial de gerar uma mudança imediata?
- O que em minha vida tornará esses comportamentos mais plausíveis (Promotores) e o que os tornará mais difíceis (Inibidores)?
- De que tipo de ajuda posso precisar para consolidar essa nova prática em minha vida? Quem poderia me ajudar?

Infelizmente, mesmo com a melhor preparação, há grandes chances de sua experimentação inicial não ser perfeita. Pode funcionar imediatamente, mas, como você não tem muita prática, é provável que produza resultados abaixo do ideal. Para muitas pessoas, em especial depois de numerosas tentativas de mudar de comportamento, investir nisso mais uma vez e "fracassar" pode ser desanimador. Não gostamos de fazer coisas nas quais não somos bons, e a realidade desse processo é que você acabará experimentando comportamentos que nunca colocou em prática antes. Isso significa que pode começar tendo um desempenho fraco.

Seu objetivo na fase de Experimentação é dar início a esse processo com um comportamento que ache que possa se tornar uma resposta substituta. Você deve deixar para trás as inevitáveis expectativas que terá acerca dos resultados desses experimentos iniciais.

A fase de Experimentação lhe dará algumas informações muito valiosas:

- O quão fácil é para mim produzir esse comportamento?
- O quanto esse comportamento pode ser bom para me ajudar a lidar com a Ativação que estou experimentando?
- O quanto estou comprometido e motivado a continuar colocando esse comportamento em prática?

Só porque você não consegue fazer algo bem-feito da primeira vez que tenta, não significa que esse algo não valha a pena. Teste alguns comportamentos diferentes e compare o "preço" relativo deles. O ideal é que você encontre alguns que sejam fáceis de desempenhar e produzam um alívio significativo.

Depois de encontrar ao menos um comportamento que se encaixa nesse preceito, é hora de avançar.

O que dificulta o aprimoramento da sua Resposta?

Ao ler sobre esse conceito de seleção de Resposta, você talvez pense uma dessas duas coisas:

- Isso parece fácil demais para ser verdade.
- Já tentei fazer isso antes e não funciona.

Vamos ser claros: esse processo não é fácil. Muitos fatores e influências atrapalham a expansão de sua seleção de Resposta. Primeiro, as opções que você vai considerar acessíveis e apropriadas são fortemente determinadas pelo que está à sua volta. Isso inclui família, amigos, cultura e colegas. A maioria dessas pessoas não está buscando *ativamente* uma mudança e não está incorporando novos comportamentos. Por exemplo, se você cresceu em uma casa onde beber muito e usar drogas eram coisas comuns e decide que quer mudar seu comportamento na vida adulta, é pouco provável que alguém do ambiente doméstico de sua infância seja capaz de lhe dar novas ideias ou ajudá-lo. Na verdade, eles podem até reforçar seu comportamento problemático e validá-lo ainda mais.

Ironicamente, o mesmo problema pode ocorrer na situação oposta, ou seja, se você tiver crescido em uma família sem nenhuma dificuldade relacionada ao vício. Nesse ambiente, também é pouco provável que as pessoas próximas de você possam lhe oferecer novas ideias para lidar com algum problema. Elas podem simplesmente sugerir soluções que tenham funcionado para elas no passado, como o onipresente "isso é ruim para você! Pare!". O processo da Exploração é, portanto, algo que você começa por iniciativa própria ou ao qual é levado depois de conversas com profissionais ou outros que também enfrentaram dificuldades com vícios.

O estágio da Descoberta também é diferente quando você já fez várias tentativas anteriores de consertar o problema. Considerando os aparentes fracassos dessas tentativas, você pode apontar o dedo para si mesmo e pensar: *deve haver algo de errado comigo*. Esse pensamento é extremamente prejudicial e tem relação com o trabalho do capítulo Percepção. É importante ressaltar que ninguém pode prever com exatidão quais novos comportamentos vão funcionar para uma pessoa específica. Você deve selecionar potenciais ferramentas e técnicas que ache, ao menos, que podem ser eficazes para você.

Você pode também ficar paralisado diante de muitas opções, ou ter dúvidas em relação aos potenciais resultados de quaisquer das ferramentas e técnicas sobre as quais se informou. Quando se tem centenas de opções de caminhos para seguir, pode ser difícil fazer uma escolha. Lembre-se de começar a sua seleção com um número pequeno e administrável de opções — não mais do que cinco.

É quase garantido que, depois de você selecionar uma resposta, suas tentativas iniciais de colocá-la em prática serão um pouco desconfortáveis, mais difíceis do que o previsto e menos bem-sucedidas do que você gostaria. É importante que você vá para o estágio da Experimentação entendendo isso, sem esperar um sucesso arrasador. Algumas pessoas descobrem ferramentas úteis já na primeira tentativa, outras precisam experimentar dúzias delas. Esse fato não torna o primeiro grupo "melhor", ou o segundo grupo "pior". É simplesmente a realidade da busca.

Repetição

Depois de ter achado algumas ferramentas úteis, você deve encontrar força de vontade para continuar a usá-las, mesmo quando forem difíceis e quando, aparentemente, estiverem produzindo apenas melhorias marginais. De novo, é como uma pessoa que decide que quer fazer elevações na barra e se esforça para isso, dia após dia, mas é incapaz de fazer uma sequer. Embora seja garantido que, com a prática, qualquer um consiga completar uma elevação na barra, também é muitíssimo comum que a maioria das pessoas desista antes de alcançar essa meta. Isso vale para uma mudança comportamental. A maioria das pessoas acha difícil ter motivação e continuar comprometida quando a mudança é lenta. Mas essa é uma excelente oportunidade de praticar o conceito de *ficar confortável com estar desconfortável*. Quanto maior for a sua capacidade de se esforçar, fracassar e se esforçar de novo, maior as chances de ter êxito.

Leia de novo — quanto mais confortável você fica em experimentar os fracassos que ocorrem ao longo do caminho, maior as suas chances de ter êxito.

De certa maneira, esta é uma das lições mais importantes para aqueles que buscam mudar suas vidas — **fracasso não é o oposto de sucesso; é um ingrediente necessário**. Ninguém jamais teve êxito em fazer qualquer coisa significativa sem, primeiro, experimentar a derrota. A única questão é: como continuar tentando depois de fracassar?

Depois que você percebe que será capaz de completar a tão cobiçada elevação, o ato de pular e voltar a segurar a barra envolve compromisso e disciplina. O estágio da Repetição continua para qualquer potencial comportamento, até que você tenha praticado o bastante e feito dele, em essência, um novo hábito. Assim, a repetição é a prática que, gradualmente, reduz o "custo" de um item específico do cardápio que você adotou. Você está criando e potencializando as novas conexões neurais que reforçam uma forma inteiramente nova de se comportar quando se está diante de Estímulos, Percepções e Ativações específicos. Em suma, você está treinando para responder de maneira diferente quando suas cicatrizes começam a repuxar. Essas novas opções de resposta acabarão substituindo seus hábitos antigos.

O IMPACTO DESAFIADOR DAS PESSOAS À SUA VOLTA

Embora você possa estar envolvido em uma tentativa de mudança, a maioria das pessoas à sua volta provavelmente não está. Isso significa que você vai experimentar uma pressão constante para voltar ao modo como as coisas eram. Às vezes, será como uma força gravitacional puxando você de volta ao começo. Você pode ficar surpreso com quanta resistência os outros parecem ter, mas a maioria daqueles que mudam seu comportamento experimenta isso. Ironicamente, mesmo as pessoas que querem que você mude podem acabar repetindo os mesmos ciclos que lhe pedem para abandonar. Talvez haja até relações tão pouco solidárias e tão prejudiciais a seus esforços que você vai precisar se perguntar sobre a necessidade de se afastar delas. Sim, pode ser que você perca o contato com algumas pessoas que têm sido importantes em sua vida.

Eu lhe disse que talvez não fosse fácil.

Contudo, muitas dessas relações pouco solidárias ou prejudiciais provarão ter ligações com os traumas que vêm impedindo você de seguir adiante.

Se quiser ter a experiência de uma transformação duradoura, você precisará abrir mão dessas relações, ou fazer o trabalho duro e necessário de consertá-las ou redirecioná-las. Os humanos são animais sociais. Precisamos de outros em nossas vidas. Mas nossas relações também determinam a qualidade de vida que temos. Portanto, devemos ser seletivos. Discutiremos esse tema das relações mais a fundo adiante, mas, por hora, saiba disso: muitos dos clientes com os quais trabalhei tiveram que reorganizar partes substanciais de seus ecossistemas sociais.

Nem sempre isso é algo ruim.

O ÍNDICE DE SUCESSO

Em seguida, você precisará ter uma forma de medir seu progresso. Acho que o maior erro que muitas pessoas cometem aqui é recorrer a uma única medida e, com frequência, a medida errada. Conforme mencionei antes, quando se trata de tendências viciantes, a maneira mais comum de medir o sucesso está relacionada ao número de "dias consecutivos de abstinência" — há quantos dias você não bebe, não toma comprimidos, não consome pornografia ou não joga videogame. Já apontei as limitações dessa maneira de medir o sucesso. Discutirei de forma mais abrangente o que se deve medir nas páginas 291 e 292, mas quero começar, já aqui, com algo importante.

Primeiro, temos que medir nosso progresso nos novos hábitos que estamos tentando construir, e não apenas nos maus hábitos que estamos tentando largar. Se medirmos os dois, melhor ainda! Portanto, por exemplo, se você percebe que, ao fazer esse trabalho, sente uma enorme ansiedade social e se esforça para se livrar dela, precisa medir seu progresso nessa área. Se começou a praticar meditação ou adotou o hábito matinal de fazer uma lista com aquilo por que é grato, ou se começou a fazer ioga, ou a se consultar com um terapeuta, ou a se conectar com um grupo de colegas que o apoiam e pensam como você, vamos medir seu crescimento nessas áreas.

Se você percebeu que seu casamento está sofrendo e que precisa trabalhar a relação, terá que medir isso. Com que frequência vocês estão brigando? Quanto tempo as brigas duram? Com que frequência você sente que teve um dia bom na relação? Quanto tempo você leva para se recuperar de uma briga? Com que frequência vocês têm saído para namorar à noite? Com que frequência vocês se tocam, se beijam, se abraçam, fazem sexo? Em uma escala de 1 a 10, como você classificaria seu relacionamento em geral? É com esses aspectos de melhora que nos importamos, e não apenas com você estar ou não bebendo.

Com respeito ao comportamento viciante em si, você deve incorporar mais sutilezas na avaliação de seu progresso: em média, qual é a quantidade que você está usando, nos dias em que está usando? Quantos dias você passou sem usar na última semana/mês/ano? Com que frequência você está sendo honesto em relação ao uso em vez de escondê-lo? Com que frequência o uso afeta outras áreas de sua vida? Com que frequência está usando mais do que gostaria? Quanto tempo tem levado para você se recuperar das vezes em que usa? Ao utilizar essas formas mais sutis e complexas para medir o progresso, você pode descobrir que está, sem dúvida, avançando em sua busca por uma melhora, mesmo que ainda não consiga passar trinta dias completamente sóbrio. Quando Terry me procurou, ela bebia muito. Duas garrafas de vinho (aproximadamente dez taças) por dia. Trinta dias depois, ela teve os seguintes resultados: estava bebendo a metade da quantidade habitual; estava bebendo quatro dias por semana, e não diariamente; e não escondia dos outros que bebia. Você não chamaria isso de um imenso progresso? Eu chamaria!

A JORNADA DE TERRY PELO PROCESSO EAT NA RESPOSTA

Vivendo uma relação desgastada, em que o marido some toda semana e não há nenhuma ferramenta aparente para melhorar as coisas nem esperança de que isso aconteça, Terry se vê deprimida, sozinha e desanimada. Como ela poderia usar os quatro estágios descritos: Descoberta, Seleção, Experimentação e Repetição?

Terry bebe diariamente para fazer o tempo passar, conectar-se com alguns de seus amigos e sentir que não está completamente perdida na vida. Quando o marido está em casa, é terrível. Eles brigam todos os dias e, geralmente, isso termina em gritos diante das crianças. O marido de Terry nunca bateu nela, mas ela já bateu nele algumas vezes. Quando está bêbada, ela não se importa tanto, e as brigas não parecem tão ruins. Ela consegue apagar à noite, adormecendo mais facilmente apesar de toda a sua ansiedade. Isso vem acontecendo há anos e parece que nunca terá fim. Mas, agora, o marido está insistindo para ela parar de beber. Terry tentou diminuir ou parar nos últimos três anos, mas não funcionou. Ela acha que não tem outras escolhas. Está certa de que é "alcoólatra" e se sente desesperada.

A Descoberta de Terry

Quando está ansiosa e angustiada com seu casamento, Terry sente que tem apenas algumas opções:

- Brigar com o marido
- Guardar seus sentimentos e ficar ansiosa e em pânico
- Sonhar em deixar o casamento para trás
- Beber para esquecer

Na maioria dos dias, ela escolhe beber, mas, eventualmente, uma das outras três opções vence. Nenhuma delas, na verdade, faz com que se sinta bem. Às vezes, ela se sente melhor quando a família está de férias, entretanto, nada mais funciona. Quando se trata de explorar novas opções, Terry poderia tentar a Descoberta ouvindo podcasts, lendo livros ou participando de workshops. Mas sobre quais temas?

No início, ela recorreria a livros e podcasts que falassem sobre como beber menos. Mas, aos poucos, essas fontes a conduziriam a novas opções. Embora ouvir podcasts sobre o hábito de beber seja legal, a real dificuldade de Terry está em seu casamento e no fato de se sentir perdida em relação ao lugar para onde a vida a levou (ela tinha um futuro tão promissor antes dos filhos e das constantes viagens do marido a trabalho!). Sua verdadeira necessidade era a de assimilar conteúdos sobre casamento, relacionamentos, comunicação e empoderamento feminino.

Ao se abrir a novos conhecimentos, ela poderia ter encontrado o trabalho do dr. Andrew Huberman sobre rituais matinais para a melhora do funcionamento diário. Poderia ter conhecido o podcast de Lisa Bilyeu sobre empoderamento feminino e sobre como ser durona em geral. Para lidar com sua tristeza e frustração diante da vida, ela poderia ter recebido a ajuda dos livros e dos conteúdos de Mel Robbins, que abordam o tema da felicidade e falam sobre encontrar a si mesmo. Por meio de todos esses, Terry teria descoberto dezenas de novos pensamentos, atividades, conceitos e abordagens para viver a sua vida.

Entre as opções poderiam estar:

- Terapia Imago para casais
- Práticas de mindfulness e meditação
- Jardinagem no quintal
- Uma poderosa rotina matinal para colocar em prática antes de as crianças acordarem
- Voltar a jogar tênis com os amigos
- Arrumar alguém para cuidar das crianças durante o dia e frequentar uma aula de ginástica
- Terapia de exposição ao gelo
- Suplementos para regularizar o intestino e o microbioma
- Ideias sobre programas para voltar a estudar

Poderia haver ali centenas de opções e ideias sobre as quais Terry nunca tivesse ouvido falar ou nunca houvesse considerado seriamente. E tudo isso teria ido para sua lista de opções de novas respostas em potencial.

A Seleção de Terry

Agora vinha a parte da filtragem, que é crucial. Terry precisava identificar cinco opções (não mais do que isso) que consideraria seriamente implementar, focando em viabilidade e facilidade.

Terapia de casal estava fora de questão. Infelizmente, seu marido não estava interessado. Então, em sua lista de opções, pusemos:

- Fazer uma terapia individual
- Estabelecer uma rotina de autocuidado mais substancial e constante
- Recorrer mais a uma cuidadora para as crianças durante o dia
- Adotar uma prática de meditação juntamente com a irmã
- Fazer alguns workshops sobre práticas parentais para reduzir a sobrecarga

Com três filhos, havia, sem dúvida, uma tensão contínua. Ela precisava ter ferramentas diárias para lidar com o estresse. Também começou a cogitar um trabalho em um escritório de direito local e pensou em voltar a estudar (ela estudava direito antes de ter filhos). Por fim, Terry iniciou uma conversa com um advogado sobre uma potencial separação. Sim, esse passo era difícil e mais controverso, mas era relevante, considerando a resistência do marido a trabalhar a relação. Nesse estágio, ela estava apenas escolhendo as opções nas quais poderia se aprofundar mais, e não realmente selecionando o que faria no final.

Usamos o exercício Esferas de influência (página 312) para ajudar Terry a focar mais nos aspectos de sua vida que controlava totalmente. Ela exerceu controle escolhendo o subconjunto de comportamentos que queria de fato testar.

A Experimentação de Terry

Agora era a hora de Terry testar alguns dos comportamentos que tinha selecionado.

Ela estava nervosa. Lembrei a ela que a experimentação não seria necessariamente agradável ou muito eficaz de início.

Recomendei que ela tentasse se divertir um pouco, que não se levasse tão a sério e não se preocupasse tanto com os resultados de cada pequeno experimento. Ela estava ali — como você também estará — para ver como essas práticas se dariam em sua vida. Adotar uma caminhada por uma trilha como prática matinal parecia uma ótima maneira de esvaziar a mente, até ela perceber que morava longe demais de um lugar próprio para isso.

Depois que Terry fez sua lista, tivemos que afastar os julgamentos e começar a experimentar. Terry começou com uma prática de cada vez. Ela não precisava ter pressa — e você também não precisa.

Terry experimentou fazer terapia e praticar meditação com a irmã. Ter um lugar para processar, semanalmente, suas emoções e seus pensamentos lhe trouxe mais percepções do que nunca. Ela vinha evitando uma terapia porque achava que falar com alguém sobre seu problema a faria se sentir pior. Mas, na verdade, isso funcionou, em alguma medida, como a válvula de escape que, até poucas semanas antes, ela só conseguia encontrar no álcool. E a meditação lhe permitiu se conectar com a irmã e aprender a controlar suas Ativações. Ela estava tendo algum alívio inicial simplesmente por adotar esses novos comportamentos. Estava ficando *esperançosa*.

A Repetição de Terry

Na literatura da Mentalidade de crescimento, o tipo de Repetição que queremos é conhecido como Prática deliberada, um termo cunhado pelo psicólogo Anders Ericsson. A Prática deliberada faz exigências específicas,[6] como as de:

- Identificar os comportamentos que você poderia desempenhar melhor. Essas são as opções que você escolheu na fase Seleção (veja a página 242).
- Reservar um horário específico para treinar os comportamentos em que você especificamente *não* é bom.
- Obter feedbacks sobre seu desempenho.
- Ajustar sua prática com base nos feedbacks e, então, praticar mais.

Terry acabou reduzindo seu consumo de bebida de duas garrafas de vinho por dia para duas garrafas por semana. Essa redução de 85% na bebida e a sua mudança do consumo diário para o consumo de uma a três vezes na semana foi um enorme sucesso. Mas ela ainda não tinha ficado um mês inteiro sem beber, e então seu terapeuta não conseguia ver um progresso. Que maneira de sabotar um sucesso incrível e gerar vergonha! Lembre-se de que, se você foca em medir o quadro completo de seu progresso, terá uma probabilidade bem maior de continuar fazendo as coisas que estão funcionando. Terry fez exatamente isso.

Quero que você considere cuidadosamente sua fase Experimentação para resultados iniciais. Você experimentou alguma prática promissora? Descobriu práticas que tenham conduzido você a uma direção positiva, mesmo sendo incrivelmente desafiadoras? Encontrou respostas novas que tenham feito você crescer? Se encontrou, tome nota e foque em praticá-las deliberadamente — elas podem ser uma parte essencial de seu novo kit de ferramentas.

Clientes me fazem uma pergunta importante:

"Se fazer coisas que são ruins para mim me gera estresse, tensão e desconforto, mas colocar em prática coisas que são boas para mim também faz isso, como posso saber a diferença?"

Eis a chave.

Pergunte-se: "se eu projeto o futuro e me imagino praticando esse comportamento até me tornar um especialista nele, minha vida terá seguido na direção que quero?"

Se a resposta for um retumbante "SIM!", continue em frente, comprometendo-se com o trabalho, não importa o quão difícil e desconfortável seja. Se você não tem certeza, peça um conselho a alguém em quem confia. Se for um "Não", abandone o comportamento como abandonaria um hábito ruim... o que provavelmente ele é.

UMA PALAVRA FINAL SOBRE O ESTÁGIO RESPOSTA

Se você está sendo aplicado nesse estágio, terá encontrado um monte de novas práticas promissoras com potencial para mudar completamente a sua vida. A lista pode ser quase infinita. Não tenho como saber quais são as mais relevantes para você sem me aprofundar em suas circunstâncias e passar pela Experimentação. Mas você saberá, e se isso se provar desafiador demais, sinta-se livre para buscar ajuda ou ingressar em um de nossos programas e receber um real apoio e orientação. *Você não pode vencer seus vícios sem substituir suas respostas.*

À medida que passar pela prática e pela Repetição, você vai aprimorar e tornar habituais essas novas práticas, que mudarão completamente o modo como você se comporta depois da Ativação feita pelas cicatrizes — que antes o controlavam. Para aumentar as chances de desempenhar essas respostas consistentemente, você terá colocado os Promotores que as impulsionam em seus devidos lugares e terá também introduzido na sua vida Inibidores que tornem suas Respostas antigas e inúteis menos prováveis. Você medirá seu sucesso holisticamente, de modo a ter uma ideia nítida de seu aprimoramento enquanto pratica. Aos poucos, essas novas opções se tornarão hábitos bem treinados, e os resultados em sua vida mudarão significativamente.

Para rever as mudanças pelas quais pode esperar, você terá que voltar ao lugar de onde começamos, só que agora mais bem informado. O novo estágio do Resultado vem em seguida.

CAPÍTULO 10

Reavaliando resultados

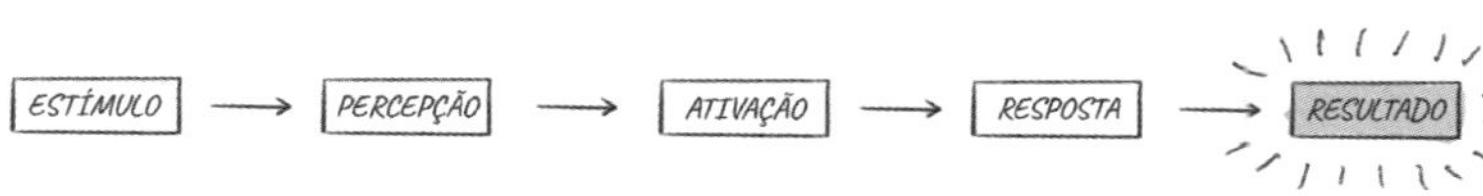

Era setembro de 2016, e eu estava voltando para casa de carro, depois de um longo dia de trabalho. Como meu deslocamento era grande, as jornadas de trabalho duravam 14 horas. Sophie e eu queríamos mais espaço do que aquele que nosso pequeno apartamento de dois quartos nos dava, então tínhamos nos mudado para San Fernando Valley. "O Vale" era há muito tempo conhecido como o ponto mais desvalorizado, mais barato e levemente mais entediante de Los Angeles. Eu tinha que acordar às 5:30 todos os dias, para sair de casa antes das seis. Se saísse mais tarde, o tempo de 45 minutos de deslocamento dobrava.

Eu não estava acostumado a acordar tão cedo, mas, na vida, você às vezes tem que fazer sacrifícios. Eu saía de casa antes das seis da manhã e chegava ao escritório às sete. Trabalhava até as 18 horas, esperava o trânsito melhorar um pouco e, então, partia por volta das 18:30, fazendo uma viagem de uma hora e meia até minha casa. Entrava pela porta às oito da noite. Eram dias longos.

Eu havia fundado, com outro psicólogo, um centro de reabilitação, e o trabalho era cansativo, mas significativo. Estávamos ajudando pessoas e começando a ter algum sucesso. Mas eu era novo no negócio e tinha que aprender muita coisa em pouco tempo. Era estressante. Eu estava gerenciando uma equipe de verdade pela primeira vez na vida, vendo clientes e, às vezes, pintando paredes, enquanto tentava manter a calma. Era difícil.

E então, em um dia específico de setembro, entrando em casa às oito da noite, larguei a bolsa, fui diretamente para a cozinha, peguei um copo duplo e minha garrafa de bourbon e me servi uma dose. Enquanto guardava a garrafa de volta no armário, ouvi Sophie dizendo: "Ultimamente você tem bebido muito mais do que o habitual."

Eu parei.

Fiquei surpreso.

Absorvi aquelas palavras e deixei que se acomodassem.

Será que eu estava bebendo mais do que o habitual? Será que ela estava certa?

Comecei a me lembrar dos últimos dias. E, então, das últimas semanas. Em menos de um minuto de reflexão, percebi que havia ao menos alguma verdade nas palavras de Sophie. Nos últimos meses, eu vinha bebendo quatro ou cinco dias por semana. Em cada um deles, tomava, no mínimo, uma daquelas doses duplas de bourbon. Muitas noites, mais de uma. Eu também bebia nos fins de semana. Talvez não tivesse chegado a me tornar, em regularidade, alguém que "bebe muito" (as referências na saúde definem isso como beber 14 doses ou mais por semana para os homens). Mas certamente estava perto.

Caramba.

Ali estava eu, o dono de um centro de reabilitação para pessoas que usavam drogas, chegando em casa todos os dias e bebendo. Como não havia percebido isso antes? Alguém mais sabia? Isso estava afetando meu trabalho? Será que eu estava escorregando de volta para meu antigo vício?

Imediatamente, joguei fora o bourbon, virei-me para Sophie e iniciei uma conversa...

RECONSIDERANDO NOSSOS RESULTADOS

Todos nós acabaremos tendo resultados que não gostamos. Eu não gostei de me sentir uma fraude por dirigir um centro de tratamento enquanto bebia regularmente. Aliyah não gostou de perceber que tinha perdido as filhas por causa de seu comportamento. Jaylen ficou assustado quando quase destruiu seu casamento por causa de seu comportamento sexual. Linda ficou frustrada ao descobrir que não podia ter um emprego que queria porque não conseguia parar de fumar maconha. Terry odiava que o marido gritasse com ela por causa de mais uma noite de bebedeira. Michael não conseguia lidar com o fato de ter desmaiado diante de clientes e passado por um constrangimento. Cada uma das histórias que você leu neste livro começou com uma experiência negativa.

Entretanto, acabar tendo resultados de que não gostamos não é o problema — é uma realidade. O que quer que façamos, não importa o quão preparados estejamos ou o quão cautelosos e bem-intencionado sejamos, o mundo nos colocará diante de dificuldades com as quais precisaremos lidar. Veja, problemas são coisas que você pode consertar, enquanto realidades são coisas com as quais você tem que aprender a viver. Conforme um de meus primeiros orientadores me ensinou,

passamos tempo demais tentando consertar problemas que, na verdade, são realidades.

A pergunta não é relacionada a como impedir que coisas ruins aconteçam, e sim ao que fazer quando elas acontecem. Como todos sabem, Michael Jordan disse que se tornou um grande jogador não só por causa de seu compromisso firme com os treinos (embora a questão certamente tenha a ver com isso). Uma grande parte do sucesso de Jordan aconteceu porque ele estava disposto a correr o risco de fracassar. Toda vez que ele fazia um arremesso de último segundo, tentando vencer um jogo, arriscava-se a errar. De fato, Michael Jordan, o melhor jogador da história do basquete, errou mais vezes do que acertou ao tentar vencer o jogo com um arremesso no último segundo. Fez um total de 51 arremessos de último segundo para tentar vencer os jogos. Acertou, e venceu, em 25 dessas ocasiões.

Errou, e perdeu, em 26.

Quero que você pare e considere isso por um instante. O melhor jogador da história do basquete errou mais da metade das vezes em que fez um arremesso determinante para o jogo no último segundo. Então, por que tantos de nós nos recriminamos 100% das vezes em que não conseguimos fazer as coisas direito? Na verdade, muitos de nós reagimos a cada fracasso como se ele fosse, de algum modo, um julgamento de nosso autovalor como um todo. Acreditamos que um resultado negativo diz algo terrível sobre quem *somos*. Mas não diz. Jordan entendeu que você precisa estar disposto a fracassar para ser ótimo. O que mais importa são a sua mentalidade e o que você faz depois do fracasso.

PARA TER UMA MENTALIDADE DE CRESCIMENTO E DESENVOLVIMENTO

Carol Dweck publicou seu livro *Mindset* em 2006.[1] Na época, acreditava-se que a execução era a coisa mais importante para os negócios. Pessoas capazes executam bem, pensava-se. E, quanto mais você trabalha e quanto maior é a precisão com que executa esse trabalho, melhores os resultados. Mas o trabalho da dra. Dweck mostrou que o modo como você faz seu trabalho — sua mentalidade — está muito relacionado a seus resultados. A dra. Dweck constatou que ter uma Mentalidade de crescimento — a crença de que pessoas podem mudar, crescer e melhorar — é essencial para o sucesso no longo prazo. Com uma Mentalidade de crescimento, você foca no aprendizado como um modo de melhorar em qualquer área de potencial aprimoramento. Sem uma Mentalidade de crescimento, descobriu a dra. Dweck, as pessoas ficam presas no que ela chama de Mentalidade fixa. Quando é assim, as pessoas acreditam que suas habilidades e capacidades são inatas e imutáveis. Quer acreditem que são talentosos ou fracos, aqueles que têm uma Mentalidade fixa não acham que podem mudar.

E, sozinha, essa diferença — entre uma Mentalidade de crescimento e uma Mentalidade fixa — impacta um monte de resultados relacionados ao trabalho e à vida. Se você está lendo este livro, sabe que o conceito da dra. Dweck está muito bem alinhado com a minha crença de que **qualquer um pode vencer seu vício em qualquer coisa. Só precisa se tornar alguém que não esteja viciado.**

Para realizar essa mudança, você precisa ter dois ingredientes importantes:

- Tem que acreditar que a mudança é possível.
- Tem que fazer o trabalho para que ela aconteça.

Felizmente, este livro está dando a você a receita desse trabalho. Espero que, com as histórias aqui contidas, fique mais fácil acreditar que isso é possível.

Aliyah agora está livre da metanfetamina há anos. Jaylen tem um casamento feliz e dois filhos bonitos. Linda não fuma maconha há anos e está prosperando. Terry continua bebendo menos de 20% do que bebia anos atrás e vem experimentando regularmente longos períodos de abstinência. Michael não tem ataques de pânico faz anos. Há sucesso em toda parte. As pessoas mudam mesmo.

COMO USEI EXATAMENTE ESSE PROCESSO PARA MUDAR MINHA VIDA

A esta altura, você pode reconhecer o processo pelo qual passei quando Sophie me disse que achava que eu estava bebendo demais. Parei, considerei suas palavras, percebi que havia, ao menos, alguma verdade nelas e então cuidei de descobrir o que exatamente estava acontecendo.

Eu não entrei em pânico nem comecei a acreditar que havia jogado minha vida fora.

Eu não me assustei nem me perguntei se teria que ir correndo a uma reunião.

Eu não bebi aquela dose de uma vez só e me servi outra ao tentar afastar minha ansiedade.

Eu fiz o que vinha me treinando a fazer havia 15 anos — decidi pensar de forma cuidadosa sobre como exatamente tinha chegado ali.

Estava óbvio, para mim, que eu havia errado o arremesso da bola. A pergunta era por quê.

E então comecei a passar por meu próprio ciclo EAT, que quero usar aqui como exemplo, para você acompanhar:

Explore

Na primeira parte da minha exploração, fui olhar para a(s) causa(s) que estava (ou estavam) por baixo dessa atitude de beber. Eu também queria explorar há quanto tempo isso estava acontecendo. Em minha exploração, constatei que vinha bebendo cada vez mais ao longo de mais ou menos um ano. Isso por si só foi uma descoberta interessante, porque vinha acontecendo há mais tempo do que achei de início. Eu tinha passado a apreciar bastante uísque escocês e bourbon, em particular. Para fazer as coisas parecerem mais "apropriadas", eu passei até a discerni-los, optando por uísques um pouco mais caros e "refinados" e aprendendo sobre sua história. Eu era um esnobe dos uísques escoceses e dos bourbons. Em minha exploração, ficou claro para mim que o desenvolvimento desse gosto fazia parte de minha escalada na bebida. Como eu soube disso? Porque eu nunca tinha sido um bebedor, não mesmo. Eu não ligava para o álcool desde o segundo ano de faculdade quando descobri as drogas. Voltar a beber foi algo incomum para mim. Desenvolver um pouco de sofisticação sobre o tema fazia eu me sentir melhor em relação a isso.

Na hora de procurar por minhas cicatrizes — pelo "porquê" de minha aproximação da bebida — levei um pouco mais de tempo. Tive que fazer essa busca um pouco lá atrás, mas, depois que comecei a olhar, não foi difícil encontrar. Percebi que estava voltando a algo que tinha aprendido com meu pai décadas antes: que viver ocupado e trabalhar muito é um modo de mostrar que você é sério e responsável. Eu havia me tornado uma pessoa bastante estressada e ressentida com minha rotina. Estava em uma situação difícil no trabalho — dirigindo um centro de reabilitação que movimentava 1,5 milhão de dólares e gerenciando uma equipe de 15 pessoas enquanto ainda atendia a clientes e lecionava em dois cursos na UCLA. E eu ainda tinha aquelas duas horas de locomoção. Isso significava que eu vinha trabalhando 14 horas por dia, preparando material para as aulas nos fins de semana e atendendo a chamadas de clientes sempre que necessário — havia mais de dois anos. Para piorar as coisas, a sociedade no centro de reabilitação estava começando a enfrentar problemas. Não estávamos ganhando dinheiro suficiente para levar algum para casa, embora estivéssemos trabalhando feito cães. Tive que afastar um sócio, que agora estava nos processando, e o outro estava criando problemas com a equipe. Esses eram acontecimentos mais recentes e que estavam aumentando muito o estresse. Odiei admitir, mas, depois que pensei, ficou evidente.

Na verdade, eu odiava meu próprio negócio.

Estava ressentido com aquilo o tempo todo.

Era algo difícil de engolir. Mas era verdade. Meu sonho havia se tornado um pesadelo. E é melhor reconhecer as verdades difíceis do que engolir facilmente as mentiras. Eu sabia que tinha de fazer alguma coisa em relação a isso.

A questão era que, quando se tratava de trabalho, eu tinha aprendido, em minha criação, que nunca se podia trabalhar duro o bastante. Até os 14 anos, eu mal conhecia meu pai, pois ele teve dois empregos na maior parte de sua vida e tinha três antes de eu chegar ao terceiro ano do ensino médio. Ele fazia o que achava que era necessário para sustentar a família, mas o resultado disso era que, literalmente, nunca o víamos. A mensagem era clara: faça o que for preciso; nenhum custo é alto demais. Percebi que eu estava pagando esses custos em minha própria vida agora, sumindo do amanhecer ao anoitecer. Estava repetindo o ciclo de meu pai, mas acrescentando álcool à mistura para lidar com o estresse (meu pai nunca bebeu).

Eu sabia que as coisas explodiriam logo se não fizesse alguma coisa a respeito.

Aceite

O passo seguinte em meu processo foi aceitar o que eu acabara de aprender. Havia MUITO para aceitar ali. Em primeiro lugar, aceitar que eu podia fazer um grande estrago. Ali estava eu, o dono de um centro de reabilitação para pessoas que lutavam contra as drogas, um ex-viciado em metanfetamina que já tinha encarado a possibilidade de passar mais de uma década na prisão. E que estava bebendo bastante. Era uma hipocrisia, para dizer o mínimo. Podia até ser perigoso. Como eu podia ter deixado as coisas chegarem a esse ponto? Era muito para processar. Precisei lembrar a mim mesmo de que sou humano e cometerei erros. Precisei lembrar a mim mesmo de que acredito em minha capacidade de mudar. De que sei que vou conseguir atravessar essa fase. Eu já tinha estado ali antes, e isso não era nada se comparado ao meu passado. Pensei: "Vou dar um jeito."

Precisei também aceitar o fato de que tinha decepcionado minha esposa. Ela devia estar pensando nisso havia algum tempo, olhando-me de longe e se perguntando se eu continuaria seguindo pelo caminho de meu passado. Deve ter sido assustador para ela, e vínhamos tendo muitos problemas na ocasião. Eu não gostava de desapontá-la, e tinha certeza de que também estava me mostrando de forma diferente para meus dois meninos. Esse não era quem eu gostaria de ser como marido ou pai. Eu era invadido com regularidade pela sensação de fracasso e pela ideia de não ser bom o bastante. Lembrava a mim mesmo de que estava fazendo tudo o que podia *agora, no momento,* para melhorar as coisas.

Por fim, tive que aceitar que talvez não fosse capaz de salvar meu negócio. Essa foi uma das coisas mais difíceis para mim, pessoalmente. Coloquei muito da minha identidade nesse projeto, e achava que acabaria decepcionando muita gente se tivesse que fechar o negócio. Meu sócio e eu não estávamos nos dando bem, havia estresse e dor constantes por trás daquelas portas, e aquela era a coisa mais estressante que eu já tinha tentado fazer. Mas também estávamos ajudando dezenas de pessoas que contavam conosco. Como eu poderia deixá-las na mão? Eu ainda não estava certo sobre o que queria fazer com meu negócio. Levei algum tempo para aceitar que minha vida, minha família e meu futuro eram mais importantes do que aquele projeto em particular. Agonizei com isso por semanas. A voz de meu pai, sempre me dizendo para trabalhar mais (ele já havia morrido nessa época, então eu não podia realmente falar com ele), continuava me incitando. Com o tempo, eu me dei conta. Como tudo mais em minha vida, a sobrevivência daquele negócio não dependia só de mim. Tive que lidar com coisas difíceis, apresentar as melhores opções que pude encontrar para meus sócios e ver como as coisas avançavam. Tudo o que eu podia fazer era dar o meu melhor — o resto se resolveria sozinho.

Essa percepção, por fim, me permitiu aceitar de verdade o que havia acontecido. Eu estive estressado pelos últimos dois anos, mas, à medida que o estresse aumentou, comecei a lidar com ele bebendo uma dose aqui e ali. Tendo a bebida como opção, eu recorria a ela sempre que possível. Quando as coisas no trabalho pioraram, já tinha uma resposta pronta — beber mais. E funcionou, pelo menos para reduzir meu estresse momentâneo, fazendo eu me importar menos. Então deixei as coisas saírem do controle em casa — com minha atitude de beber diariamente — e no trabalho. Na clínica, não tive as conversas difíceis que eram necessárias e não fiz as coisas difíceis que precisava fazer. Em vez disso, eu recorria ao álcool à noite para aliviar o estresse e me sentir melhor. Foi assim que cheguei àquele lugar. Agora era hora de fazer algo em relação a isso.

Transforme

Agora havia muito trabalho a fazer. Primeiro, eu havia me acostumado a tomar minha dose à noite e teria que fazer alguma coisa em relação a esse hábito. Em seguida, agora que eu tinha entendido o quão estressado estava por causa de todo o meu trabalho, eu precisava começar a fazer alguma coisa a respeito disso também. A questão da bebida era mais fácil e estava mais sob meu controle — livrei-me do bourbon. No trabalho, as coisas eram mais complicadas. Eu estava dando duas aulas na UCLA, além de passar quarenta horas no centro de reabilitação e lidar com intermináveis telefonemas e e-mails antes e depois disso tudo. E havia aquelas duas horas de deslocamento diário. Isso teria que ser examinado devagar. Por fim, havia todos os problemas com os sócios e a administração do negócio. Eu não podia simplesmente chegar lá e acabar com tudo só porque aquilo era estressante. Tecnicamente, isso teria sido uma opção, mas não uma em que eu estava interessado.

Comecei a mudar a minha vida com passos pequenos. Acrescentei exercícios físicos à rotina matinal. Em minha onda de bebida, eu tinha me acostumado a me sentir lento e tonto pela manhã, logo não conseguia me exercitar. Então me comprometi a ir a uma academia de ginástica no caminho para o trabalho. Havia uma a dez minutos do escritório, então me matriculei e me empenhei naquilo. Isso significava que eu passaria uma hora a menos no trabalho todos os dias e usaria esse tempo para cuidar de mim.

Em seguida, decidi reduzir minha carga de trabalho na UCLA de duas aulas para uma. Informei ao departamento que estava querendo reduzir à metade meu compromisso. Surpreendentemente, só em saber que esse alívio viria dentro de alguns meses, já me senti menos estressado. A luz no fim do túnel estava começando a aparecer.

Agora, eu tinha que enfrentar o desafio mais difícil: o negócio. Marquei uma reunião com os três sócios restantes e resolvi consertar a sociedade ou dissolvê-la. Isso exigiu muitas reuniões durante muitos meses. Primeiro, decidimos dispensar outro sócio. Ele gritava com os funcionários, em especial quando eu não estava por perto; era óbvio que não estava feliz trabalhando conosco e ninguém se sentia seguro trabalhando perto dele. Foram necessárias muitas conversas desconfortáveis, mas acabamos fazendo com que saísse. Consertar minha relação com meu principal sócio se provou muito mais difícil. Havia dezenas de motivos pelos quais as coisas não estavam funcionando, e assumi a culpa por muitos deles. No fim, chegamos à conclusão de que era melhor seguirmos caminhos separados. Em abril de 2017, mais ou menos um ano e meio depois daquela noite de setembro na cozinha, acabamos fechando o escritório. Foi uma das decisões mais difíceis que tomei na vida, ainda que necessária.

Parecia um fracasso. Eu me sentia fracassado. Parecia também inevitável. Eu me culpava, e havia muitas outras pessoas mais do que dispostas a me culpar também.

Contudo, eu estava fora. Podia respirar. Não tinha absolutamente nenhuma ideia do que faria em seguida, mas agora eu tinha escolha enquanto um ano antes me sentia completamente preso. Se você já se sentiu assim, sabe o quanto pode ser assustador. Os humanos são programados para querer liberdade. De fato, nosso cérebro nos diz que queremos mais as coisas que não podemos ter do que aquelas que estão prontamente disponíveis.

A grama é sempre mais verde...

Em um ano, deixei de trabalhar oitenta horas por semana e passei a não ter quase nenhum trabalho. Alguns clientes me acompanharam, mas a UCLA fecharia para as férias de verão e eu não estaria lecionando. Eu estava prestes a ter três meses inteiros sem nada além de tempo. Estava nervoso, mas também cheio de esperança e animado. Era hora de sonhar.

Meus livros, meus programas on-line, o podcast e muito mais, tudo nasceu daqueles sonhos que tomaram forma nos meses seguintes. Não vou mentir para você e fingir que foi fácil. Mas tem sido uma jornada incrível. Consegui alcançar dezenas de milhares de pessoas e construir uma empresa que já ajudou milhares de outras, e ajudará milhões quando terminarmos. Também tive a sorte de levar nosso trabalho para as prisões e para pessoas que estão em liberdade condicional ou com suspensão condicional da pena, como eu estive tantos anos atrás. Se alguém tivesse tentado me dizer há oito anos, quando eu estava fechando a clínica Alternatives, que havia *esse* impacto tão grande à minha espera ao fim daquela decisão difícil, eu não teria acreditado.

No entanto, aqui estamos nós.

Ah, e desde então não tive problemas com bebida.

Porque cheguei à raiz do problema e trabalhei duro para consertá-la.

COMO REVISITAR RESULTADOS EM SUA VIDA PARA MAXIMIZAR SEU POTENCIAL

Muitos de nós queremos que as coisas sejam fáceis. Queremos soluções simples que sejam garantidas. Queremos que nos digam: "Faça A e B acontecerá" ou "Pare de beber, e tudo será perfeito". Mas não é assim que a vida funciona. Para ninguém. As pessoas mais bem-sucedidas do mundo não são necessariamente melhores, mais inteligentes, mais sortudas, mais bem-apessoadas ou menos danificadas que você. Elas simplesmente não desistem quando as coisas dão errado. Em vez disso, tentam de novo, adequando-se um pouco (ou muito) com base no que aprenderam. Com o tempo, elas encontram o sucesso. Lamentavelmente, a maioria das pessoas não está disposta a tentar muitas vezes.

Thomas Edison, em seu esforço para criar a primeira lâmpada elétrica do mundo, levou anos e recorreu a todos os seus contatos no mundo. Ele já era um inventor mundialmente famoso, mas arriscou sua reputação pela ideia de iluminar o céu noturno com eletricidade. Enquanto Edison e todas as quarenta pessoas de sua equipe continuavam fracassando, ele disse algo que ficou famoso: "Eu não falhei, apenas encontrei dez mil maneiras que não funcionam." Ao todo, sua equipe fez

1.200 experimentos para criar a primeira lâmpada que funcionou. O projeto, que ele acreditava que duraria de três a quatro meses, acabou levando quase um ano e meio.

Você tentaria 1.200 vezes criar algo pelo qual seria lembrado?

É assim que você garante o sucesso. Você não desiste.

Como dissemos no começo, você está aqui porque sua vida não aconteceu da maneira como você esperava. Seus problemas específicos podem estar relacionados a dinheiro, relacionamentos, saúde, sucesso e *status*, ou mesmo à sua liberdade e segurança.

É provável que, antes de ler este livro, você acreditasse que grande parte do que experimentou foi resultado de sua luta contra um vício. Mas agora você sabe que há muito mais aí. Tomara que também reconheça que pode ter grande influência e controle na hora de determinar para onde vai a partir daqui.

Assim como eu, você pode decidir qual será o rumo de sua vida. Assim como aconteceu comigo, isso provavelmente envolverá mudanças substanciais. A boa notícia é que, ao fazer isso, sua vida vai melhorar. Seus vícios diminuirão. Sua autoestima e autopercepção mudarão.

Mas você tem que começar com a crença de que *pode* mudar.

Desafio você a se desvencilhar da velha e equivocada noção de que pessoas que lutam contra o vício em drogas, álcool, tecnologia, trabalho ou sexo não conseguem mudar. Mudanças estão em toda parte. Tudo o que precisa fazer é usar o processo e as ferramentas sobre os quais tem lido para ajudá-lo a identificar o que está e o que não está funcionando em sua vida. Depois, adotando uma Mentalidade de crescimento e focando em entender como melhorar, você pode usar continuamente seus novos aprendizados e se aprimorar.

Isso é se libertar — não é lamentar o passado, não é ignorá-lo. É aprender com nossas experiências e com a experiência de outros. E usar esse conhecimento para ficarmos livres do que quer que esteja nos segurando.

Espero que você use as ferramentas deste livro para criar a vida que merece. Mal posso esperar para ver o que você vai se tornar!

Daqui em diante

Ao longo deste livro, fiz o melhor que podia para desafiar e desmantelar suas suposições básicas acerca de quaisquer dos hábitos ruins ou vícios contra os quais vem lutando.

Enfrentar um vício não é algo anormal — como poderia ser considerado anormal se uma parcela que vai de um terço à metade dos adultos nos Estados Unidos passa por isso?

Ter um vício não significa que seu cérebro está danificado ou que seus genes são uma bagunça — na verdade, sua máquina física criou esses hábitos de uma forma que só prova que seu cérebro e seus genes funcionaram como deveriam.

O vício não é um problema permanente — se puder considerar as dezenas de exemplos que compartilhei com você e as milhões de pessoas que se recuperaram totalmente, ficará claro que o vício pode ser derrotado.

Os gatilhos não são o álcool, a pornografia, a cocaína, o trabalho, as compras ou o açúcar — as causas verdadeiras estão inseridas dentro de você e são respostas a experiências que teve. O vício é sua maneira de escapar da dor dessas dores.

Daqui em diante, você jamais verá suas dificuldades através da mesma perspectiva de novo, pois você sabe a verdade — que qualquer um pode romper com o vício em qualquer coisa: basta se tornar alguém que não esteja viciado.

O processo é simples, mas não é fácil. Exigirá trabalho, tempo e esforço.

Lembre-se de que ninguém passa de fato por uma mudança porque odeia seus hábitos. Você não pegou este livro porque queria parar com seus hábitos viciantes. Você o pegou porque a vida que se viu vivendo estava repleta de resultados, consequências e situações que faziam você sofrer. A maneira de sair desse sofrimento envolve passar por esse trabalho. E, à medida que você avançar, o sofrimento diminuirá e será substituído pela satisfação.

Você descobrirá a sua melhor versão ao remover o que puxa você para trás e te mantém para baixo, diminuído e sofrendo. Quando não tiver mais que passar seus dias a evitar a dor das antigas cicatrizes, poderá passá-los construindo a vida que quer.

Essa é a promessa que faço a você.

De novo, vi isso se tornar realidade repetidas vezes.

Lembre-se de que o trabalho é contínuo, assim como as recompensas. Toda vez que você decidir passar pelo circuito SPARO, usando o ciclo EAT para descobrir quais partes de sua vida não lhe servem, tudo vai melhorar. A mudança será progressiva, mas será contínua. Não há limites para o quão sua vida pode ser boa se você mantiver o curso.

Portanto, vá em frente. Comece agora se já não começou. Pegue a pontinha daquele fio brilhante que está dentro de você e comece a soltá-la. E, uma vez que você esteja desemaranhado e livre, não esqueça de retribuir. Compartilhe com outros o que aprendeu e ajude alguém perto de você a encontrar a enorme luz que tem dentro de si.

É isso que faz a vida valer a pena.

APÊNDICE A

Liberto para a vida

Estratégias e práticas cruciais

A esta altura, você já conseguiu entender o modelo SPARO de análise de comportamento e de mudança. Também ganhou o benefício da prática no ciclo de aprendizado Explore, Aceite, Transforme. Isso significa que está pronto para iniciar a jornada de implementar ferramentas específicas, que serão ligadas ao ciclo EAT. Essas ferramentas ajudarão você a alcançar resultados tangíveis, que impulsionam sua vida para a realização e a satisfação e a afastam da desesperança e dos comportamentos de enfrentamento compulsivos.

Parece ótimo, certo?

Embora tenhamos discutido uma série de técnicas e abordagens no corpo principal do livro, eu gostaria de te presentear com um guia de referência. Aqui estão descritas algumas das ferramentas de mudança comportamental mais fundamentais, importantes e poderosas que encontrei. Eu mesmo as usei. E vi cada uma delas fazer maravilhas por meus clientes.

Não estou prometendo demais quando digo: a implementação de qualquer uma dessas técnicas e práticas em sua vida *vai* trazer resultados e mudanças extraordinários. A pergunta é: quais são as melhores e mais apropriadas técnicas para *você*? Casei cada uma com um ou mais estágios SPARO. Sua tarefa é experimentar e, então, aprimorar suas práticas com o passar do tempo. Forneço mais informações, além de fichas de exercícios relacionadas a algumas dessas técnicas aqui e em adijaffe.com/unhooked.

Lembre-se: para começar, você só precisa agir. Para ficar bom, você tem que praticar. Para ficar ótimo, tem que tornar isso um hábito. Encontre as práticas com as quais sente maior conexão e integre-as à sua vida de forma profunda, até que se tornem parte de você.

Agora é a sua vez.

Adote uma Mentalidade de crescimento

O livro fundamental de Carol Dweck *Mindset: A nova psicologia do sucesso*[1] apresenta uma das mais poderosas ideias em negócios dos últimos vinte anos: a Mentalidade de crescimento. O livro enfatiza a crença de que podemos crescer em nossas capacidades e em nossa inteligência e mudar por meio de dedicação e prática.

No processo de recuperação de um vício, a Mentalidade de crescimento apoia a ideia de que mudar é possível, não importam os erros passados. Indivíduos com uma Mentalidade de crescimento têm uma probabilidade maior de se envolver ativamente nos processos de tratamento e recuperação. Isso porque eles percebem suas capacidades como maleáveis, e não fixas ou presas. Essa perspectiva encoraja pessoas em recuperação a usar ferramentas e estratégias para aprender, crescer e, enfim, conseguir mudar seus comportamentos. Aprender, fazer terapia e participar de grupos de apoio não são admissões de fraqueza, mas passos rumo a um crescimento.

A abordagem da Mentalidade de crescimento se alinha muito bem com os princípios deste livro. Defende uma conduta sem julgamentos e compassiva para a mudança, em que fracassos são vistos não como becos sem saída, mas como oportunidades de aprender e melhorar. Ao promover a resiliência, a persistência e um compromisso de vida inteira com o aprendizado e o crescimento, aumentamos as chances de sucesso para aqueles que buscam ajuda.[2]

Uma parte da Mentalidade de crescimento envolve também aprender a aceitar o fracasso. Muitos de nós ficamos tão assustados com a ideia de fracassar que acabamos com medo de qualquer coisa que nos desafie. Esse medo nos mantém presos em uma Mentalidade fixa. Tememos fracassar porque acreditamos que isso significa que *somos* fracassos. Ensino a todos os meus clientes o seguinte: entre o agora e o seu sucesso final há toda uma série de tentativas fracassadas. Não nos julgamos pelas tentativas que não funcionam. Nós nos julgamos pelas lições que aprendemos com elas e com as oportunidades que nos apresentam de encontrarmos métodos e ferramentas que funcionem!

Ninguém jamais foi bem-sucedido em fazer algo que valesse a pena sem fracassar repetidas vezes. Você se lembra da história sobre Thomas Edison? “Eu não falhei, apenas encontrei dez mil maneiras que não funcionam.”

Você deve não apenas parar de temer o fracasso, mas aceitá-lo como algo que precisa experimentar para alcançar suas metas finais. No contexto de obter ajuda para seu vício e suas dificuldades, parecerá algo assim: você tentará algumas abordagens diferentes, algumas reuniões, alguns terapeutas ou algumas ferramentas. Gostará de uma parte do que aprender e não gostará de muita coisa. Fará interrupções e talvez tenha recaídas. Reduzirá o uso, mas então terá um dia ruim. Tudo isso é parte natural do processo de muitos. Não é necessariamente assim, mas é comum que seja. Continue trabalhando para encontrar cada vez mais abordagens que o ajudem. Amarre-as juntas. Eventualmente, você terá todo um kit de ferramentas que funcionam regularmente para manter sua vida seguindo na direção certa.

Estágios SPARO mais bem aplicados a

Percepção. Uma Mentalidade de crescimento lhe permitirá aceitar e acreditar totalmente que, com as ferramentas certas, esforço e feedback, você pode mudar a forma como vê o mundo. Essa crença é *crucial* para alterar suas percepções. Por exemplo: desvencilhar-se da percepção de que fracassar significa que *você* é um fracasso será algo importante para lhe permitir encontrar o caminho até o sucesso.

Resultado. Uma Mentalidade de crescimento lhe permitirá ver resultados negativos simplesmente como uma forma de *feedback*, o que é crucial para o processo de aprendizado. Pessoas com uma Mentalidade de crescimento entendem que é precisamente por meio da prática em áreas *fracas* que elas alcançarão o sucesso final. Ver o fracasso como uma oportunidade para aprender, melhorar e crescer ajudará você a aceitar resultados imperfeitos.

Crie um ritual ou uma rotina

O estabelecimento de rituais diários, em especial rotinas matinais e noturnas, tem um potencial transformador para qualquer um, mas, sobretudo, para aqueles que estão passando pela delicada jornada de se recuperar de um vício. Até entender isso de forma correta, eu funcionava com 50% a 60% de minha capacidade, mesmo estando livre do vício. Mas com meus rituais diários estabelecidos, comecei a colecionar sucessos e a melhorar em áreas em que pensava que era impossível me desenvolver. Em um mundo geralmente caótico, rituais diários proporcionam estrutura, consistência, senso de propósito e direção. Servem como âncoras positivas, fixando firmemente as ações habituais que o ajudam a criar um novo destino.

Um ritual matinal dá o tom do dia que teremos pela frente. Dedicando tempo, toda manhã, a atividades que nutrem a mente, o corpo e a alma, você pode cultivar uma mentalidade proativa, preparando-se para os desafios e oportunidades que o dia trouxer. Isso pode incluir práticas como a da meditação, a do diário de gratidão, a de exercícios ou a de determinar intenções para o dia. Para alguém em recuperação, uma sólida rotina matinal pode servir como reafirmação diária de seu compromisso com o autodesenvolvimento e o crescimento pessoal. Funciona como um lembrete do progresso que se fez e das metas ainda por alcançar. A rotina que sigo pela manhã tem sido fundamental para melhorar meu foco e reduzir meus problemas de atenção. Ela também me proporciona mais disciplina do que jamais tive.

Por outro lado, um ritual noturno é uma oportunidade de reflexão e relaxamento, permitindo a você que diminua o ritmo e processe os acontecimentos do dia. Pode envolver atividades como uma leitura, um momento para pensar em seu dia, um banho quente ou exercícios de respiração profunda (veja o Exercício de respiração quadrada, na página 317). Para aqueles que enfrentam hábitos compulsivos, a noite pode ser um momento vulnerável, com frequência, repleto de gatilhos e angústias. Uma rotina noturna age como um escudo protetor, redirecionando a mente e o corpo para atividades construtivas e que trazem tranquilidade. Meus rituais noturnos me ajudaram a melhorar meu sono, a reduzir minha ansiedade e a me conectar com minha esposa e meus filhos.

Em essência, os rituais diários funcionam como suportes para o seu dia, proporcionando momentos de aterramento e ajudando você a ficar centrado diante da imprevisibilidade da vida. Com o tempo, à medida que se consolidam, esses rituais servem como cordas de salvamento — ferramentas poderosas do seu kit de estratégias de enfrentamento, que aumentam sua capacidade de passar pelas complexidades do seu progresso e da sua recuperação com graça e determinação. Você encontrará uma lista de exemplos disso em Criando rituais diários, na página 316.

Estágios SPARO mais bem aplicados a

Estímulo. Ao criar rituais sólidos para sua manhã e sua noite, você var adquirir melhor controle sobre os estímulos que agem como gatilhos. Seu ritual matinal manterá você afastado dos estímulos negativos e o levará à direção de estímulos positivos que incitem hábitos produtivos. Seu ritual noturno vai ajudá-lo a ter um sono melhor e evitará que você se conecte com estímulos que perturbem seu autocuidado e seu comportamento saudável.

Ativação. Se você se lembra da metáfora do termômetro, um conjunto de rituais e hábitos é como uma coberta que o mantém aquecido quando a temperatura fica baixa demais e, ao mesmo tempo, como um bálsamo que o refresca quando ela fica muito alta. Com esses rituais estabelecidos, será substancialmente mais fácil regular seu nível de ativação, de maneira independente, do que o seu dia lhe consuma.

Busque responsabilidade

Quando estamos enfrentando um vício, muitos de nós fugimos da responsabilidade e passamos a repudiá-la. Até certo ponto, isso é compreensível, pois a responsabilidade à qual fomos expostos tem, historicamente, sido associada à punição.

É o seguinte: você terá pontos cegos e estragará as coisas de vez em quando. Como nossas inclinações pessoais nos deixam como cegos diante de nossas próprias ações e realidades, você nem sempre perceberá de imediato que está fazendo besteira. Então, vou lhe fazer uma pergunta: nesse processo de construir uma vida da qual se orgulhe, gostaria de saber mais cedo ou mais tarde que está se desviando do caminho?

É aí que entra a responsabilidade.

Se conseguimos oportunidades constantes de avaliar nosso progresso, temos maior probabilidade de corrigir o curso das coisas e melhorar a tempo de mudar de direção. Pense nos atletas — eles têm responsabilidade com os treinos e com cada competição. Se você é um *wide receiver* em um time da NFL, com que rapidez percorreu a rota? Quantas recepções você fez e quantas perdeu? Quantos *touchdowns* marcou? Cada uma dessas medidas permite ao *receiver* entender como está sendo seu desempenho. Se o desempenho cai, ele pode usar estatísticas para ajudá-lo a identificar as habilidades que exigem atenção. No trabalho, você tem uma responsabilidade com seu chefe e seus colegas — você terminou a tarefa a tempo? A qualidade corresponde ao que era esperado? Você está dando retorno a seus colegas na hora certa? Comece a ficar para trás em qualquer dessas situações e haverá consequências. Ignore as consequências por muito tempo, e você será demitido.

Assumir responsabilidade é uma coisa boa.

Uma forma de fazer isso é criar um *conselho consultivo pessoal*. Em negócios, o conselho consultivo é formado por um grupo de especialistas que faz sugestões e dá apoio a uma equipe de gestão. De forma semelhante, no contexto de se recuperar de um vício, um conselho consultivo pessoal é um grupo seleto de indivíduos confiáveis que oferecem orientação, apoio e uma perspectiva sobre sua jornada.

Forme seu conselho consultivo pessoal com pessoas que entendem os desafios do vício, da saúde mental e de outras áreas da vida dentro das quais você queira aprender e crescer. Elas podem oferecer perspectivas diferentes e insights para ajudá-lo a encarar decisões e situações complexas. Esse conselho pode ser constituído por amigos confiáveis, integrantes da família, mentores e colegas que queiram, de coração, o melhor para você. Você pode prestar contas de suas responsabilidades àquela pessoa com quem divide sua vida, a seus pais ou a quaisquer outros adultos que o apoiem. Cada membro do conselho trará um conjunto único de experiências, conhecimentos e habilidades para a mesa. Você terá, à sua volta, um sistema de apoio que pode te levar a melhorar sua capacidade de tomar decisões fundamentadas e equilibradas.

Importante: *não* faça de um filho parte de seu conselho consultivo pessoal ou um parceiro de sua responsabilidade. Esse não é um trabalho para os filhos. Não faça de um antigo par romântico parte de seu conselho consultivo pessoal ou um parceiro de responsabilidade — a não ser que você se dê muito bem com ele, e que ele não lhe desperte nenhum gatilho no momento. Isso também vale para o seu chefe, a não ser que você esteja certo de que não perderá o emprego se cometer algum erro.

Essa abordagem colaborativa proporciona apoio emocional e psicológico. Especialmente quando você se depara com decisões difíceis ou incertezas em sua jornada. E você vai se deparar. Em essência, seu conselho consultivo pessoal age como um confidente protetor, oferecendo um espaço seguro para você expressar preocupações, compartilhar êxitos e buscar conselhos. Crie um assim que possível. Você pode começar com um ou dois membros e expandir conforme for necessário.

Ao buscar responsabilidade, não foque *apenas* seu comportamento problemático. Claro, você deve assumir responsabilidade nas áreas em que tem mais dificuldades, mas também em seu autocuidado, seu desempenho no trabalho, suas finanças, no estado de seu lar e/ou em sua saúde mental. Torne-se responsável por qualquer coisa que pudesse estar em seu Índice de sucesso e que o impulsionasse em direção a ele.

Estágios SPARO mais bem aplicados a

Resposta. Ter responsabilidade manterá você mais firme e disciplinado. Quando você assume responsabilidade, isso ajuda a melhorar a sua motivação. Durante a fase da Resposta, sua motivação está focada em continuar a buscar novos comportamentos substitutos em potencial. Prestar contas a alguém nesse momento é como ter um personal trainer na academia. Ele vai pressioná-lo quando você estiver preguiçoso e encorajá-lo a aparecer para os exercícios quando você preferiria ficar em casa. A Prática deliberada se torna muito mais potente quando você recebe um feedback sobre seu desempenho. E seu conselho consultivo pessoal pode dar esse feedback.

Resultado. No fim das contas, você está tentando melhorar seus resultados. Isso pode levar algum tempo, e seu progresso no desempenho de novos comportamentos pode ficar evidente bem antes dos resultados de longo prazo melhorarem. Prestar contas àqueles que estão à sua volta aumentará substancialmente a probabilidade de você continuar praticando seus novos comportamentos até dominá-los. Por exemplo, ser honesto com ao menos algumas pessoas de sua vida acerca de um recente deslize não apenas vai ajudá-lo a entrar novamente nos trilhos, como também mostrará para aqueles em quem confia que podem confiar em você.

Desenvolva seu próprio Índice de sucesso

Pode ser difícil de acreditar agora, mas, à medida que você progredir e avançar, vai se esquecer do quanto as coisas eram ruins no começo. Sim, nem sempre é confortável nos vermos em nosso ponto mais baixo, mas faça uma avaliação geral e inicial de seu nível de funcionamento e de dificuldade logo cedo e você sempre terá um ponto de partida para medir comparativamente seu avanço.

Uma avaliação abrangente pode ajudar você a identificar as áreas que estão lhe causando mais dor e desconforto no momento. Se você ainda não está pronto para abordar seus maiores problemas, comece devagar, por áreas da vida que não estejam completamente conturbadas, mas que precisem de ajuda de qualquer forma. Pode parecer que essas áreas não tenham nada a ver com seu hábito viciante. Geralmente, recomendo que foquem em duas ou três delas para aprimorar. Qualquer coisa além disso, poderá facilmente deixar você sobrecarregado.

Estabeleça metas bem delineadas para alcançar melhoras em relação a seu comportamento viciante, considerando seu ponto de partida. Sua meta pode ser eliminar um hábito ou reduzi-lo. Seja específico. Estabeleça um objetivo e monte um cronograma para alcançá-lo. Se está buscando a abstinência, pergunte-se: você vai parar imediatamente? Se está decidido a reduzir, essa redução será de 50% ou de 80%? Por fim, defina maneiras de medir seu sucesso. Claro, você pode usar a medida do "número X de dias seguidos de abstinência", mas recomendo que considere outras. Aqui estão alguns exemplos (usei exemplos relacionados ao álcool, mas você pode substituir por qualquer outro comportamento):

- Percentual de dias de abstinência na última semana ou nos últimos trinta dias (meta: aumentar)
- Maior período de abstinência nos últimos trinta dias (meta: aumentar)
- Máximo de doses consumidas em qualquer dia em que tenha bebido nos últimos trinta dias (meta: reduzir)
- Número de dias em que bebeu abaixo da média na última semana ou nos últimos trinta dias (meta: aumentar)
- Número médio de doses consumidas na última semana ou nos últimos trinta dias (meta: reduzir)

Tenha pelo menos uma medida que venha de fora para avaliar seu sucesso. Peça a seu grupo de consultoria pessoal ou a um parceiro de responsabilidade para fazer regularmente, com base na percepção *deles*, uma avaliação de como você está se saindo. Se você quer crescer, precisa de um feedback externo sobre seu desempenho. Como um professor que o ajuda ao dar notas para o seu dever de casa e ao corrigir seus erros, esse feedback pode ser sua maior fonte de aprendizado.

Combine essas diferentes avaliações para montar seu índice de sucesso regularmente. Recomendo que faça isso *pelo menos* uma vez por mês. Combine-o com uma Mentalidade de crescimento e com um trabalho sólido, comprometido, de autoaprimoramento. Não há como você fracassar. Se quiser ajuda, verifique nossos recursos de avaliação gratuitos em adijaffe.com/unhooked.

Estágios SPARO mais bem aplicados a

Identificação de resposta. Saber como medir seu progresso em cada um dos hábitos que você está adotando pode aumentar sua motivação ou acabar de vez com ela. Encontre as maneiras certas de medir seu progresso à medida que avança. Você vai focar em confiabilidade (com que regularidade você consegue desempenhar o comportamento quando tenta), perseverança (há quanto tempo você vem praticando e o quão firme é em sua prática), nível de habilidade (o quão bom você é nessa habilidade) ou em todos eles?

Resultado. Aqui você vai querer medir como o seu progresso está afetando sua qualidade de vida. Além da diminuição de seu comportamento compulsivo, deve haver outros indicadores claros de que seu progresso o esteja levando na direção certa. Você pode preencher nossa simples Roda da Vida (veja o quadro na página 327), usar nossa avaliação on-line ou outra ferramenta, mas certifique-se de focar em fatores da vida com os quais se importa.

Domine a Proporção P/I

Adquirir controle sobre os Promotores e Inibidores que impulsionam seu comportamento positivo e, ao mesmo tempo, alinhá-los para minimizar seu comportamento problemático é uma habilidade crucial. Quando isso estiver sob controle, mesmo o comportamento mais difícil poderá ser mudado com mais facilidade.

Para tanto, gosto de dividir as forças que impactam nossa seleção de Resposta em quatro categorias: as da Psicologia, da Biologia, do Meio e da Espiritualidade. E, embora as categorias estejam separadas, continuamos a descobrir o quanto esses sistemas estão verdadeiramente entrelaçados. Nossa máquina biológica, nossa mente e o ambiente dentro da qual elas funcionam (sejam físicos ou sociais) afetam constantemente uns aos outros quando mudam.

Lembre-se da Proporção P/I: se você quer aumentar a probabilidade de um comportamento, precisa estabelecer Promotores fortes para ele e remover o maior número de Inibidores possível. Se quer que um comportamento se torne improvável, faça o oposto.

Você pode usar a ficha de exercício Avaliando seus Promotores e Inibidores (Proporção P/I), na página 325, para derrubar os Promotores e Inibidores específicos de qualquer comportamento levado em consideração. Passe um tempo concentrado naquilo que funcionou no passado. Use o exercício Mapeando sua jornada de luta (página 311), que você completou, para encontrar fatores que já sabe que afetam seu comportamento.

Se você bebe sozinho, tarde da noite, em dias estressantes, terá que criar oportunidades (Inibidores) sociais (pessoalmente ou virtualmente) para reduzir a probabilidade de se ver nessas situações comprometedoras e solitárias. Mas você também vai querer estabelecer Promotores de comportamentos redutores de estresse, que farão com que sua noite conduza ao descanso e ao sono — como os rituais noturnos discutidos anteriormente.

Se você se vê rolando a tela do telefone sem parar, por horas a fio, quando se sente ansioso ou deprimido, talvez queira usar aplicativos que controlem seu tempo diante da tela ou mesmo ferramentas que bloqueiam o aparelho (Inibidores) para dificultar o acesso a seu aparelho. Mas você também vai querer usar Promotores para aumentar a probabilidade de ter outra coisa agradável para fazer em substituição.

Lembre-se: não trabalhe apenas para reduzir o problema. Dedique-se também a aumentar as soluções alternativas. Você pode recorrer a seu conselho consultivo pessoal e a seus parceiros de responsabilidade para conseguir ajuda. Abaixo, você encontrará algumas poderosas atividades substitutas para promover.

Estágios SPARO mais bem aplicados a

Resposta. A Proporção P/I é uma ferramenta poderosa para uma mudança na Resposta. Permite que, em vez de reativo, você seja proativo, atento e estratégico em suas ações. As mudanças não serão necessariamente fáceis, mas serão eficazes. Portanto, lembre-se de medir o seu progresso de maneira a apreender seu aprimoramento contínuo e, além disso, ajuste os Promotores e Inibidores à medida que avança.

Estabeleça limites

Não há melhor ferramenta para mudar o impacto que as relações têm sobre o seu bem-estar, a sua felicidade e os seus sentimentos relativos a controle do que estabelecer limites.

Muitos de nós temos dificuldade de falar sobre necessidades, comunicar nossas preferências e incômodos ou entrar em conflitos. Essas dificuldades podem nos levar a permanecer em relacionamentos que não nos servem, causando mais estresse e reduzindo sentimentos de autovalor.

Limites existem em muitas áreas de nossa vida — no ambiente social, no trabalho, entre a família e entre amigos, nas parcerias românticas, na relação com o dinheiro, no contato físico e outras. Ainda que possamos perceber que algo está errado quando um de nossos limites é ultrapassado, muitos de nós não sabemos o que fazer em relação a isso. Com frequência, nem temos muita clareza sobre quais podem ser nossos limites.

O processo mais simples que conheço para ajudá-lo nisso inclui quatro passos simples:

1. **Defina seus limites.** Se você não sabe quais são os seus limites, será difícil protegê-los e respeitá-los. Tire um tempo para entender o que o deixa confortável e o que está fora de seus limites. Todos nós temos "linhas vermelhas" que não queremos que sejam ultrapassadas; certifique-se de saber com clareza quais são as suas.
2. **Comunique seus limites aos outros**. Depois de entender nitidamente seus limites, você precisa comunicá-los às pessoas que lhe são próximas. Assegure-se de que elas saibam qual é a melhor maneira de respeitar e proteger o seu bem-estar e a relação de vocês. O jeito mais eficiente de fazer isso é ser claro. Use a linguagem do "eu" (por exemplo: "eu gostaria que, daqui para a frente, você me dissesse que vai chegar tarde em casa, porque fico ansioso quando não sei onde você está").

3. **Proteja limites comunicados**. Considerando a relativa falta de limites que demonstramos no passado, não é razoável esperar dos outros uma total fidelidade a limites recém-comunicados. Quando as pessoas ultrapassarem ou romperem limites comunicados, você terá que lembrá-las do novo acordo estabelecido e ser firme em fazê-las respeitá-lo.
4. **Mantenha e ajuste seus limites com o passar do tempo**. Seus limites mudarão com o tempo. Pode ser importante revisitá-los periodicamente e fazer os ajustes necessários à medida que você muda. Não se esqueça de comunicar essas mudanças aos outros depois de estabelecê-las para si mesmo.

Ao passar por esse processo, você ganhará mais autoconsciência e compreensão. Também terá mais prática em comunicar suas necessidades aos outros. Com o passar do tempo, ter clareza sobre seus limites e protegê-los valerá a pena, pois isso vai melhorar suas relações e sua saúde mental.

Por fim, se você vai pedir aos outros que respeitem seus limites, é importante que sirva de exemplo para eles — respeite as necessidades dos outros e tenha cuidado para não romper o conforto e quebrar a confiança deles.

Estágios SPARO mais bem aplicados a

Ativação. Quando seus limites são violados e rompidos, você é ativado de maneiras negativas. Você desenvolve ressentimento, sente-se ansioso, fica assustado ou, ainda, é levado a sofrer. Trabalhar os seus limites ajudará você a experimentar menos ativações, o que se traduzirá em uma redução do poder das forças que fazem com que queira agir mal.

Resposta. Ao reduzir sua ativação e fazer você sentir que tem maior domínio de seu estado emocional, a delimitação e a manutenção de limites permitirão que assuma uma atitude mais calma e controlada na hora da seleção de Resposta. Quando está menos estressado, você pode fazer melhor o trabalho de escolher os comportamentos que quer desempenhar em vez de voltar a cair em hábitos que parecem naturais e fáceis. Você será menos reativo e mais proativo em suas escolhas comportamentais. E é isso que está em questão.

Tente a amostragem de abstinência

Amostragem de abstinência é a prática de remover uma droga ou um comportamento de sua vida por um tempo limitado. É uma forma fácil de estabelecer metas pequenas e alcançáveis (e não a meta de 100% de perfeição no longo prazo) e de praticar o sucesso como qualquer outro hábito.

A ideia por trás da amostragem de abstinência é simples: considere a possibilidade de parar de beber ou usar drogas por uma hora, um dia, uma semana inteira ou um mês e preste atenção ao que acontece. Depois de fazer isso com dezenas de milhares de pessoas, posso lhe prometer o seguinte: problemas que você não tinha percebido que o estavam incomodando virão à tona depois de você suprimir a estratégia de enfrentamento que vem usando para escapar deles.

Uso a amostragem de abstinência com meus clientes para ajudá-los a se tornarem mais conscientes das forças que estão por trás do seu vício. A chave é prestar atenção ao que está acontecendo no momento presente. Você está em um relacionamento repleto de conflitos e bebe todas as noites para ignorar a realidade? Você odeia tanto o seu trabalho que a única coisa que faz com que queira atravessar o dia é pensar em ver pornografia quando chega em casa? O estresse está consumindo você? Está fazendo com que corra até o telefone e fique rolando a tela sem parar, numa tentativa de se anestesiar e fugir dos problemas? Situações como essas serão expostas por meio da amostragem de abstinência. Se não tiver uma dose diária de bebida ou outro tipo de escape depois do trabalho, você será ativado e poderá sentir as emoções desagradáveis que vem reprimindo. Em vez de pegar aquela garrafa, quero que você fique com esse desconforto e pergunte a si mesmo: "*O que há nessa situação que está me fazendo querer beber?*"

Combine essa curiosidade com a prática contínua de ficar com o seu desconforto por períodos cada vez mais longos e você terá uma perfeita amostragem de abstinência. Vi clientes que mal conseguiam chegar a sete dias de abstinência alcançarem meses inteiros em relativamente pouco tempo, mesmo depois de décadas tentando, sem sucesso, largar o vício.

Estágios SPARO mais bem aplicados a

Ativação. A amostragem de abstinência é uma das maneiras mais rápidas de se tornar altamente consciente de ativações que você vem escondendo, até de si mesmo, há muito tempo. Quando seu mecanismo de enfrentamento favorito é suprimido, esses sentimentos desconfortáveis virão à tona rapidamente. No processo, você desenvolverá consciência do desconforto e, se prestar especial atenção, até das crenças e percepções que os impulsionam. Esse pode ser um caminho rápido para descobrir algumas de suas razões mais básicas e para lhe dar mais opções viáveis para trabalhar por um sucesso ainda mais duradouro.

Resposta. Se fizer a amostragem de abstinência direito, você não apenas focará no desconforto que se revela, mas também fará disso uma oportunidade perfeita para praticar alguns dos comportamentos substitutos que vem experimentando. Sem exigir um compromisso com uma mudança de longo prazo, esses períodos de abstinência podem se tornar a melhor ocasião para testar novas estratégias de enfrentamento e respostas. À medida que você se aprimora na arte de estar desconfortável e pratica respostas substitutas, seus períodos de abstinência aumentarão e você encontrará um caminho mais fácil para o sucesso.

Ajude

Há um bocado de pesquisas mostrando que focar nas dificuldades dos outros e apoiar suas necessidades ajuda a reduzir nosso próprio sofrimento. Faz a nossa vida parecer significativa e nos dá perspectiva.

Pessoas que usam seu tempo e sua atenção para ajudar os outros têm uma autoestima maior, sofrem menos de depressão e experimentam níveis menores de estresse.[3] Atos de bondade podem levar ao que às vezes é chamado de "euforia de ajudar", uma elevação de emoções positivas que se segue a ações pró-sociais. Há até pesquisas que mostram as alterações cerebrais que acontecem quando escolhemos ajudar os outros,[4] com os centros de ansiedade do cérebro se tornando menos ativos. Outros estudos revelaram que, quando fazemos doações a causas beneficentes, ativamos uma parte crucial de nosso sistema de recompensa (o estriado ventral).[5] Ajudar os outros não só melhora o bem-estar deles, como também ajuda *você* a se sentir menos ansioso ou deprimido e mais conectado e seguro.

Um de meus métodos preferidos de ajuda envolve atos aleatórios de bondade ou um voluntariado. Você deve descobrir quais são as formas de ajuda mais relevantes para você. Eis o ponto principal: tente fazer algo para ajudar os outros todos os dias e nunca deixe passar uma semana sem que tenha dedicado um tempo a isso. Confie em mim.

Estágios SPARO mais bem aplicados a

Percepção. Uma das maneiras mais rápidas de alcançar uma perspectiva diferente é ajudar alguém que está em necessidade. Se você quiser maximizar o impacto, ajude pessoas que estejam com dificuldades em áreas da vida que você dá como certas. Isso ajudará a reequilibrar seu sentimento de falta.

Resposta. Ajudar é, por si só, um comportamento substituto. Imagine estender a mão a alguém que precise de ajuda sempre que você estiver ansioso ou querendo muito beber. O ato de servir ajudará aqueles a quem você está servindo e a você mesmo. Quando você está a serviço de outros, isso funciona como um Inibidor de seu comportamento problemático e como um Promotor de seus melhores comportamentos. Faz com que fique ainda mais motivado a se tornar um exemplo. Servir é o melhor presente que você pode oferecer ao mundo.

Estabelecendo uma prática de gratidão

Uma prática de gratidão nos ajuda a recalibrar o modo como vemos o mundo. Uma boa prática de gratidão (que é mais do que a simples repetição de algumas coisas pelas quais você é grato) vai alterar para sempre o estágio da Percepção de seu circuito comportamental SPARO e, portanto, impactar quase todas as suas decisões e ações na vida.

Vou explicar.

A maioria de nós tenta evitar ou consertar o que está errado no mundo. Mas, se precisamos que tudo esteja "perfeito" para podermos sentir alegria, passamos a vida inteira infelizes. Uma prática de gratidão pode ajudar a combater isso.

Quero que, ao ler as próximas linhas, você pense em três coisas pelas quais é grato atualmente. Podem ser coisas extremamente significativas (como ganhar na loteria, comprar uma casa nova, casar-se), notáveis (receber um aumento, terminar um grande projeto, comprar um carro novo) ou menores (terminar o dever de casa, apreciar um belo dia de sol, sapatos confortáveis). Ao criar essa lista com três aspectos da sua vida pelos quais você se sente grato, quero que você pare, feche os olhos e os visualize.

Como você se sente? Será que um pequeno sorriso se abriu em seu rosto de forma inesperada? Você sentiu seu coração ficar aquecido? Sua respiração está um pouco mais relaxada?

É a alegria da gratidão.

Se você fizer isso regularmente, poderá ter esse sentimento todos os dias.

Eis o que acontecerá se você, de fato, começar a praticar isso constantemente: à medida que você continuar a escolher três coisas pelas quais é grato todos os dias e passar alguns momentos refletindo e meditando sobre sua gratidão, seu cérebro mudará de maneira significativa. Primeiro, você começará a criar um arquivo interno de "coisas pelas quais sou grato". Comece essa prática de gratidão e, dentro de um ano, você terá agradecido por cerca de mil coisas diferentes. À medida que seu arquivo mental de gratidão crescer, as coisas pelas quais você agradeceu se tornarão "faróis de gratidão" em sua vida diária. O sol que bate em seu rosto, o sorriso de seu filho, uma xícara de café e o chefe que lhe deu um aumento: todos se tornarão lembretes do que é bom. Assim, uma prática de gratidão regular é a melhor ferramenta para criar um Viés de positividade e combater o Viés de negatividade (ou perfeccionismo) com que a maioria de nós foi amaldiçoado/abençoado.

Confie em mim e comece a fazer isso (veja o exercício Dicas para fazer um diário da gratidão de forma eficaz, na página 318).

Estágios SPARO mais bem aplicados a

Percepção. O grande objetivo de uma prática de gratidão é mudar a sua percepção do mundo, que deixará de estar focada na falta e passará a estar focada na abundância. Mas é mais profundo do que isso. Uma prática de gratidão altera a sua atenção de maneira consistente, de modo que você aprende a atentar para coisas que historicamente ignorava.

Ativação. Se a sua atenção se volta para o positivo com regularidade, seu nível de ativação diminui à medida que seu sistema nervoso parassimpático é ativado com mais frequência.

Resposta. Sua prática de gratidão se tornará um dos potenciais comportamentos a que você pode recorrer quando é ativado e está tentando controlar sua ativação. Como pode reduzir o estresse e a ansiedade, a gratidão é uma ferramenta muito útil para praticar ficar bem.

Encontre um propósito

Gosto de dizer a meus clientes: "Se você não tem um propósito, faça com que seu propósito seja encontrar um propósito." Pode parecer radical, mas juro que é verdade. É o seguinte: seu propósito não precisa ser sempre o mesmo. Você pode ajustá-lo e substituí-lo com o passar do tempo.

Só não fique sem um propósito.

Simon Sinek, em seu livro best-seller e em sua popular palestra no TEDx,[6] fala do propósito como a ideia de que você precisa "começar com o por quê". Por que você está fazendo isso? Por que isso é importante para você? Por que continuará fazendo isso quando tudo ficar difícil? Seu "por que" não precisa ser grande e radical, como salvar o mundo ou encontrar a cura do câncer. O importante é que o *seu* "por que" ressoe em você e lhe pareça autêntico. Seu "por que" pode ser uma vontade de apoiar sua família e de ser o melhor marido e o melhor pai possível. Ou de melhorar a vida de determinado grupo de pessoas.

Ikigai é um belo conceito japonês que ajuda você a encontrar seu propósito. É visto como a interseção entre aquilo em que você é bom, aquilo que você ama fazer e aquilo de que o mundo precisa. Pense nisso como o seu propósito. Se você espera poder transformar seu propósito em seu trabalho, como eu fiz, seu ikigai será também o que as pessoas vão lhe pagar para fazer. Veja o exercício Qual é o seu ikigai?, na página 326 (você pode baixar uma versão desse exercício em adijaffe.com/resources).

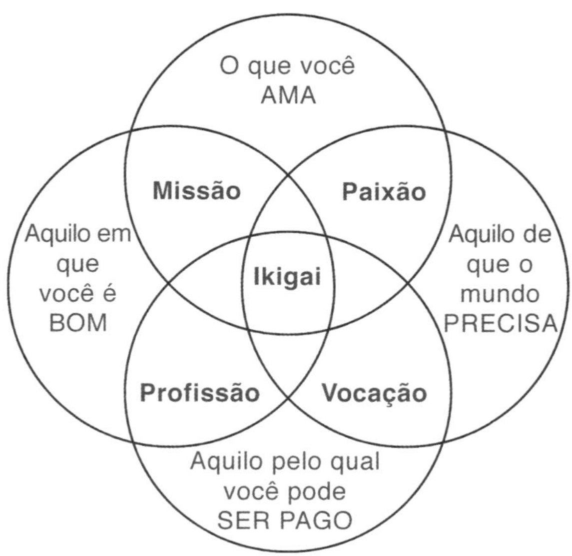

Prometo a você: se puder dedicar um tempo a identificar seu propósito, mesmo o trabalho mais difícil e os dias mais longos parecerão simplesmente parte de seu caminho. Você não se importará tanto com desafios se eles estiverem a serviço de seu chamado. Você se ressentirá menos de seus dias e se sentirá menos estressado e deprimido. Essas mudanças, por sua vez, atuarão diretamente em seu circuito SPARO, diminuindo a ativação negativa que pode levar você ao comportamento problemático que está tentando mudar!

Estágios SPARO mais bem aplicados a

Percepção. Com um propósito identificado, sua visão do mundo se alinha a fim de dar suporte à vocação que você descobriu. Esse alinhamento dá sentido a ações que antes pareciam vazias, leva esperança a áreas onde não havia nenhuma, e oferece direção em vez de falta de meta. Fica mais difícil se sentir inútil quando você está servindo a um propósito maior.

Resposta. O direcionamento proporcionado por um senso de propósito pode acrescentar a seu repertório comportamentos novos, que se alinham com a sua visão e as suas metas de longo prazo. Além disso, um senso de propósito traz motivação, o que pode ser útil na hora de selecionar, em um conjunto de comportamentos disponíveis, aqueles que você vai colocar em prática. *E* um senso de propósito, como ajudar os outros, funciona como um forte Promotor no apoio a comportamentos pró-propósito (aqueles que levam você na direção de seu propósito ou que estão alinhados a ele). Isso também vai ajudá-lo a inibir comportamentos negativos, já que estes geralmente interferem no ato de servir a seu propósito.

Utilize terapias somáticas centradas no trauma

As terapias somáticas (orientadas para o corpo) enfatizam a conexão entre a mente e o corpo com o objetivo de tratar sintomas físicos e sensações associados ao trauma. Conforme foi mencionado ao longo do livro, o trabalho revolucionário de especialistas como os doutores Bessel van der Kolk, Peter Levine, Pat Ogden e Stephen Porges deixou evidente que o trauma não vive apenas em sua cabeça. O entendimento de que o trauma, com frequência, se manifesta em sintomas físicos criou todo um campo focado em ajudar você a desenganchar não por meio da psicoterapia tradicional baseada em conversas, mas pela integração de movimento, emoção e pensamento. Encontre um profissional treinado que possa ajudá-lo somaticamente. Aqui estão algumas dessas terapias que recomendo a meus clientes: EMDR, Brainspotting, Somatic Experiencing (SE) e Psicoterapia Sensoriomotora. Você pode encontrar mais informações sobre essas modalidades em adijaffe.com/unhooked.

Estágios SPARO mais bem aplicados a

Percepção. Quando você descobre que suas experiências passadas deixaram marcas fisiológicas e somáticas que afetaram suas vivências, essas terapias podem aliviar a falsa impressão de que você está quebrado ou danificado. Quando você nota que um trabalho somático está fazendo diferença em sua vida, isso pode ajudá-lo a se livrar da percepção de que ficará preso ou sem esperanças para sempre.

Ativação. As terapias somáticas têm como objetivo específico mudar a relação entre a sua experiência de desencadear estímulos e a ativação interna que esses estímulos geram. À medida que você adquire prática nessas abordagens terapêuticas, é provável que elas liberem parte da "energia" armazenada que se fundiu às suas cicatrizes.

Resposta. Essas ferramentas podem se tornar algumas de suas abordagens "de momento" favoritas para lidar, em tempo real, com a ativação. Ao reduzir a ativação e se tornar parte de seu arsenal de potenciais respostas, as terapias somáticas podem vir a ser importantes respostas substitutas. Dessa maneira, você pode acabar adotando uma prática de redução de estresse ou de conscientização interna no lugar de uma estratégia de enfrentamento escapista. Acho um bom negócio se quiser a minha opinião.

Medicina psicodélica

O uso da medicina psicodélica como forma de tratamento se estende por muitas culturas e por centenas, se não milhares, de anos. Xamãs e guias têm usado esses remédios em diferentes rituais e práticas para se conectar com espíritos, encontrar respostas e proporcionar cura. Eles não estão mais à margem. Há um ressurgimento do interesse em seu potencial para tratar uma série de transtornos de saúde mental, incluindo a depressão, a ansiedade, o TEPT e os vícios.[7] As pesquisas são convincentes e sugerem que essas abordagens poderiam ajudar especificamente onde a medicina ocidental falhou. De forma significativa, estudos estão nos mostrando que, quando combinados com apoio terapêutico apropriado, esses remédios podem ajudar em alguns dos casos mais resistentes de depressão ou nas instâncias mais persistentes de TEPT.

Atualmente, centenas de estudos foram concluídos ou estão em curso expondo o potencial dessas abordagens.[8] O governo federal norte-americano está agindo para finalmente mudar a situação legal desses remédios e permitir seu uso mais amplo. Quando usados de maneira apropriada, com um apoio terapêutico e o suporte de pessoas que sabem o que estão fazendo, eles podem ser poderosos.

Verdade seja dita, eu tinha resistência em trabalhar com isso, que dirá em falar do tema publicamente, considerando meu histórico e o temor de consequências criminais. Mas, depois de ver seu poder de melhorar a vida de tantos de meus clientes, decidi que tinha que me comprometer a fazer o melhor que podia por eles. Esses remédios desempenharam um papel importante e agiram de forma profunda no processo de meus clientes de se libertarem. Não posso ignorar a realidade — eles podem fazer maravilhas quando usados de forma apropriada.

Recebi treinamento e tenho trabalhado com cetamina, psilocibina e MDMA. Vi pessoalmente os resultados incríveis que podem ser alcançados com essas práticas. Resultados capazes de mudar uma vida. E conheço muitos outros profissionais que experimentaram o mesmo. Você pode encontrar mais informações sobre esses três psicodélicos e sobre outros remédios em adijaffe.com/unhooked.

Estágios SPARO mais bem aplicados a

Percepção. Digo a meus clientes que a experiência da medicina psicodélica é como abrir uma janela para uma parte da mente que você nunca viu antes. Quando olhar para fora dessa janela, sua visão de mundo mudará para sempre. Algumas vezes, a mudança é grande; outras vezes, mais sutil. Com a orientação e integração certas, esse novo modo de pensar pode ter efeitos incríveis sobre sua experiência de vida em geral.

Ativação. Pesquisas têm mostrado que a experiência da medicina psicodélica pode mudar a maneira como as pessoas reagem a estímulos que agem tradicionalmente como gatilhos. Reduções nos sintomas da depressão e do trauma, índices de suicídio mais baixos e uma melhora do ânimo e da perspectiva de pessoas que passam por tratamentos do fim da vida mostram o poder desses remédios.

Tratamento com auxílio de medicação

Existem vários medicamentos tradicionais, vendidos sob prescrição médica, que, combinados com um bom apoio terapêutico, podem oferecer um primeiro passo mais fácil para se iniciar o caminho que levará à cura. Se você está com dificuldades de começar sua jornada, ou se você se vê repetidamente começando e, depois, desanimando das suas tentativas de recuperação, essas medicações podem ajudá-lo de alguma forma. Embora não resolvam verdadeiramente o problema das causas que discutimos ao longo deste livro, elas podem proporcionar uma dose extra de apoio, algo de que talvez uma pessoa precise para conseguir se comprometer mais plenamente com o tratamento. Tais medicações incluem naltrexona, buprenorfina, acamprosato e buspirona. Você pode encontrar mais informações sobre esses tratamentos em adijaffe.com/unhooked.

Nota: em tratamentos para o vício, é importante enfatizar que, embora essas medicações ofereçam benefícios significativos, sua eficácia é maximizada quando elas são integradas a uma abordagem de tratamento abrangente, que inclua terapias comportamentais, aconselhamento e apoio contínuo. Você vai querer se consultar com um médico ou psiquiatra para encontrar a melhor medicação para sua dificuldade específica.

Estágios SPARO mais bem aplicados a

Estímulo. Alguns desses remédios reduzem o poder dos estímulos de gerar ânsias. Outros podem até tornar o próprio estímulo menos agradável ou eficaz.

Ativação. Em sua maioria, as medicações usadas para tratar vícios e hábitos compulsivos podem bloquear ou enfraquecer o efeito do comportamento ou da substância para o qual são indicadas.

Podem simular o efeito original e, assim, reduzir a ânsia pelo comportamento de início. Ou podem agir em seu nível de ativação como um todo, aliviando a ansiedade, por exemplo, e reduzindo a necessidade de usar o vício como mecanismo de enfrentamento.

APÊNDICE B: FICHAS DE EXERCÍCIOS SPARO

MAPEANDO SUA JORNADA DE LUTA

❶ **Desenhe sua linha do tempo**

Desenhe uma linha do tempo que mostre a história de seu vício, do início até os dias de hoje. Marque acontecimentos/períodos importantes, positivos e negativos.

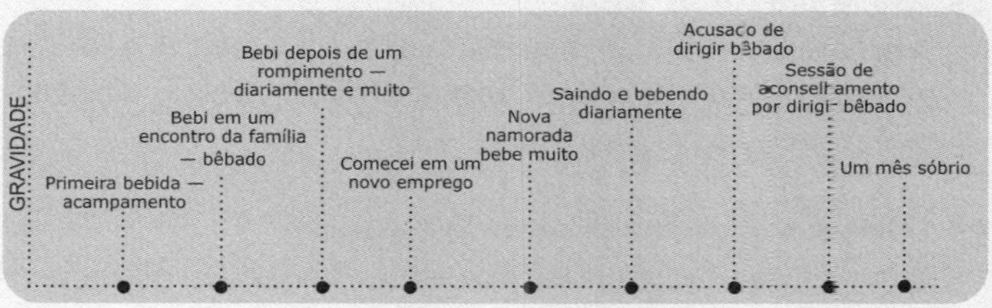

❷ **Date os acontecimentos**

Faça um registro de quando (aproximadamente) determinadas experiências aconteceram.

❸ **Avalie a gravidade**

Examine sua linha do tempo e classifique o nível da dificuldade relacionada ao seu vício usando uma escala de 0 a 10.

❹ **Analise o contexto**

Pense no que estava acontecendo em sua vida na época de cada acontecimento presente em sua linha do tempo. O que você estava sentindo antes, durante e depois desses momentos?

❺ **Identifique os temas**

Procure por padrões nos momentos mais e menos problemáticos que você identificou.

- O que geralmente desencadeia um problema maior?
- Será que certas coisas fizeram disso algo mais fácil de lidar?

Esses fatores se provarão cruciais para exercícios futuros, incluindo o de Esferas de influência, o de Gatilhos e outros.

ESFERAS DE INFLUÊNCIA

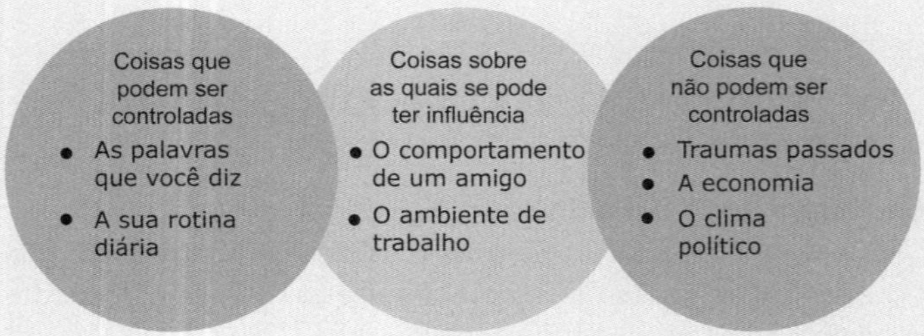

❶ Avalie seu *status* atual

Preencha os círculos com aquilo que atualmente demanda sua atenção e toma sua energia em cada esfera. Observe o percentual de atenção em cada esfera.

❷ Desloque o foco na direção do controle

Tente remover preocupações da esfera "Coisas que não podem ser controladas" e acrescentar mais itens às esferas "Coisas que podem ser controladas" ou "Coisas sobre as quais se pode ter influência".

Tente mudar o seu padrão de um modelo mais típico, como esse:

- Coisas que podem ser controladas: 10% de energia
- Coisas sobre as quais se pode ter influência: 40% de energia
- Coisas que não podem ser controladas: 50% de energia

Para um mais eficaz, como este:

- Coisas que podem ser controladas: 50% de energia
- Coisas sobre as quais se pode ter influência: 40% de energia
- Coisas que não podem ser controladas: 10% de energia

❸ Reflita

Pense sobre quais são as coisas das quais você precisa se livrar e quais são aquelas em que deve focar mais para alcançar esse novo equilíbrio.

À medida que você atravessa a semana, retorne às suas Esferas de influência e lembre a si mesmo do que deveria e do que não deveria tomar sua energia.

MONTANDO SUA TABELA DE GATILHOS

❶ **Prepare sua tabela**
Crie uma tabela com quatro linhas e quatro colunas em uma folha de papel ou em seu computador. Liste as fileiras e colunas conforme você vê abaixo.

❷ **Organize seus gatilhos**
Use a lista de gatilhos como ponto de partida. Acrescente outros que são relevantes para sua situação e seu comportamento específicos. Coloque cada um na célula correta de sua tabela.

❸ **Revise e planeje**
Seu objetivo é reduzir ou evitar totalmente os gatilhos da coluna "Extremamente prejudicial", pois isso ajudará você a permanecer nos trilhos de sua recuperação. Crie um plano que possa ajudá-lo a evitar esses gatilhos, como recorrer à meditação quando você sente que lhe falta autocontrole ou seguir por um trajeto diferente para se desviar de certo cassino.

Quanto mais consciência e preparação você tiver para evitar seus gatilhos, maior será sua capacidade de aplicar seu plano no momento.

	EXTREMAMENTE PREJUDICIAL	UM POUCO PREJUDICIAL	NEUTRO
AMBIENTE	Passar de carro pelo bar onde eu costumava beber na maioria das noites dos dias de semana	Ver garrafinhas vazias na rua	Ver alguém bebendo em um programa de TV ou no cinema
PSICOLOGIA	Passar por uma situação estressante, como uma grande dívida	Sentir medo de que minha namorada me deixe	Sentir-me inquieto
BIOLOGIA	Insônia/não conseguir dormir	Sentir ansiedade/estresse depois de um dia de trabalho	Acordar cansado
ESPIRITUALIDADE	Sentir-me sem propósito, sentir que o que faço "não importa"	Deixar de fazer minhas práticas de gratidão e meditação	Falar sobre religião

LISTA DE GATILHOS ATIVADORES

1 Gatilhos internos

Pense nas emoções que levam você a pensar imediatamente em usar substâncias ou retomar hábitos viciantes. Anote essas emoções. E eis alguns gatilhos internos comuns a serem considerados:

Ciúme	Exaustão	Medo	Solidão	Frustração
Raiva	Negligência	Culpa	Confiança	Nervosismo
Felicidade	Crítica	Paixão	Inadequação	Depressão
Pressão	Interesse	Humilhação	Relaxamento	Irritação
Animação	Tristeza	Tédio	Ansiedade	Rejeição
Arrependimento	Luto	Orgulho	Amor	Inspiração

2 Gatilhos externos

Tente entender se há circunstâncias externas específicas que o levam a pensar em seu vício. Anote esses gatilhos externos. Eis alguns exemplos para guiá-lo:

LOCAIS	Casa de um amigo	Bares/Clubes	Shows	Eventos esportivos
SITUAÇÕES	Dirigir	Ficar sozinho em casa	Sair com alguém	Antes de um evento de família
LUGARES/ HORÁRIOS	Antes de dormir	Depois de receber o salário	Antes/depois do trabalho	Antes/depois de atividades sexuais
EVENTOS	Comemorações de marcos importantes	Casamentos	Funerais	Viagens
AMBIENTE	Rolar a tela das páginas de mídias sociais	Ter encontros on-line	Estar com certos amigos	Assistir a um filme/programa que mostre um vício

SEU TERMÔMETRO DE ESTRESSE

❶ Identifique áreas de estresse crônico

Faça uma lista com três áreas da sua vida que constantemente lhe causam estresse. Escolha aspectos que você ache particularmente incontroláveis ou avassaladores.

❷ Detalhe o impacto do estresse

Descreva como cada área listada no Passo 1 contribui para seu estresse. Seja específico acerca dos efeitos físicos e emocionais.

LONGAS HORAS DE TRABALHO	→	Trazem exaustão e ansiedade, limitando seu tempo de relaxamento e recuperação
FALTA DE ENVOLVIMENTO DA PESSOA COM A QUAL COM-PARTILHA SUA VIDA	→	Sensação de sobrecarga por ter que compensar a inatividade do outro
DIFICULDADES FINANCEIRAS	→	Depressão, sentimento de incompetência e pressão alta

❸ Analise o vício como uma resposta de enfrentamento do estresse

Com que frequência os fatores de estresse identificados contribuem para você funcionar fora de sua "zona de segurança"?

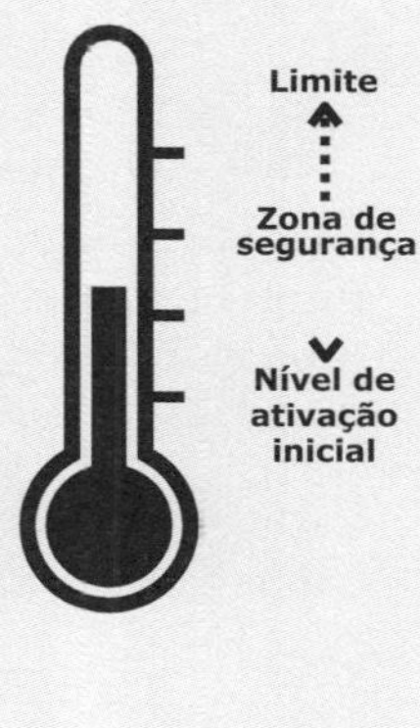

Usando a metáfora do termômetro: a redução da ocorrência e do impacto dessas ativações existentes criará espaço para você funcionar dentro de uma "zona de segurança".

CRIANDO RITUAIS OU ROTINAS PARA ADMINISTRAR O ESTRESSE

Checklist de rituais matinais

A criação de uma rotina matinal dá um tom positivo para o dia, ajuda a estabilizar o ânimo, reduz o nível inicial de ativação e faz você ficar focado.

- Evite o uso de tecnologias nos primeiros trinta minutos do seu dia.
- Beba um copo d'água com uma pitada de sal para repor eletrólitos.
- Passe algum tempo do lado de fora ou perto de uma janela para receber luz natural.
- Faça pelo menos trinta minutos de atividades físicas. Se as manhãs forem muito corridas, tudo bem mudar essa atividade para outra hora do dia.

Checklist de rituais para a hora de dormir

Uma rotina noturna reconfortante pode melhorar de forma significativa a qualidade de seu sono, reduzindo o estresse e aumentando sua resiliência.

- Assegure-se de que a área onde você dorme seja fresca, escura e silenciosa. Substitua luzes brancas por luzes quentes, ou mesmo vermelhas.
- Evite todos os tipos de tela (telefone, TV, tablet) pelo menos uma hora antes de dormir.
- Incorpore atividades relaxantes, como beber um chá de camomila, tomar um banho quente ou ler um livro, em sua rotina.
- Procure ir para a cama e se levantar nos mesmos horários todos os dias e se organize para ter de sete a nove horas de sono tranquilo.

EXERCÍCIO DE RESPIRAÇÃO QUADRADA

Chamada de respiração quadrada por seu padrão simétrico, essa prática ajuda a ativar o sistema nervoso parassimpático para, assim, fazer você se sentir mais calmo e relaxado. Pode ajudar a diminuir a frequência cardíaca e a pressão sanguínea quando você precisa se recompor.

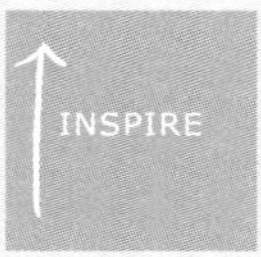

PASSO 1
Inspire pelo nariz contando **até quatro**

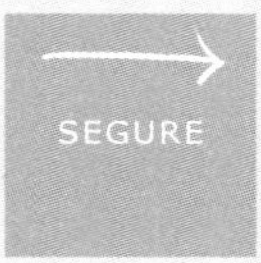

PASSO 2
Segure a respiração contando **até quatro**

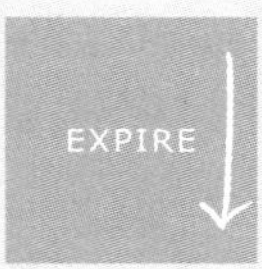

PASSO 3
Expire pelo nariz contando **até quatro**

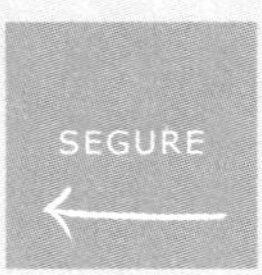

PASSO 4
Segure a respiração contando **até quatro**

Repita esse processo quatro vezes, ou quantas vezes quiser, para levar seu corpo a um estado de calma e repouso.

DICAS PARA FAZER UM DIÁRIO DA GRATIDÃO DE FORMA EFICAZ

Tenha constância
Toda manhã, tome nota de três coisas pelas quais você é grato. Tente fazer disso um hábito diário. Mesmo poucos minutos por dia podem fazer uma diferença significativa.

Busque profundidade, e não variedade
Em vez de simplesmente listar itens superficiais, escolha duas ou três coisas por dia e explore-as em profundidade — pessoas, experiências, sentimentos.

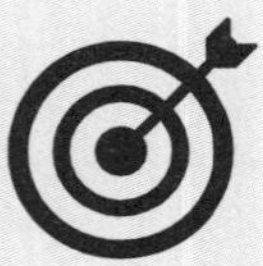

Seja específico
Em vez de escrever afirmações gerais, como "sou grato por meus amigos", especifique uma situação ou uma qualidade que fizeram você se sentir grato, como, por exemplo, "sou grato à minha amiga Sarah, que me ligou hoje para saber como eu estava me sentindo".

Evite repetições
Desafie a si mesmo a pensar todos os dias em coisas novas pelas quais é grato. Desafie a si mesmo a olhar para além do óbvio.

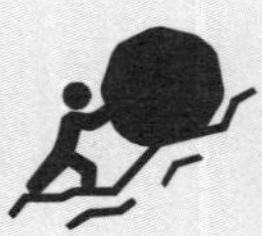

Reflita sobre os desafios
Inclua registros sobre desafios ou dificuldades e fale sobre o que essas coisas lhe ensinaram ou como lhe ajudaram a crescer. Lições também são presentes.

DEFININDO SUCESSO DIÁRIO

❶ Organize seu dia
Examine sua programação e suas tarefas diárias. Anote tudo, dos pequenos afazeres às reuniões mais importantes, e use um calendário ou uma ferramenta digital para manter tudo em ordem.

❷ Priorize suas tarefas
Identifique as tarefas mais importantes e classifique-as (usando números de 1 a 3). Estabelecer prioridades pode tornar as coisas mais previsíveis, ajudar você a controlar sua programação e a identificar o que é verdadeiramente importante.

❸ Estabeleça seus critérios para o sucesso
Olhando sua programação e sua lista de tarefas prioritárias, pense em três ou quatro coisas que fariam do dia de hoje um sucesso. Sucesso é mais do que concluir uma lista de afazeres; pode envolver o modo como você se apresenta, como se sente e mais. Por exemplo:

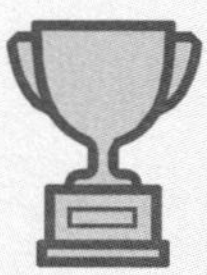

- Manter a calma ao longo do dia
- Participar de grupos de apoio on-line
- Conectar-se com a família/cônjuge

IMPORTANTE: Foque em ações positivas
Defina sucesso pelo que você planeja fazer ativamente, e não pelo que você quer evitar.

Por exemplo, em vez de "meu dia será um sucesso se eu não beber", diga "meu dia será um sucesso se eu me exercitar por trinta minutos e beber água com gás".

❹ Torne isso um hábito
Repita essa prática todos os dias para se preparar para o sucesso diário.

URGE SURFING

Urge Surfing é uma técnica poderosa e mindfulness que nos ajuda a administrar desejos intensos, além de ser particularmente eficaz quando você começa a sentir a chegada de um tipo de ânsia.

❶ Reconheça a ânsia
Admita a presença do desejo sem julgamentos assim que você vier a senti-lo. Registre a hora.

❷ Aterre-se
Conecte-se com a sensação de ter os pés firmes no chão e feche os olhos se possível. Foque nas sensações físicas que acompanham sua ânsia, como um aperto no peito ou uma aceleração dos batimentos cardíacos. Rotule essas sensações em sua mente.

❸ Visualize a ânsia como uma onda
Imagine a ânsia como uma onda no oceano. Em sua mente, veja a onda crescer à medida que a ânsia se intensifica, chega a um pico e então, aos poucos, se desfaz.

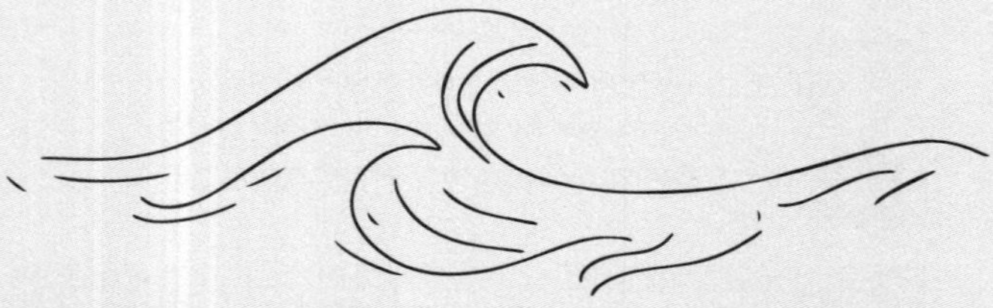

❹ Respire fundo
Respire lenta e profundamente pelo nariz. Imagine que cada respiração é uma força apaziguadora que retira a potência da onda.

❺ Deixe a onda passar
Continue a respirar profundamente e permita que a "onda" da ânsia passe. Na maioria das vezes, essa ânsia é breve, durando geralmente apenas alguns minutos.

❻ Reflita sobre a experiência
Depois que a ânsia passar, reflita sobre a experiência e registre a hora — observe a duração e veja se a prática ajuda a abreviá-la.

MEDITAÇÃO DE ROTULAGEM EM ATENÇÃO PLENA

❶ Encontre um espaço

Encontre um lugar tranquilo para se sentar ou se recostar confortavelmente. Feche os olhos e respire fundo algumas vezes pelo nariz para se acomodar melhor.

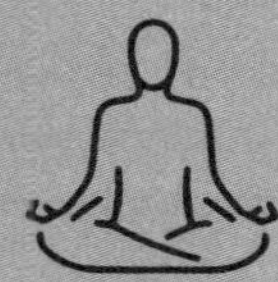

❷ Envolva-se com o presente

Foque no agora, notando qualquer sensação, som ou cheiro. Experimente esses elementos sem tentar mudá-los.

❸ Rotule suas experiências

À medida que pensamentos ou sentimentos surgirem, rotule-os com uma palavra ou com uma frase curta adequada, como "pensando", ou "frio", ou "preocupação com trabalho". Use termos simples que venham naturalmente à mente.

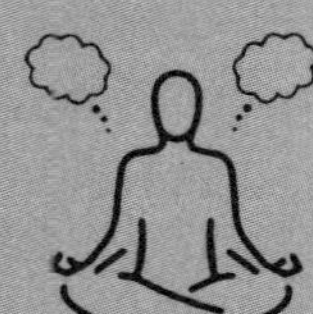

❹ Retorne à respiração

Depois de rotular, solte o pensamento e redirecione suavemente o foco de volta à respiração. Faça o possível para não julgar o pensamento como "bom" ou "ruim".

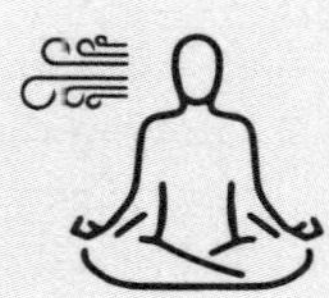

❺ Mantenha a prática

Continue com esse processo de observar, rotular e retornar à respiração por um período de cinco a 15 minutos. Você pode estender o tempo à medida que for ficando mais familiarizado e mais confortável com a prática em si.

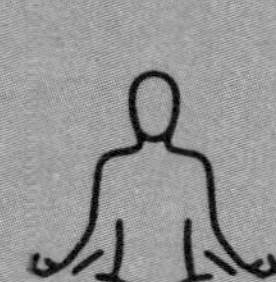

MELHORANDO SEU AMBIENTE FÍSICO PARA A RECUPERAÇÃO

Desenvolva um hábito de aprimoramento diário

Comprometa-se com um plano de 14 dias focado em pequenos aprimoramentos diários para fazer com que seu espaço lhe ofereça um apoio maior em sua cura.

LOCAIS	
DIA 1	Coloque uma roupa de cama limpa
DIA 2	Lave a louça
DIA 3	Abra as janelas para deixar o ar fresco entrar

Passe um tempo em lugares tranquilos

Visite com regularidade lugares que acalmam você e aumentam seu bem-estar. Quer seja uma manhã tranquila em uma praia, um passeio reflexivo em um parque nos arredores de sua casa, uma caminhada revitalizante no campo ou uma xícara de café em sua cafeteria favorita, essas saídas podem reduzir significativamente seu estresse e ajudar a estabilizar seu ânimo.

Modifique ambientes problemáticos

Identifique e altere espaços que desencadeiam comportamentos viciantes. Se o escritório que tem em casa se tornou um lugar onde você tende a beber quando trabalha até tarde, considere fazer mudanças ali para romper esse padrão. Você pode rearrumar os móveis, pintar as paredes ou melhorar a iluminação. Essas mudanças podem enganar o seu cérebro, que, assim, vai romper antigas associações com o espaço, tornando-o menos propenso a desencadear comportamentos indesejados.

PASSOS PARA DESAFIAR OS LIMITES DE SEU DESCONFORTO

1 Identifique suas tarefas considerando desafios e limites

Liste dez atividades (veja os exemplos a seguir) que tiram você de sua zona de conforto. Escolha comportamentos que você possa realisticamente integrar à sua vida.

- [ ] Ficar exposto ao frio
- [ ] Falar com um estranho
- [ ] Cantar sóbrio no karaokê

2 Planeje seu compromisso específico

Escolha entre uma e três atividades de sua lista para começar a incorporar à sua vida. Por exemplo, se você selecionou "ficar exposto ao frio", você quer dar um mergulho e permanecer na água fria por dois ou três minutos ou prefere começar com uma chuveirada fria de trinta segundos?

Comprometa-se a começar e seja específico.

Depois de dominar essas atividades, passe para os outros itens de sua lista. A meta é fazer ao menos uma atividade desafiadora por dia.

3 Reflita sobre sua experiência

Depois de cada atividade, pare um pouco para refletir sobre como você se sentiu. Observe suas reações iniciais e qualquer mudança que ocorra com o passar do tempo.

É natural se sentir desconfortável no início, esse é o ponto. Mas, com a prática regular, você passará a apreciar e prezar esses desafios e os efeitos que eles têm sobre sua confiança e seu estresse.

REESCREVENDO SEUS PADRÕES DE RESPOSTA

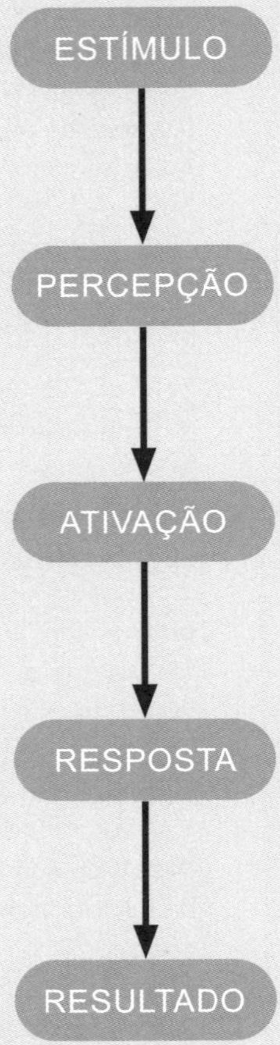

❶ **Escolha um resultado**
Reflita sobre um recente resultado negativo ligado a seus comportamentos viciantes.

❷ **Identifique o estímulo**
Identifique o estímulo inicial que desencadeou essa espiral negativa. Registre a hora.

❸ **Analise sua percepção**
Como o estímulo foi percebido? Quais foram os pensamentos que ele desencadeou? Como ele se relaciona com a sua visão de si mesmo?

❹ **Reconheça a ativação**
Determine a resposta emocional que essa percepção desencadeou em você — como ansiedade, medo ou raiva.

❺ **Examine sua resposta habitual**
Reflita sobre as reações que você tem tipicamente quando se sente assim. Essas são as respostas com as quais geralmente você conta, incluindo estratégias de enfrentamento nada saudáveis.

❻ **Passe pelo processo EAT**
Pense em percepções, ativações e respostas alternativas que poderiam ter levado a um resultado mais positivo.

Quais técnicas de Transforme você pode usar para adequar experiências futuras?

AVALIANDO SEUS PROMOTORES E INIBIDORES (PROPORÇÃO P/I)

1 Liste seus promotores

Identifique e relacione pessoas, lugares, coisas e acontecimentos que tendem a desencadear ou aumentar a probabilidade de seus comportamentos viciantes.

2 Liste seus inibidores

Agora, faça o contrário: tome nota das pessoas, lugares, coisas e eventos que ajudam a reduzir ou prevenir seus comportamentos viciantes.

3 Classifique cada fator

Avalie a força de cada promotor e inibidor usando uma escala de 1 a 10, em que 10 indica uma influência muito forte.

PROMOTORES	FORÇA	INIBIDORES	FORÇA
Amigos que bebem muito	7	Um hobby favorito	4
Situações de trabalho estressantes	5	Dias de pouco estresse	6
Brigas com a pessoa que ama	9	Reuniões do grupo de apoio	8
Estar de ressaca	7	Uma boa sessão de terapia	9

4 Calcule sua proporção P/I

Proporção P/I
Força total de promotores Força total de inibidores

Exemplo: um dia de trabalho estressante (P = 5) em que você praticou um hobby favorito (I = 4) e foi a reuniões de apoio (I = 8)
Proporção P/I — 5/12 = Inibidores 2,4 vezes maiores do que promotores

5 Ajuste para um equilíbrio ideal

Tenha como meta uma proporção P/I em que seus inibidores sejam de duas a três vezes maiores do que seus promotores (1:2 ou 1:3). Considere estabelecer alguns passos para melhorar esse equilíbrio (altere rapidamente esse equilíbrio se estiver trabalhando em um comportamento positivo).

QUAL É O SEU IKIGAI?

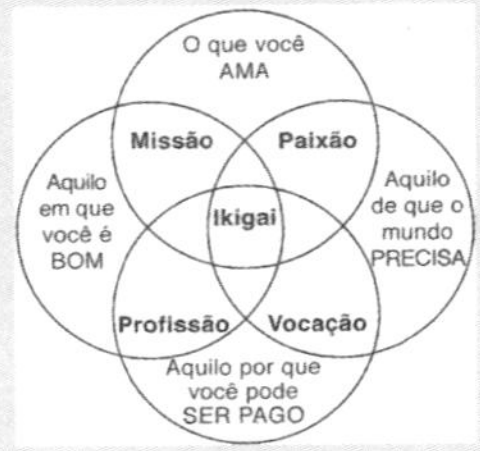

❶ Construa seu diagrama

Desenhe seu diagrama e preencha cada uma das quatro seções com atividades, habilidades ou comportamentos que se encaixem na respectiva descrição.

❷ Encontre as interseções

Examine as áreas onde os círculos se sobrepõem e registre quaisquer temas que notar ou insights que tiver:

Paixão
Atividades que lhe proporcionam satisfação pessoal

Profissão
Habilidades pelas quais você é pago

Vocação
Ganhar a vida ajudando a suprir necessidades

Missão
Um caminho gratificante que honra a boa vontade & o altruísmo

❸ Descubra seu ikigai

Identifique as atividades ou comportamentos que são relevantes para todos os quatro círculos. Essa interseção representa seu ikigai, em que paixão, missão, profissão e vocação convergem.

Como você pode alinhar melhor suas atividades diárias e seus objetivos de longo prazo com o seu ikigai?

RODA DA VIDA

❶ Crie sua roda

Desenhe uma roda como esta abaixo, com todas as dez categorias.

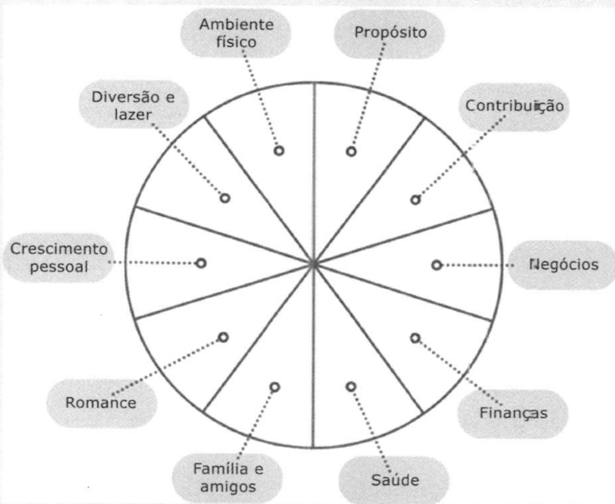

❷ Classifique cada categoria

Examine cada categoria e classifique seu nível de satisfação atual usando uma escala de 0 (muito insatisfeito) a 10 (totalmente satisfeito).

❸ Reflita sobre suas pontuações

Veja sua pontuação em cada categoria e escolha uma ou duas das que têm as menores pontuações de satisfação para direcionar seu foco. Elas provavelmente estão ajudando a impulsionar seu comportamento problemático. Concentre-se em melhorar essas categorias de baixa pontuação em sua Roda da vida.

Você pode encontrar uma versão interativa da Roda da vida na página on-line de recursos do livro: www.adijaffe.com/unhooked.

MOLDANDO O AGORA

1 Identifique experiências cruciais de sua vida

Reflita sobre as experiências mais significativas de sua vida (positivas ou negativas). Faça uma lista com duas ou três das mais importantes e memoráveis delas e crie histórias detalhadas, que verdadeiramente representem esses momentos conforme você os viveu. Seja o mais detalhista possível, pois isso ajudará você a se conectar com o passado.

2 Reflita sobre sua autopercepção

Escreva sobre como cada experiência afetou:

As crenças centrais que tem de si mesmo

↓

Os temores que tem acerca de si mesmo e de suas capacidades

3 Examine sua visão sobre os outros

Em relação a cada acontecimento da vida, anote:

As crenças centrais que tem sobre os outros

↓

Os temores que possui acerca dos outros e de suas relações

4 Analise suas percepções acerca da ideia de receber ajuda

Em relação a cada evento da vida, registre:

As crenças centrais que tem acerca da ideia de pedir ajuda

↓

Os temores que possui acerca da ideia de receber ou precisar de ajuda

5 Examine essas crenças e percepções

Analise como essas crenças aparecem em sua linha do tempo e de gravidade e tente entender se elas atualmente influenciam seu comportamento.

AUDITORIA DOS CÍRCULOS SOCIAIS

❶ Avalie seus ambientes sociais

Reflita sobre os diversos ambientes sociais dos quais você faz parte. Identifique, em cada ambiente, fatores que são positivos e negativos para sua saúde mental e emocional.

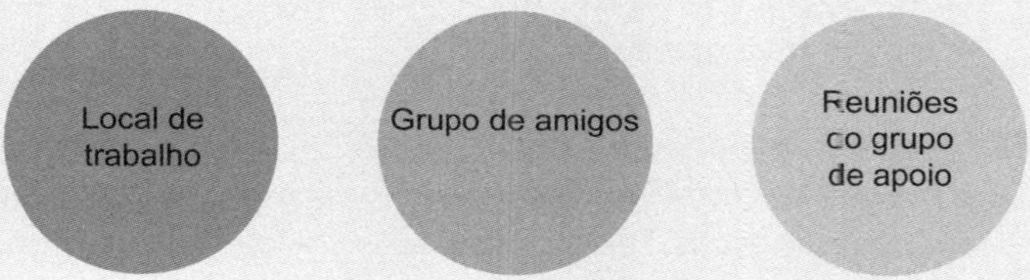
Local de trabalho
Grupo de amigos
Reuniões co grupo de apoio

❷ Mude ambientes negativos

Pense em maneiras de reduzir os fatores negativos e aumentar os fatores positivos de cada ambiente.

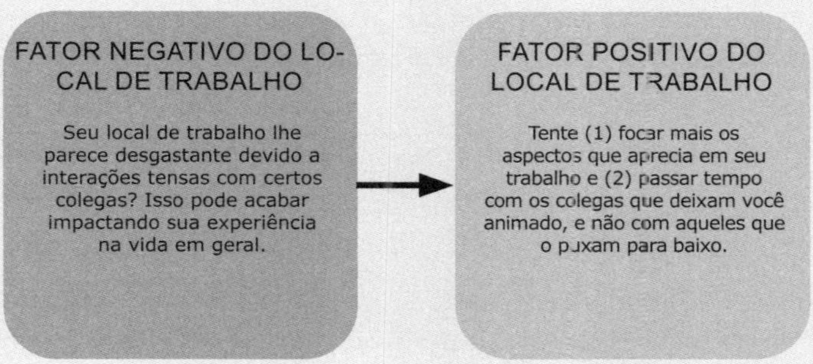
FATOR NEGATIVO DO LOCAL DE TRABALHO
Seu local de trabalho lhe parece desgastante devido a interações tensas com certos colegas? Isso pode acabar impactando sua experiência na vida em geral.
FATOR POSITIVO DO LOCAL DE TRABALHO
Tente (1) focar mais os aspectos que aprecia em seu trabalho e (2) passar tempo com os colegas que deixam você animado, e não com aqueles que o puxam para baixo.

❸ Identifique influenciadores cruciais

Em cada um desses ambientes, identifique os indivíduos que têm maior impacto sobre você, positiva ou negativamente. Faça uma lista das três pessoas mais positivas e das três mais negativas dentre todas as de seus ambientes sociais.

❹ Cultive conexões positivas

Seja ativo no fortalecimento de suas relações com os três influenciadores mais positivos de seu ambiente social — como você pode criar conexões mais fortes e passar mais tempo com eles?

CARDÁPIO DE IDENTIFICAÇÃO DE RESPOSTA

1 Identifique sua ativação mais comum

Comece detectando um gatilho ou uma ativação frequente que leve ao comportamento viciante que você está trabalhando para mudar. Se precisar de insights, você pode usar como referência a Tabela de gatilhos ou a Lista de gatilhos ativadores, de exercícios propostos anteriormente.

2 Liste suas respostas típicas

Tome nota das maneiras habituais como você responde quando essa ativação ocorre. Seja tão específico e honesto quanto possível sobre esses comportamentos.

3 Identifique os principais comportamentos de resposta

Na lista que você criou, faça um círculo em torno do comportamento mais comum. Ou dos dois comportamentos mais adotados. Essas são as respostas que ocorrem com mais frequência e, portanto, têm potencial significativo de mudança.

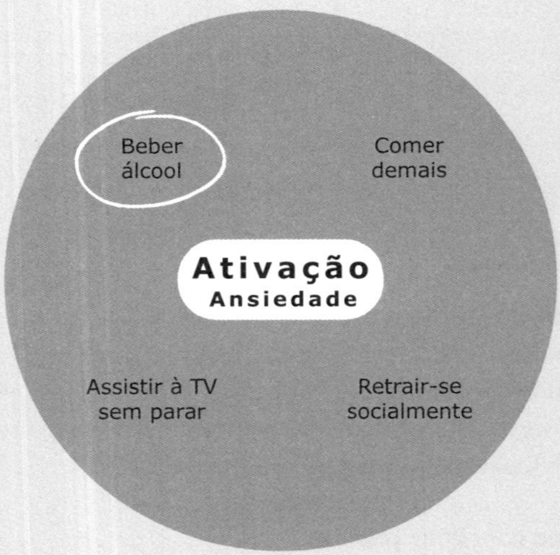

RECURSOS

Liberte-se on-line

Visite https://www.adijaffe.com/unhooked para obter mais informações, em inglês, além de apoio e recursos adicionais para sua jornada de liberdade.

AGRADECIMENTOS

Este livro exigiu um exército de pessoas para chegar ao mundo. Obrigado a John Kim, que me apresentou à minha agente, Laura Yorke, que, por sua vez, acreditou no livro desde a nossa primeira conversa e me ajudou a dar um formato a ele. Obrigado também a Renée Sedliar, da Hachette, que decidiu se arriscar comigo nessa aventura e de fato comprar o livro, dando-lhe vida.

Obrigado à minha equipe de apoio pessoal, que teve muitas formações nos últimos anos, mas incluiu Maddy Hishan, Rei McCormick, Brian Moseley e Alex Mitchell.

Obrigado à equipe que tenho em casa e que, é claro, inclui a minha esposa, Sophie. Ela precisou me dar muito espaço para eu conseguir fazer isso em meio à nossa vida tão atribulada e, com frequência, caótica — eu amo você. Obrigado a Dawn e Daniella por todo o apoio que me ofereceram em casa e que me possibilitou ter espaço suficiente para escrever. Obrigado a meus filhos incríveis, Kai, Leo e Noa, por me darem inspiração e propósito para continuar escrevendo e vivendo a vida de forma plena — vocês são meu coração, meu tudo.

Obrigado à equipe da IGNTD: Jennifer Brogan, Fred Lastar, Pierce Baugh, Rachel Azaroff, Desiree Grin, Chavel Chambers, Francis Ndiritu, Shagay Graham, Alvin Nichols, Trevor Hansley, Alyssa Castillo e muitos outros. Vocês fazem o barco seguir adiante mesmo quando minha vida está louca demais para me deixar dirigi-lo.

Obrigado a meus mentores acadêmicos — de Dennis Fisher a David Jentsch, Peter Bentler e todos os outros que fizeram parte da minha jornada, desde lá de baixo até a vida que tenho para viver. Vocês foram exemplos luminosos de tudo o que é possível fazer quando você se dedica a trabalhar. O apoio de vocês significou o mundo para mim.

Obrigado aos meus clientes, que confiaram em mim ao longo dos anos e me permitiram desenvolver e aprimorar minhas habilidades, o que culminou neste método. Fazer parte da vida de vocês significou muito para mim e é uma das coisas mais gratificantes de minha jornada.

Obrigado a Miki Ash por sua incrível ajuda com as ilustrações. Sei que elas tornaram o livro melhor e que provavelmente ajudaram a explicar coisas que eu não conseguiria colocar em meras palavras.

Obrigado a Stacey Root pela ajuda na finalização dos exercícios deste livro ao tornar os conceitos e princípios úteis a todos os leitores.

Obrigado ao Zinque, ao John O'Groates, ao Superba e aos muitos outros cafés, lanchonetes, locais da Soho House e lounges da Delta Air Lines nos quais me vi escrevendo por horas, dias e semanas.

Obrigado às dezenas de milhares de pessoas que leram meu primeiro livro, *The Abstinence Myth* [O mito da abstinência, em tradução livre], e me fizeram acreditar que eu podia escrever uma obra que fizesse diferença na vida dos outros. Espero que achem este aqui pelo menos igualmente útil e que continuem a me permitir fazer parte da jornada de vocês.

E obrigado a você por pegar este livro e se tornar parte do propósito de minha vida.

NOTAS

Introdução

1. National Center for Drug Use Statistics. 2023; Administration, Substance Abuse and Mental Health Services. National Survey of Drug Use and Health, 2021.
2. D. N. Greenfield. Psychological Characteristics of Compulsive Internet Use: A Preliminary Analysis, *Cyberpsychology, Behavior, and Social Networking*, v. 2, n. 5, p. 403–412, 1999.
3. A. N. Gearhardt *et al.* Social, Clinical, and Policy Implications of Ultra-processed Food Addiction, *BMJ*, v. 383, 2023: e075354.
4. National Center for Drug Use Statistics. 2023.
5. A. Athey, B. Kilmer e J. Cerel. An Overlooked Emergency: More Than One in Eight US Adults Have Had Their Lives Disrupted by Drug Overdose Deaths, *American Journal of Public Health,* v. 114, n. 3, p. 276–279, 2024.
6. A. N. Gearhardt *et al.* Social, Clinical, and Policy Implications of Ultra-processed Food Addiction.
7. T. L. Rowell-Cunsolo *et al.* Return to Illicit Drug Use Post-incarceration Among Formerly Incarcerated Black Americans, *Drugs,* Abingdon/Reino Unido, v. 25, n. 3, p. 234–240, 2018.
8. National Institute on Drug Abuse. Costs of Substance Abuse, 2013. Disponível em: https://archives.nida.nih.gov/research-topics/trends-statistics/costs-substance-abuse. Acessado em: 26 fev. 2024.

9. C. Florence, F. Luo e K. Rice. The Economic Burden of Opioid Use Disorder and Fatal Opioid Overdose in the United States, 2017, *Drug and Alcohol Dependence*, 218, 2021, artigo: 108350.
10. N. D. Volkow, J. A. Gordon e G. F. Koob. Choosing Appropriate Language to Reduce the Stigma Around Mental Illness and Substance Use Disorders, *Neuropsychopharmacology*, v. 46, n. 13, p. 2230–2232, 2021; R. D. Ashford, A. M. Brown e B. Curtis. Substance Use, Recovery, and Linguistics: The Impact of Word Choice on Explicit and Implicit Bias, *Drug and Alcohol Dependence*, v. 189, p. 131–138, 2018; L. M. Broyles *et al.* Confronting Inadvertent Stigma and Pejorative Language in Addiction Scholarship: A Recognition and Response, *Substance Abuse*, v. 35, n. 3, p. 217–221, 2014; R. D. Ashford, A. M. Brown e B. Curtis. Abusing Addiction: Our Language Still Isn't Good Enough, *Alcoholism Treatment Quarterly*, v. 37, n. 2, p. 257–272, 2019.

Capítulo 1 – Nós mudamos quando dói

1. Association of American Medical Colleges. 21 Million Americans Suffer from Addiction. Just 3,000 Physicians Are Specially Trained to Treat Them, 2019. Disponível em: https://www.aamc.org/news-insights/21-million-americans-suffer-addiction-just-3000-physicians-are-specially-trained-treat-them. Acessado em: 29 fev. 2024; Caron Treatment Center. Drug Use: Drug Use Statistics and Demographics, 2024. Disponível em: https://www.caron.org/addiction-101/drug-use/statistics-and-demographics. Acessado em: 29 fev. 2024; National Safety Council. Injury Facts: All Injuries, 2021. Disponível em: https://injuryfacts.nsc.org/all-injuries/deaths-by-demographics/top-10-preventable-injuries. Acessado em: 29 fev. 2024.
2. L. R. Gowing *et al.* Global Statistics on Addictive Behaviours: 2014 Status Report, *Addiction*, v. 110, n. 6, p. 904–919, 2015; B. Mann. There Is Life After Addiction. Most People Recover, 2022. Disponível em: https://www.npr.org/2022/01/15/1071282194/addiction-substance-recovery-treatment. Acessado em: 29 fev. 2024.

3. B. Mann. There Is Life After Addiction. Most People Recover.
4. M. A. Faria Jr. Violence, Mental Illness, and the Brain — A Brief History of Psychosurgery: Part 1 — From Trephination to Lobotomy, *Surgical Neurology International*, v. 4, 2013; Mental Illness During the Middle Ages, *In*: Encyclopedia.com., 2019. Disponível em: https://www.encyclopedia.com/science/encyclopedias-almanacs-transcripts-and-maps/mental-illness-during-middle-ages. Acessado em: 29 fev. 2024; Treatments for Mental Illness, *The American Experience,* 2024. Disponível em: https://www.pbs.org/wgbh/americanexperience/features/nash-treatments-mental-illness/. Acessado em 29 fev. 2024.
5. Treatments for Mental Illness, *The American Experience*; Lehigh Center. A Timeline of Mental Health Treatment, 2022 Disponível em: https://www.lehighcenter.com/history/a-timeline-of-mental-health-treatment/. Acessado em: 2024.
6. M. Solinas *et al.* Dopamine and Addiction: What Have We Learned from 40 Years of Research, *Journal of Neural Transmission*, Viena, v. 126, n. 4, p. 481–516, 2019; E. J. Nestler. Cellular Basis of Memory for Addiction, *Dialogues in Clinical Neuroscience*, v. 15, n. 4, p. 431–443, 2013; R. A. Wise e M. A. Robble. Dopamine and Addiction, *Annual Review of Psychology*, v. 71, p. 79–106, 2020.
7. B. J. Everitt e T. W. Robbins. From the Ventral to the Dorsal Striatum: Devolving Views of Their Roles in Drug Addiction, *Neuroscience & Biobehavioral Reviews*, v. 37, n. 9, parte A, p. 1946–1954, 2013; K. C. Young-Wolff *et al.* Mood-Related Drinking Motives Mediate the Familial Association Between Major Depression and Alcohol Dependence, *Alcoholism: Clinical and Experimental Research*, v. 33, n. 8, p. 1476–1486, 2009; L. M. Najavits, R. D. Weiss e S. R. Shaw. The Link Between Substance Abuse and Posttraumatic Stress Disorder in Women: A Research Review, *American Journal on Addictions*, v. 6, n. 4, p. 273–283, 1997; S. R. Dube *et al.* Childhood Abuse, Neglect, and Household Dysfunction and the Risk of Illicit Drug Use: The Adverse Childhood Experiences Study, *Pediatrics*, v. 111, n. 3, p. 564–572, 2003.

8. R. Room. Stigma, Social Inequality and Alcohol and Drug Use, *Drug and Alcohol Review*, v. 24, n. 2, p. 143–155, 2005; Y. Hser *et al.* A 33-Year Follow-Up of Narcotics Addicts, *Archives of General Psychiatry*, v. 58, p. 503–508, 2001; M. E. Patrick *et al.* Socioeconomic Status and Substance Use Among Young Adults: A Comparison Across Constructs and Drugs, *Journal of Studies on Alcohol and Drugs*, v. 73, n. 5, p. 772–782, 2012; K. M. Keyes *et al.* Understanding the Rural-Urban Differences in Nonmedical Prescription Opioid Use and Abuse in the United States, *American Journal of Public Health*, v. 104, n. 2, p. e52–e59, 2014.
9. R. D. Fallot e J. P. Heckman. Religious/Spiritual Coping Among Women Trauma Survivors with Mental Health and Substance Use Disorders, *Journal of Behavioral Health Services and Research*, v. 32, n. 2, p. 215–226, 2005; A. B. Laudet e W. L. White. Recovery Capital as Prospective Predictor of Sustained Recovery, Life Satisfaction, and Stress Among Former Poly-substance Users, *Substance Use & Misuse*, v. 43, n. 1, p. 27–54, 2008; B. J. Grim e M. E. Grim. Belief, Behavior, and Belonging: How Faith Is Indispensable in Preventing and Recovering from Substance Abuse, *Journal of Religion and Health*, v. 58, n. 5, p. 1751–1752, 2019.
10. T. M. Powledge. Addiction and the Brain: The Dopamine Pathway Is Helping Researchers Find Their Way Through the Addiction Maze, *BioScience*, v. 49, n. 7, p. 513–519, 1999.
11. R. D. Ashford, A. M. Brown e B. Curtis. Substance Use, Recovery, and Linguistics: The Impact of Word Choice on Explicit and Implicit Bias, *Drug and Alcohol Dependence*, v. 189, p. 131–138, 2018.
12. R. D. Ashford, A. M. Brown e B. Curtis. Substance Use, Recovery, and Linguistics: The Impact of Word Choice on Explicit and Implicit Bias.
13. National Institute on Drug Abuse. Drugs, Brains, and Behavior: The Science of Addiction — Drug Misuse and Addiction, 2020. Disponível em: https://nida.nih.gov/publications/drugs-brains-behavior-s-

cience-addiction/drug-misuse-addiction. Acessado em: 29 fev. 2024; National Institute on Drug Abuse. References, 2021. Disponível em: https://nida.nih.gov/publications/drugs-brains-behavior-science-addiction/references. Acessado em: 29 fev. 2024.

14. National Institutes of Health. Alcoholism Isn't What It Used to Be, *NIAAA Spectrum*, Set. 2009. www.spectrumniaaa.nih.gov/Content/Archives/Sept.2009.pdf.
15. National Institutes of Health. Alcoholism Isn't What It Used to Be.
16. M. Oshin. This 45-Year-Old Study on Heroin-Addicted Vietnam War Veterans Reveals Why It's So Hard to Break Addictions, *Ladders*, 2019. Disponível em: https://www.theladders.com/career-advice/this-45-year-old-study-on-heroin-addicted-vietnam-war-veterans-reveals-why-its-so-hard-to-break-addictions. Acessado em: 29 fev. 2024.
17. List of syndromes, *In*: Wikipedia, 2024. Disponível em: https://en.wikipedia.org/wiki/List_of_syndromes. Acessado em: 29 fev. 2024.
18. A. B. Laudet, R. Savage e D. Mahmood. Pathways to Long-Term Recovery: A Preliminary Investigation, *Journal of Psychoactive Drugs*, v. 34, n. 3, p. 305–311, 2002; American Addiction Centers. Alcohol and Drug Abuse Statistics (Facts About Addiction), 2024. Disponível em: https://americanaddictioncenters.org/addiction-statistics. Acessado em: 3 mar. 2024; SAMHSA — Center for Behavioral Health Statistics and Quality. Key Substance Use and Mental Health Indicators in the United States: Results from the 2020 National Survey on Drug Use and Health (*HHS Publication*, n. PEP21-07-01-003, NSDUH Series H-56, 2021); C. Chapman *et al.* Delay to First Treatment Contact for Alcohol Use Disorder, *Drug and Alcohol Dependence*, v. 147, p. 116–121, 2015.

Capítulo 2 – Voltando às causas

1. J. D. Buckner *et al.* Social Anxiety and Cannabis Use: An Analysis from Ecological Momentary Assessment, *Journal of Anxiety Disorders*, v. 26, n. 2, p. 297–304, 2012.

2. J. P. Smith e S. W. Book. Anxiety and Substance Use Disorders: A Review, *Psychiatric Times*, v. 25, n. 10, p. 19, 2008; National Institute on Drug Abuse. Common Comorbidities with Substance Use Disorders Research Report — Part 1: The Connection Between Substance Use Disorders and Mental Illness, 2020. Disponível em: https://nida.nih.gov/publications/research-reports/common-comorbidities-substance-use-disorders/part-1-connection-between-substance-use-disorders-mental-illness. Acessado em: 29 fev. 2024.
3. M. Zhang, Y. Zhang e Y. Kong. Interaction Between Social Pain and Physical Pain, *Brain Science Advances*, v. 5, n. 4, p. 265–273, 2019.
4. Bessel van der Kolk. *The Body Keeps the Score: Brain, Mind, and Body in the Healing of Trauma*. Nova York: Penguin, 2014, 3.
5. Bessel van der Kolk. *The Body Keeps the Score: Brain, Mind, and Body in the Healing of Trauma*.
6. Bessel van der Kolk. *The Body Keeps the Score: Brain, Mind, and Body in the Healing of Trauma*.
7. E. Dworkin *et al.* Child Sexual Abuse and Disordered Eating: The Mediating Role of Impulsive and Compulsive Tendencies, *Psychology of Violence*, v. 4, n. 1, p. 21, 2014; H. A. Smith *et al.* Sexual Abuse, Sexual Orientation, and Obesity in Women, *Journal of Women's Health*, v. 19, n. 8, p. 1525–1532, 2010; T. Gustafson e D. Sarwer. Childhood Sexual Abuse and Obesity, *Obesity Reviews*, v. 5, n. 3, p. 129–135, 2004; J. Veldwijk *et al.* The Prevalence of Physical, Sexual and Mental Abuse Among Adolescents and the Association with BMI Status, *BMC Public Health*, v. 12, n. 1, p. 1–9, 2012.
8. N. J. Eisenberger e M. D. Lieberman. Why Rejection Hurts: A Common Neural Alarm System for Physical and Social Pain, *Trends in Cognitive Sciences*, v. 8, n. 7, p. 294–300, 2004.
9. C. J. Evans e C. M. Cahill. Neurobiology of Opioid Dependence in Creating Addiction Vulnerability, *F1000 Research*, 2016, 5; F. Porreca e E. Navratilova. Reward, Motivation and Emotion of Pain and Its Relief, *Pain*, v. 158 (supl. 12017), p. S43.

10. P. Lally *et al.* How Are Habits Formed: Modelling Habit Formation in the Real World, *European Journal of Social Psychology*, v. 40, n. 6, p. 998–1009, 2010.
11. W. R. Miller. Researching the Spiritual Dimensions of Alcohol and Other Drug Problems, *Addiction*, v. 93, n. 7, p. 979–990, 1998; S. Aziz e A. A. Shah. Home Environment and Peer Relations of Addicted and Nonaddicted University Students, *Journal of Psychology*, v. 129, n. 3, p. 277–284, 1995.
12. M. De Haan *et al.* Brain and Cognitive-Behavioural Development After Asphyxia at Term Birth, *Developmental Science*, v. 9, n. 4, p. 350–358, 2006.
13. J. S. Eccles. The Development of Children Ages 6 to 14, *The Future of Children*, p. 30–44, 1999; K. A. Duffy, K. A. McLaughlin e P. A. Green. Early Life Adversity and Health-Risk Behaviors: Proposed Psychological and Neural Mechanisms, *Annals of the New York Academy of Sciences*, v. 1428, n.1, p. 151–169, 2018.
14. National Institute on Drug Abuse. Drugs, Brains, and Behavior: The Science of Addiction — Treatment and Recovery, 2020. Disponível em: https://nida.nih.gov/publications/drugs-brains-behavior-science--addiction/treatment-recovery. Acessado em: 29 fev. 2024; L. Walker. Drug and Alcohol Addiction Relapse: Stages, Prevention, and Treatment. Disponível em: https://drugabuse.com/addiction/relapse/. Acessado em: 29 fev. 2024.
15. J. R. McKay. Making the Hard Work of Recovery More Attractive for Those with Substance Use Disorders, *Addiction*, 112, n. 5, p. 751–757, 2017.
16. M. D. Brubaker *et al.* Barriers and Supports to Substance Abuse Service Use Among Homeless Adults, *Journal of Addictions & Offender Counseling*, v. 34, n. 2, p. 81–98, 2013; R. Hammarlund *et al.* Review of the Effects of Self-Stigma and Perceived Social Stigma on the Treatment-Seeking Decisions of Individuals with Drug-and Alcohol-Use Disorders, *Substance Abuse and Rehabilitation*, v. 9, p. 115–136, 2018.

Capítulo 3 – O vício como resposta a dor

1. S. McLeod. Operant Conditioning: What It Is, How It Works, and Examples, *Simply Psychology*, 2023. https://www.simplypsychology.org/operant-conditioning.html; M. Koren. B. F. Skinner: The Man Who Taught Pigeons to Play Ping-Pong and Rats to Pull Levers, *Smithsonian*, Washington/DC, 2013; J. H. Capshew. Engineering Behavior: Project Pigeon, World War II, and the Conditioning of B. F. Skinner, *Technology and Culture*, v. 34, n. 4, p. 835–857, 1993.
2. T. B. Baker e D. S. Cannon. Taste Aversion Therapy with Alcoholics: Techniques and Evidence of a Conditioned Response, *Behaviour Research and Therapy*, v. 17, n. 3, p. 229–242, 1979; R. L. Elkins. Aversion Therapy for Alcoholism: Chemical, Electrical, or Verbal Imaginary?, *International Journal of the Addictions*, v. 10, n. 2, p. 157–209, 1975; C. H. Jørgensen, B. Pedersen e H. Tønnesen. The Efficacy of Disulfiram for the Treatment of Alcohol Use Disorder, *Alcoholism: Clinical and Experimental Research*, v. 35, n. 10, p. 1749–1758, 2011.
3. G. F. Koob. Drug Addiction: Hyperkatifeia/Negative Reinforcement as a Framework for Medications Development, *Pharmacological Reviews*, v. 73, n. 1, p. 163–201, 2021; G. F. Koob. Neurobiology of Opioid Addiction: Opponent Process, Hyperkatifeia, and Negative Reinforcement, *Biological Psychiatry*, v. 87, n. 1, p. 44–53, 2020.
4. P. Bach *et al.* Association of the Alcohol Dehydrogenase Gene Polymorphism rs1789891 with Gray Matter Brain Volume, Alcohol Consumption, Alcohol Craving and Relapse Risk, *Addiction Biology*, v. 24, n. 1, p. 110–120, 2019; S.-C. Wang *et al.* Alcohol Addiction, Gut Microbiota, and Alcoholism Treatment: A Review, *International Journal of Molecular Sciences*, v. 2, n. 17, 2020: 6413; H. Cichoz-Lach *et al.* Alcohol Dehydrogenase and Aldehyde Dehydrogenase Gene Polymorphism in Alcohol Liver Cirrhosis and Alcohol Chronic Pancreatitis Among Polish Individuals, *Scandinavian Journal of Gastroenterology*, v. 42, n. 4, p. 493–498, 2007.

5. N. D. Volkow. Stigma and the Toll of Addiction, *New England Journal of Medicine*, v. 382, n. 14, p. 1289–1290, 2020; S. E. Wakeman e J. D. Rich. Barriers to Medications for Addiction Treatment: How Stigma Kills, *Substance Use & Misuse*, v. 53, n. 2, p. 330–333, 2018; Johns Hopkins University. Study: Public Feels More Negative Toward People with Drug Addiction Than Those with Mental Illness, 2014. Disponível em: https://publichealth.jhu.edu/2014/study-public-feels-more-negative-toward-people-with-drug-addiction-than-those-with-mental-illness. Acessado em: 29 fev. 2024.

Capítulo 4 – Apresentando o modelo SPARO e os princípios EAT

1. Bessel van der Kolk. *The Body Keeps the Score: Brain, Mind, and Body in the Healing of Trauma*. Nova York: Penguin, 2014.
2. Joseph Campbell. *The Hero with a Thousand Faces*. 3 ed. Bollingen series XVII. Novato, Califórnia: New World Library, 2008, xiii, 418 p.

Capítulo 5 – Vamos começar pelo fim: o resultado

1. E. L. Deci, R. Koestner e R. M. Ryan. A Meta-analytic Review of Experiments Examining the Effects of Extrinsic Rewards on Intrinsic Motivation, *Psychological Bulletin*, v. 125, n. 6, p. 627, 1999; M. Gagné e E. L. Deci. Self-Determination Theory and Work Motivation, *Journal of Organizational Behavior*, v. 26, n. 4, p. 331–362, 2005; M. R. Lepper, D. Greene e R. E. Nisbett. Undermining Children's Intrinsic Interest with Extrinsic Reward: A Test of the "Overjustification" Hypothesis, *Journal of Personality and Social Psychology*, v. 28, n. 1, p. 129, 1973; R. M. Ryan e E. L. Deci. Self-Determination Theory and the Facilitation of Intrinsic Motivation, Social Development, and Well-being, *American Psychologist*, v. 55, n. 1, p. 68, 2000; R. J. Vallerand. Toward a Hierarchical Model of Intrinsic and Extrinsic Motivation. *In*: M. P. Zanna (org.). *Advances in Experimental Social Psychology*. Vol. 29. Nova York: Elsevier, 1997, p. 271–360.

2. G. C. Williams *et al.* Motivation for Behavior Change in Patients with Chest Pain, *Health Education*, v. 105, n. 4, p. 304–321, 2005.

Capítulo 6 – Estímulo

1. Daniel Gardner. *The Science of Fear: Why We Fear Things We Should Not — and Put Ourselves in Greater Danger*. Nova York: Dutton, 2008.
2. K.-A. Kwon *et al.* High-Speed Camera Characterization of Voluntary Eye Blinking Kinematics, *Journal of the Royal Society Interface*, v. 10, n. 85, 2013, artigo: 20130227.
3. C. I. Bird, N. L. Modlin e J. J. Rucker. Psilocybin and MDMA for the Treatment of Trauma-Related Psychopathology, *International Review of Psychiatry*, v. 33, n. 3, p. 229–249, 2021; Z. Walsh *et al.* Ketamine for the Treatment of Mental Health and Substance Use Disorders: Comprehensive Systematic Review, *British Journal of Psychiatry*, v. 8, n. 1, 2022, e19.

Capítulo 7 – Percepção

1. D. J. Simons e D. T. Levin. Change Blindness, *Trends in Cognitive Sciences*, v. 1, n. 7, p. 261–267, 1997; R. A. Rensink, J. K. O'Regan e J. J. Clark. To See or Not to See: The Need for Attention to Perceive Changes in Scenes, *Psychological Science*, v. 8, n. 5, p. 368–373, 1997.
2. S. Ann-Christin, A. Chaibi e P. McCarthy. More Than Meets the Eye: Inattentional Blindness, *International Journal of Radiology and Imaging Technology*, v. 4, 2018: 037.
3. M. S. Jensen *et al.* Change Blindness and Inattentional Blindness, *Wiley Interdisciplinary Reviews: Cognitive Science*, v. 2, n. 5, p. 529–546, 2011.
4. W. A. Johnston e V. J. Dark. Selective Attention, *Annual Review of Psychology*, v. 37, n. 1, p. 43–75, 1986; A. M. Treisman. Selective Attention in Man, *British Medical Bulletin*, 1964.
5. W. A. Johnston e V. J. Dark. Selective Attention; A. M. Treisman. Selective Attention in Man.

6. R. Teper, Z. V. Segal e M. Inzlicht. Inside the Mindful Mind: How Mindfulness Enhances Emotion Regulation Through Improvements in Executive Control, *Current Directions in Psychological Science*, v. 22, n. 6, p. 449–454, 2013; A. Grecucci *et al.* Mindful Emotion Regulation: Exploring the Neurocognitive Mechanisms Behind Mindfulness, *BioMed Research International*, 2015.
7. T. Kohonen e P. Lehtio. Storage and Processing of Information in Distributed Associative Memory Systems, *Parallel Models of Associative Memory*, p. 129–167, 1981; H. Eichenbaum e N. J. Cohen. *From Conditioning to Conscious Recollection: Memory Systems of the Brain.* Nova York: Oxford Psychology, 2004.
8. L. E. Williams e J. A. Bargh. Experiencing Physical Warmth Promotes Interpersonal Warmth, *Science*, v. 322, n. 5901, p. 606–607, 2008.
9. S. N. Talamas, K. I. Mavor e D. I. Perrett. Blinded by Beauty: Attractiveness Bias and Accurate Perceptions of Academic Performance, *PloS One*, v. 11, n. 2, 2016: e0148284.
10. Wayne W. Dyer. *History and Experience*. Colônia, Alemanha: Wolfgang Leidhold, 2006.
11. D. Abrams *et al.* Knowing What to Think by Knowing Who You Are: Self-Categorization and the Nature of Norm Formation, Conformity and Group Polarization, *British Journal of Social Psychology*, v. 29, n. 2, p. 97–119, 1990.
12. J. C. Turner, R. J. Brown e H. Tajfel. Social Comparison and Group Interest in Ingroup Favouritism, *European Journal of Social Psychology*, v. 9, n. 2, p. 187–204, 1979.
13. R. S. Nickerson. Confirmation Bias: A Ubiquitous Phenomenon in Many Guises, *Review of General Psychology*, v. 2, n. 2, p. 175–220, 1998.
14. A. Furnham e H. C. Boo. A Literature Review of the Anchoring Effect, *Journal of Socio-economics*, v. 40, n. 1, p. 35–42, 2011.

15. M. E. Oswald e S. Grosjean. Confirmation Bias. *In*: R. F. Pohl (org.). *Cognitive Illusions: A Handbook on Fallacies and Biases in Thinking, Judgement and Memory*. Hove, East Sussex/Reino Unido: Psychology Press, 2004.
16. R. S. Nickerson. Confirmation Bias: A Ubiquitous Phenomenon in Many Guises.
17. Brené Brown. *Dare to Lead: Brave Work. Tough Conversations. Whole Hearts*. Nova York: Random House, 2018.
18. Bruce Lipton. *The Biology of Belief: Unleashing the Power of Consciousness, Matter & Miracles*. Ed. 10º aniversário. Carlsbad, Califórnia: Hay House, 2016.

Capítulo 8 – Ativação

1. W. J. Freeman. The Physiology of Perception, Scientific American, v. 264, n. 2, p. 78–87, 1991; G. Pourtois, A. Schettino e P. Vuilleumier. Brain Mechanisms for Emotional Influences on Perception and Attention: What Is Magic and What Is Not, *Biological Psychology*, v. 92, n. 3, p. 492–512, 2013.
2. R. Yu. Stress Potentiates Decision Biases: A Stress Induced Deliberation-to-Intuition (SIDI) Model, *Neurobiology of Stress*, v. 3, 2016: 8; P. Morgado, N. Sousa e J. J. Cerqueira. The Impact of Stress in Decision Making in the Context of Uncertainty, *Journal of Neuroscience Research*, v. 93, n. 6, p. 839–847, 2015.
3. S. F. Maier e M. E. Seligman. Learned Helplessness at Fifty: Insights from Neuroscience, *Psychological Review*, v. 123, n. 4, p. 349, 2016.
4. C. Liston, B. S. McEwen e B. Casey. Psychosocial Stress Reversibly Disrupts Prefrontal Processing and Attentional Control, *Proceedings of the National Academy of Sciences*, v. 106, n. 3, p. 912–917, 2009; A. F. Arnsten *et al.* The Effects of Stress Exposure on Prefrontal Cortex: Translating Basic Research into Successful Treatments for Post-traumatic Stress Disorder, *Neurobiology of Stress*, v. 1, p. 89–99, 2015; A. F. Arnsten. Stress Signalling Pathways That Impair Prefrontal Cortex

Structure and Function, *Nature Reviews Neuroscience*, v. 10, n. 6, p. 410–422, 2009.

5. H. Rosenberg. Relapsed Versus Non-relapsed Alcohol Abusers: Coping Skills, Life Events, and Social Support, *Addictive Behaviors*, v. 8, n. 2, p. 183–186, 1983; R.-P. Juster, B. S. McEwen e S. J. Lupien. Allostatic Load Biomarkers of Chronic Stress and Impact on Health and Cognition, *Neuroscience & Biobehavioral Reviews*, v. 35, n. 1, p. 2–16, 2010; S. C. Segerstrom e G. E. Miller. Psychological Stress and the Human Immune System: A Meta-analytic Study of 30 Years of Inquiry, *Psychological Bulletin*, v. 130, n. 4, p. 601, 2004.
6. M. S. Oitzl *et al.* Continuous Blockade of Brain Glucocorticoid Receptors Facilitates Spatial Learning and Memory in Rats, *European Journal of Neuroscience*, v. 10, n. 12, p. 3759–3766, 1998.
7. Joseph Campbell. *The Hero with a Thousand Faces*. 3 ed. Bollingen series XVII. Novato, Califórnia: New World Library, 2008, xiii, 418 p.

Capítulo 9 – Resposta

1. D. Harper. Model, *In*: Online Etymology Dictionary, 2024. Disponível em: https://www.etymonline.com/word/model. Acessado em: 28 fev. 2024.; A. Acher, M. Arcà e N. Sanmartí. Modeling as a Teaching Learning Process for Understanding Materials: A Case Study in Primary Education, *Science Education*, v. 91, n. 3, p. 398–418, 2007; A. Bandura. *Psychological Modeling: Conflicting Theories*. Piscataway, New Jersey: Transaction Publishers, 2017.
2. Bruce Lipton. *The Biology of Belief: Unleashing the Power of Consciousness, Matter & Miracles*. Ed. 10º aniversário. Carlsbad, Califórnia: Hay House, 2016.
3. Carol S. Dweck. *Mindset: The New Psychology of Success*. Nova York: Random House, 2006.
4. Wheatley Institute, Brigham Young University. National Couples and Pornography Survey 2021, 2021. Disponível em: https://wheatley.byu.edu/national-couples-and-pornography-survey-2021. Acessado em: 29 fev. 2024.

5. A. Chernev, U. Böckenholt e J. Goodman. Choice Overload: A Conceptual Review and Meta-analysis, *Journal of Consumer Psychology*, v. 25, n. 2, p. 333–358, 2015; B. Scheibehenne, R. Greifeneder e P. M. Todd. Can There Ever Be Too Many Options? A Meta-analytic Review of Choice Overload, *Journal of Consumer Research*, v. 37, n. 3, p. 409–425, 2010.
6. K. A. Ericsson. Deliberate Practice and the Acquisition and Maintenance of Expert Performance in Medicine and Related Domains, *Academic Medicine*, v. 79, n. 10, p. S70–S81, 2004.

Capítulo 10 – Reavaliando resultados

1. Carol S. Dweck. *Mindset: The New Psychology of Success*. Nova York: Random House, 2006.

Apêndice A – Desenganchado para a vida: Estratégias e práticas cruciais

1. Carol S. Dweck. *Mindset: The New Psychology of Success*. Nova York: Random House, 2006.
2. J. L. Burnette *et al.* Mindsets of Addiction: Implications for Treatment Intentions, *Journal of Social and Clinical Psychology*, v. 38, n. 5, p. 367–394, 2019.
3. E. B. Raposa, H. B. Laws e E. B. Ansell. Prosocial Behavior Mitigates the Negative Effects of Stress in Everyday Life, *Clinical Psychological Science*, v. 4, n. 4, p. 691–698, 2016.
4. T. K. Inagaki e L. P. Ross. Neural Correlates of Giving Social Support: Differences Between Giving Targeted Versus Untargeted Support, *Psychosomatic Medicine*, v. 80, n. 8, p. 724–732, 2018.
5. W. T. Harbaugh, U. Mayr e D. R. Burghart. Neural Responses to Taxation and Voluntary Giving Reveal Motives for Charitable Donations, *Science*, v. 316, n. 5831, p. 1622–1625, 2007.
6. Simon Sinek. *Start with Why: How Great Leaders Inspire Everyone to Take Action*. Nova York: Portfolio, 2011.

7. S. J. Belouin e J. E. Henningfield. Psychedelics: Where We Are Now, Why We Got Here, What We Must Do, *Neuropharmacology*, v. 142, p. 7–19, 2018; P. Plesa e R. Petranker. Manifest Your Desires: Psychedelics and the Self-Help Industry, *International Journal of Drug Policy*, v. 105, 2022, artigo: 103704; D. B. Yaden, M. E. Yaden e R. R. Griffiths. Psychedelics in Psychiatry — Keeping the Renaissance from Going off the Rails, *JAMA Psychiatry*, v. 78, n. 5, p. 469–470, 2021; T. Noorani. Making Psychedelics into Medicines: The Politics and Paradoxes of Medicalization, *Journal of Psychedelic Studies*, v. 4, n. 1, p. 34–39, 2020.
8. National Library of Medical Trials. Disponível em: https://clinicaltrials.gov/search?intr=Psychedelic&locStr=United%20States&country=United%20States&distance=50. Acessado em: 8 abr. 2024.

Impressão e Acabamento:
GRÁFICA SANTA MARTA